APVbasics Vol. 1

Granulieren – Grundlagen, Verfahren, Formulierungen

Granulieren

Grundlagen, Verfahren, Formulierungen

2., überarbeitete und erweiterte Auflage

Peter Serno, Peter Kleinebudde, Klaus Knop

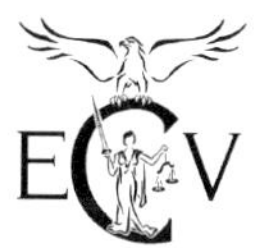

Editio Cantor Verlag Aulendorf (Germany)

Bibliografische Information der Deutschen Bibliothek

Die Deutsche Bibliothek verzeichnet diese Publikation in der Deutschen Nationalbibliografie; detaillierte bibliografische Daten sind im Internet über http://dnb.ddb.de abrufbar.

ISBN 978-3-87193-437-7

ECV · Editio Cantor Verlag im Internet unter www.ecv.de

Satz: Reemers Publishing Services GmbH, Krefeld

Druck: Druckerei & Verlag Steinmeier GmbH & Co.KG, Deiningen

Inhalt

4 Mischergranulation 97

5 Trockengranulation 127

Vorwort zur 2. Auflage

Peter Serno, Peter Kleinebudde, Klaus Knop

Die erste Auflage der 'APV basics' Granulieren ist vergriffen. Nach neun Jahren wurde das Buch überarbeitet und ergänzt. Der Charakter und das Niveau des Buches wurden beibehalten. Die Kapitel wurden hinsichtlich der Neuerungen im Europäischen Arzneibuch und der wissenschaftlichen Literatur aktualisiert. Als zusätzliches Kapitel wurde das Thema Process Analytical Technologies (PAT) aufgenommen, da dem Thema inzwischen eine größere Bedeutung zukommt. In knapper Weise wird der grundlegende Stand des Wissens zusammengefasst. Der Umfang dieses einführenden Buches steigt nur leicht an, was weiterhin einen schnellen Überblick über das Gebiet des Granulierens ermöglicht. Durch die Anpassungen und Neuerungen soll es auch in der zweiten Auflage die Bedürfnisse der Leser und Leserinnen erfüllen.

Düsseldorf, Wuppertal, im Sommer 2016

Vorwort zur 1. Auflage

In dem vorliegenden ersten Band der neu begründeten Schriftenreihe 'APVbasics' werden wesentliche Grundlagen, gebräuchliche Verfahren sowie Besonderheiten der Formulierungen beim Granulieren in kompakter Form behandelt. Das Buch wendet sich an Praktiker, die mit Granulierverfahren in der Pharmazie befasst sind und an alle, die sich in das Gebiet einarbeiten wollen. Das Niveau ist bewusst einfach gehalten, und es werden die wesentlichen Regeln vorgestellt. Spezialisten und Wissenschaftler mit tiefergehenden Interessen werden auf weitergehende Fachliteratur verwiesen.

Zunächst werden einige Grundlagen des Granulierens präsentiert. Im Zentrum stehen dabei die Haftkräfte in feuchten und trockenen Granulaten sowie die Abläufe beim Feuchtgranulieren. Sie sind zum Verständnis der folgenden Kapitel notwendig. Es schließt sich die Charakterisierung der Granulate an. Die wesentlichen Granulateigenschaften werden ebenso beschrieben wie die Verfahren zu deren Messung. Daran schließen sich Kapitel zu den gebräuchlichen Granulierverfahren in der Pharmazie an: Wirbelschichtgranulation, Mischergranulation und Trockengranulation. Nach einer kurzen Übersicht über die Auswahl eines Granulierverfahrens werden einige spezielle Verfahren vorgestellt. In einem letzten Kapitel werden Pellets als eine Sonderform der Granulate behandelt. Damit ist ein knapper, aber umfassender Überblick gegeben.

Den Autoren hat die Zusammenarbeit zwischen Industrie- und Hochschulapothekern fruchtbare Diskussionen gebracht, die in das Buch eingeflossen sind. Wir bedanken uns für die gute Zusammenarbeit mit dem Verlag.

Kapitel 1

Theoretische Grundlagen

1.1 Begriffsbestimmungen

Pharmazeutische Wirk- und Hilfsstoffe liegen im Allgemeinen als feine Pulver vor. Beim Granulieren werden diese zu gröberen Körnern verarbeitet. Granulieren (Granulierung, Granulation) ist somit ein Prozess der Kornvergrößerung, wobei kleine Partikel größere, permanente Agglomerate bilden, in denen die Originalpartikel noch identifiziert werden können. Die Agglomerate halten aufgrund von physikalischen Kräften zwischen den Partikeln selbst oder durch Bindemittel zusammen, die eine Materialbrücke zwischen den Partikeln bilden.

Diese Definition des Granulierens beschreibt viele Aspekte, die noch näher ausgeführt werden. Granulieren ist eine Operation der mechanischen Verfahrenstechnik. Der Umkehrvorgang der Agglomeration ist eine Kornverkleinerung durch Bruch, Mahlen oder den Zerfall von Agglomeraten. Es gibt andere Prozesse der Kornvergrößerung wie Partikelwachstum durch Kristallisation, deren Umkehrung die Auflösung ist. Diese Prozesse werden im vorliegenden Buch nicht behandelt. Weiterführende Literatur zur Granulation siehe [1–7].

Die technologische Nutzung des Granulierens im größeren Maßstab begann im 19. Jahrhundert, die wissenschaftliche Behandlung des Granulierens hat ihren Ursprung in den 50er Jahren des letzten Jahrhunderts. Aus der Geschichte gibt es viele Begriffe, die eng mit dem Granulieren zusammenhängen und z.T. synonym gebraucht werden. Begriffe wie Agglomerieren, Aggregieren, Kompaktieren, Tablettieren, Brikettieren, Pelletieren und Extrudieren lassen sich alle in einen Zusammenhang mit der Kornvergrößerung durch Granulieren bringen. Einige Begriffe werden in späteren Kapiteln näher erläutert. Andere wie das Tablettieren führen zu eigenständigen Arzneiformen, die hier nicht beschrieben werden.

Die DIN 53206 [8] definiert die Begriffe Primärpartikel, Agglomerat und Aggregat. Primärpartikel sind die kleinsten erkennbaren Individuen. Aggregate sind flächig oder kantenförmig aneinandergrenzende Primärpartikel. Aufgrund der großen Kontaktfläche sind die Haftkräfte zwischen den Primärpartikeln groß und eine Desaggregation ist of schwierig. Agglomerate sind punktförmig aneinandergebundene Primärteilchen und/oder Aggregate. Die punktförmigen Kontakte bedingen kleinere Haftkräfte als bei Aggregaten, die sich leichter wieder abbauen lassen. In der englischsprachigen Literatur werden die Begriffe „agglomerate" und „aggregate" oft im umgekehrten Sinn verwendet. Im vorliegenden Buch sind die Begriffe Granulieren, Granulierung, Granulation, Agglomerieren, Agglomerierung und Agglomeration synonym gebraucht.

Granulate können eine eigenständige Arzneiform sein und sind als solche in den Arzneibüchern aufgeführt. In den meisten Fällen dienen sie jedoch als Zwischenprodukte zur Herstellung anderer Arzneiformen. Dabei nimmt die Herstellung von Tabletten eine besondere Stellung ein. In den folgenden Kapiteln werden daher oft Hinweise gegeben, in welcher Art das Granulieren sich auf die späteren Tabletteneigenschaften auswirkt. Granulate können auch das Füllmaterial für Hartkapseln darstellen.

1.2 Typen pharmazeutischer Granulate

Im Europäischen Arzneibuch [9] werden in der Monographie Granulate neben der allgemeinen Beschreibung auch spezielle Typen unterschieden. Granulate sind Zubereitungen, die aus festen und trockenen Körnern bestehen, wobei jedes Korn ein Agglomerat aus Pulverpartikeln (in der englischen Ausgabe: *aggregates of powder particles*) mit genügender Festigkeit darstellt, um verschiedene Handhabungen zuzulassen. Granulate sind zum Einnehmen bestimmt. Einige Granulate werden geschluckt, andere werden gekaut oder vor dem Einnehmen in Wasser oder anderen geeigneten Flüssigkeiten gelöst oder zerfallen gelassen.

Aus der Beschreibung des Arzneibuchs geht hervor, dass es nicht auf eine maximale Festigkeit bei Granulaten ankommt, sondern die Festigkeit muss angemessen sein, damit das Granulat bestimmungsgemäß verarbeitet und verwendet werden kann. So müssen weitere Verarbeitungsschritte wie Überziehen, Fördern, Dosieren, Abfüllen unter weitgehendem Erhalt der Granulatstruktur möglich sein. Andererseits soll das Granulat in vielen Fällen vor oder nach der Verabreichung zerfallen oder sich auflösen. Das kann durch eine zu große Festigkeit behindert sein. Wichtige Granulateigenschaften sind in Kap. 2 beschrieben.

Spezielle Granulate sind Brausegranulate, überzogene Granulate, magensaftresistente Granulate und Granulate mit veränderter Wirkstofffreisetzung. Brausegranulate sind nicht überzogene Granulate. Sie enthalten i. d. R. sauer reagierende Substanzen und Carbonate oder Hydrogencarbonate, die in Gegenwart von Wasser schnell unter Freisetzung von Kohlendioxid reagieren. Sie werden vor dem Einnehmen in Wasser gelöst oder dispergiert. Bei ihrer Herstellung ist die Anwesenheit von Wasser zu vermeiden. Die relative Feuchte der Luft sollte bei Herstellung, Weiterverarbeitung und Lagerung begrenzt werden, um eine Aufnahme von Wasser aus der Luft zu unterbinden. Überzogene Granulate bestehen aus Granulatkörnern, die mit einer oder mehreren Schichten verschiedener Hilfsstoffe überzogen sind. Im vorliegenden Buch werden nur nicht überzogene Granulate behandelt. Granulate mit veränderter Wirkstofffreisetzung sind überzogen oder nicht überzogen. Magensaftresistente Granulate sind Granulate mit verzögerter Wirkstofffreisetzung. Sie sind im Magensaft beständig und setzen den oder die Wirkstoffe erst im Darmsaft frei. Bei Granulaten mit modifizierter Wirkstofffreigabe werden der Ort oder der zeitliche Verlauf der Wirkstofffreigabe durch die Zusammensetzung des Granulats oder die Verwendung spezieller Verfahren zur Herstellung verändert. Pellets stellen eine Sonderform von Granulaten dar und sind kugelförmig. Sie werden in Kap. 8 näher beschrieben.

1.3 Gründe zum Granulieren

Granulieren ist ein Prozess der Kornvergrößerung. Mit einer Kornvergrößerung sind zahlreiche andere Eigenschaften verknüpft. Bedeutsam ist eine Veränderung des Fließverhaltens. Zum Fließen eines Schüttguts, Haufwerks oder Pulvers ist es erforderlich, dass die fließinduzierenden Kräfte größer als die fließhemmenden Kräfte sind. Fließen von Schüttgütern findet unter dem Einfluss der Gravitation statt. Die Gewichtskraft der Partikel ist dabei fließinduzierend. Fließhemmend wirken sich Haftkräfte zwischen den Partikeln aus (Kap. 1.4). Mit zunehmender Korngröße nimmt die Gewichtskraft stärker zu als die Haftkräfte. Da mit der Größe der Partikel auch deren Masse zunimmt, fließen größere Partikel i. d. R. besser als kleinere Partikel. Granulieren wird also meistens zu einer Fließverbesserung führen. Granulate fließen besser als die pulverförmigen Ausgangsstoffe und zeigen typischerweise einen Massenfluss, der für die weitere Verarbeitung vorteilhaft ist. Die Fließeigenschaften von Granulaten sind aber nicht ausschließlich von der Größe bzw. Masse abhängig. Die Form der Partikel und die Oberflächenbeschaffenheit spielen ebenfalls eine große Rolle für die Fließeigenschaften. Bei vergleichbarer Größe und Masse werden glatte, kugelförmige Partikel besser fließen als unregelmäßige, raue Partikel. Beispielsweise sind Pellets besser fließfähig als ein Trockengranulat derselben Größe und Masse.

Durch das Granulieren kann nicht nur die mittlere Teilchengröße, sondern auch die Teilchengrößenverteilung beeinflusst werden. Die Teilchengrößenverteilung kann in einem weiten Bereich eingestellt und an die folgende Verarbeitung oder den Gebrauch der Granulate angepasst werden. Je nach Granulierverfahren können staubfreie bzw. staubarme Granulate entstehen.

Das ist besonders für Produkte mit hochaktiven Wirkstoffen von Bedeutung. Staubfreie Granulate sind für die weitere Handhabung toxikologisch weniger gefährlich als staubende Produkte. Die Staubfreiheit bzw. -armut kann ein eigenständiger Grund zum Granulieren sein. Hinsichtlich dieses Kriteriums unterscheiden sich die Granulierverfahren deutlich. Granulate weisen gegenüber den Ausgangsmaterialien häufig eine höhere Schüttdichte auf. Das verringert das Lagervolumen. Für hoch dosierte Arzneistoffe kann eine Erhöhung der Schüttdichte den Tablettiervorgang erleichtern. Das für die Dosierung notwendige Matrizenvolumen der Tablettenpresse ist geringer und es muss beim Tablettieren weniger Luft entfernt werden.

Auch für frei fließende Pulvermischungen kann ein Granulierschritt sinnvoll sein. Wenn die Pulvermischung bei der Verarbeitung, z. B. beim Tablettieren, zur Entmischung neigt, kann durch Granulieren eine Entmischung verhindert werden. Die einmal erreichte Mischgüte wird durch Granulieren sozusagen „eingefroren" und idealerweise in jedem Granulatkorn konserviert. Eine Prüfung, ob das Ziel im Hinblick auf den Wirkstoff erreicht wurde, kann durch eine Gehaltsbestimmung an den einzelnen Korngrößenfraktionen des Granulats erfolgen.

Alle bisherigen Gründe für die Granulatherstellung können als Vereinfachung der Handhabung und Dosierung von Schüttgütern zusammengefasst werden. Darüber hinaus gibt es auch Gründe zum Granulieren, die nicht primär auf die Handhabung abzielen. Durch einige Granulierverfahren können einerseits Eigenschaften wie Benetzung, Zerfall und Auflösung von Arzneistoffen im Granulat selbst oder in daraus hergestellten Tabletten verbessert werden. Andererseits kann die Verpressbarkeit (Kompaktibilität, Tablettierbarkeit) von Schüttgütern durch Granulieren optimiert werden. Dazu kann besonders das Klebstoffgranulieren (Kap. 1.6) eingesetzt werden. Als Klebstoffe werden üblicherweise wasserlösliche, amorphe Polymere eingesetzt. Durch die Verteilung mit der Granulierflüssigkeit werden sie auf die Partikeloberflächen aufgezogen, was zu einer verbesserten Benetzung bei der Applikation führen kann. Durch die amorphe Struktur sind die Polymere gut verformbar und geeignet, Bindemittelbrücken beim Tablettieren aufzubauen.

Granulate können folgende Vorteile gegenüber Pulvern aufweisen:

- Staubfreiheit bzw. -armut
- gute Fließeigenschaften, frei fließend, Massenfluss
- einfach zu dosieren
- einfach zu transportieren
- verringerte Gefahren bei der Handhabung

Im Vergleich zu flüssigen Zubereitungen haben Granulate ein geringeres Volumen und Gewicht und es kommt nicht zum Ausfallen oder Sedimentieren von Bestandteilen. In festen Arzneiformen ist häufig auch die chemische Stabilität des Arzneistoffs größer.

1.4 Haftkräfte in feuchten und trockenen Granulaten

1.4.1 Einteilung

Von besonderer Bedeutung für die Festigkeit und andere Eigenschaften eines Granulats sind die Haftkräfte, welche die Primärpartikel zu einem Granulatkorn verbinden. Viele Granulierverfahren arbeiten mit Flüssigkeiten während der Herstellung der Granulate. Daher sind sowohl die Haftkräfte im feuchten als auch die im trockenen Zustand von Bedeutung. Nach dem Trocknen oder Erstarren der Flüssigkeit sollen die Primärpartikel weiterhin verbunden bleiben. Rumpf [10] hat in den 50er Jahren des 20. Jahrhunderts eine Systematik der Bindungsmechanismen aufgestellt, die bis heute Gültigkeit hat und in der einen oder anderen abgewandelten Form in allen relevanten Büchern auftaucht. Generell werden die Bindungsmechanismen in solche mit und solche ohne Materialbrücke an den Kontaktpunkten aufgeteilt.

Anziehungskräfte zwischen festen Partikeln sowie formschlüssige Bindungen sind Bindungsmechanismen ohne Materialbrücken; Feststoffbrücken, Adhäsionskräfte, Oberflächenspannung und Kapillarkräfte gehören zu den Bindungsmechanismen mit Materialbrücken (Abb. 1-1).

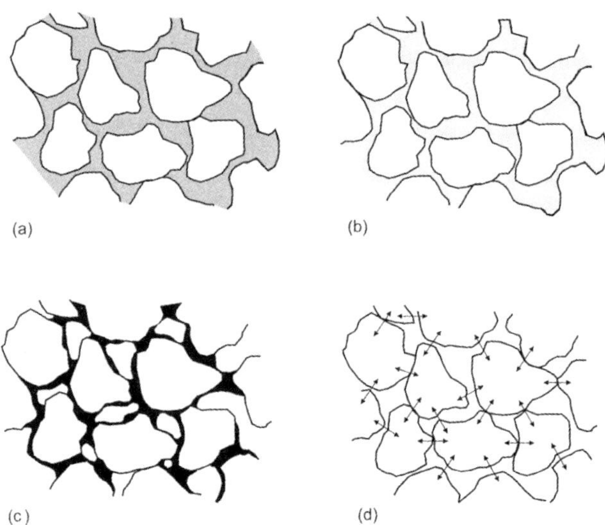

Abb. 1-1: Bindungsmechanismen an Kontaktpunkten, Schnitt durch ein Granulat; a) Porenvolumen ist gefüllt mit Matrix aus Bindemittel, b) Porenvolumen ist gefüllt mit benetzender Flüssigkeit, c) Flüssigkeitsbrücken an Kontaktpunkten, d) Adhäsionskräfte an Kontaktpunkten [4].

1.4.2 Bindungsmechanismen ohne Materialbrücke

Bei den Anziehungskräften zwischen festen Partikeln können molekulare, elektrische und magnetische Anziehungskräfte unterschieden werden. Bei sehr kurzen Abständen zwischen Partikeln können die Anziehungskräfte groß werden. Allerdings sind die Anziehungskräfte nicht weit reichend und nehmen mit zunehmendem Partikelabstand rasch ab. Wenn Partikel durch äußeren Druck einander nahe kommen, spielen die Anziehungskräfte eine große Rolle. Kleine Partikel können sich aufgrund geringerer Rauhigkeiten an der Oberfläche besser einander annähern. Daher zeigen feine Partikel höhere Adhäsionskräfte.

Die molekularen Anziehungskräfte haben beim Granulieren die größte Bedeutung gegenüber den elektrostatischen und magnetischen Anziehungskräften. Zu den molekularen Anziehungskräften zählen die Van-der-Waals-Wechselwirkungen. Sie kommen an der Oberfläche aller festen Partikel vor. Daneben gibt es je nach Stoff auch andere Nebenvalenzbindungen wie z.B. Wasserstoffbrückenbindungen. Die Van-der-Waals-Kräfte sind groß bei geringem Abstand und nehmen mit der sechsten Potenz des Abstands ab. In Abb. 1-2 sind einige Wechselwirkungen zwischen kugelförmigen glatten Partikeln gezeigt, die einander berühren. Für kleine Partikel ist die Van-der-Waals-Wechselwirkung um einige Zehnerpotenzen größer als die elektrostatische Wechselwirkung. Die Gewichtskraft ist für kleine Partikel wesentlich geringer. Da die Haftkräfte bei kleinen Partikeln wesentlich größer sind als die Gewichtskraft der Partikel, können sich die Partikel nicht ohne weiteres gegeneinander bewegen. Mit zunehmender Größe der Kugeln nimmt die Van-der-Waals-Haftkraft zu, da die Kontaktfläche sich proportional zur Größe der Partikel verhält. Die Gewichtskraft der Kugeln nimmt

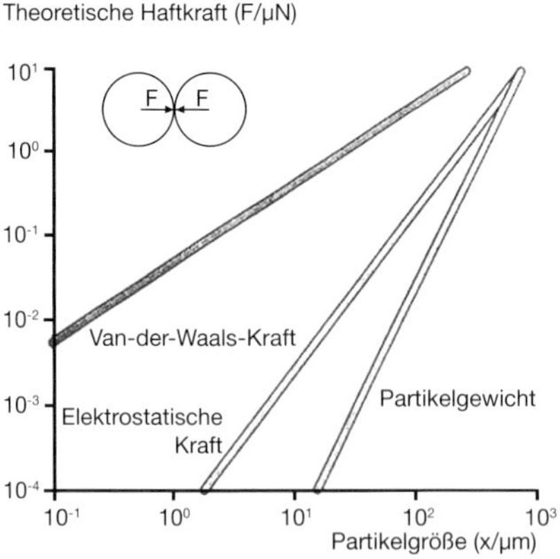

Abb. 1-2: Wechselwirkungen zwischen kugelförmigen Partikeln, die sich berühren [11].

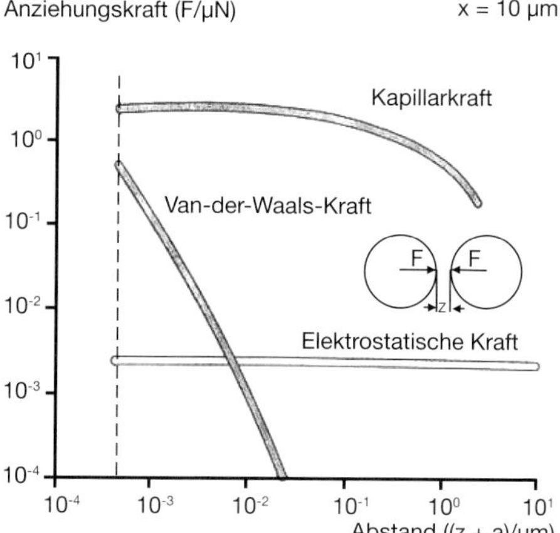

Abb. 1-3: Anziehungskräfte zwischen glatten, kugelförmigen Partikeln in Abhängigkeit vom Abstand [11].

ebenfalls zu. Die Steigung für die Gewichtskraft ist größer als die für die Van-der-Waals-Haftkraft. Daher wird ab einer bestimmten Partikelgröße die Gewichtskraft die Van-der-Waals-Kraft überwiegen, sodass sich die Partikel unter dem Einfluss der Schwerkraft gegeneinander bewegen können. Größere Partikel sind aufgrund ihrer höheren Gewichtskraft eher frei fließend, kleinere Partikel eher kohäsiv.

Abb. 1-3 zeigt den Einfluss des Abstands zwischen Partikeln auf die Wechselwirkungskräfte am Beispiel glatter, kugelförmiger Partikel von 10 µm Durchmesser. Bei kleinen Abständen der Partikel zueinander überwiegt die Van-der-Waals-Kraft, aber sie fällt mit zunehmendem Abstand steil ab. Die Van-der-Waals-Kräfte spielen also nur bei geringen Abständen der Partikel zueinander eine dominierende Rolle. Demgegenüber ist die elektrostatische Kraft bei kleinen Abständen niedriger, aber sie reicht weiter. Über größere Abstände wirken daher zunächst die elektrostatischen Anziehungskräfte, während bei kürzeren Abständen die Van-der-Waals-Kräfte dominieren.

Die molekularen Wechselwirkungen spielen eine große Rolle bei trockenen Granulaten. Sie sind besonders wichtig beim Walzenkompaktieren/Trockengranulieren (Kap. 5), da dort das Haufwerk unter Anwendung von Druck verdichtet wird und die Partikel sich bis auf geringe Abstände einander nähern.

Formschlüssige Bindungen können auftreten, wenn faserförmige Materialien granuliert werden. Die Fasern können wie beim Filzen ineinander haken und so zur Festigkeit des Granulats beitragen. Dieser Mechanismus wird zwar häufig erwähnt, tritt jedoch bei pharmazeutischen Granulaten nur verhältnismäßig selten auf.

1.4.3 Bindungsmechanismen mit Materialbrücke

Zu den Bindungsmechanismen durch Materialbrücken zählen die Feststoffbrücken, die Adhäsionskräfte durch viskose Bindemittel und Adsorptionsschichten sowie die Haftkräfte, die über die Oberflächenspannung einer Flüssigkeit und die Kapillarkräfte von Flüssigkeitsbrücken vermittelt werden.

Die Feststoffbrücken spielen bei trockenen Granulaten eine Rolle. An den Kontaktflächen zwischen Partikeln können sich Feststoffbrücken durch Sintern oder partielles Schmelzen und Wiedererstarren von Feststoffen beim Granulieren ausbilden. Eine andere Möglichkeit besteht in der Kristallisation von gelösten Substanzen beim Trocknen nach Feuchtgranulieren. Es kann sich dabei um Arzneistoffe oder Hilfsstoffe handeln, die in der Granulierflüssigkeit (partiell) löslich sind. Beim „Krustengranulieren" werden in der Granulierflüssigkeit aus diesem Grund geeignete Substanzen gelöst, z.B. diverse Zucker in Wasser. Die so entstehenden Feststoffbrücken sind kristallin.

Hochviskose Bindemittel bilden ebenfalls Feststoffbrücken aus. Diese Feststoffbrücken entstehen beim Trocknen von „Klebstoffgranulaten". Hierbei werden polymere Bindemittel in der Granulierflüssigkeit gelöst. Beim Feuchtgranulieren benetzen die Granulierflüssigkeiten die Feststoffe mehr oder weniger gut. Beim Trocknen entstehen an den Kontaktpunkten zwischen den Partikeln Brücken aus viskosen Bindemitteln. Die polymeren Bindemittel sind im Fall der wässrigen Feuchtgranulierung hydrophil und bilden i.d.R. amorphe Brücken. Beim Schmelzgranulieren erstarren die Bindemittel beim Abkühlen und können eine amorphe oder kristalline Matrix ausbilden, in der die Feststoffpartikel eingelagert sind. Diese Gruppe von Bindungen spielt für trockene Granulate eine Rolle.

In feuchten Granulaten kommt es noch zu weiteren Haftmechanismen. Wenn an den Kontaktpunkten zwischen den Partikeln hinreichend Flüssigkeit vorhanden ist, bildet sich eine Flüssigkeitsbrücke, die Zugspannungen übertragen kann. Ist das Porenvolumen zwischen den Partikeln weitgehend mit Flüssigkeit gefüllt, dann bilden sich konkave Menisken an den Porenenden an der Oberfläche, die einen negativen Kapillardruck aufweisen und zur Festigkeit beitragen. Flüssigkeitsbrücken und Kapillardruck sind nach dem Entfernen der Flüssigkeit nicht mehr vorhanden. Die Kapillarkräfte sind weitreichender als die Van-der-Waals-Haftkraft (Abb. 1-3). Außerdem sind die Kapillarkräfte selbst ohne Abstand zwischen den Partikeln deutlich größer als die Van-der-Waals-Haftkräfte (Abb. 1-4). Sie dominieren also in feuchten Pulvermassen die Festigkeit. Darin ist beispielsweise begründet, dass zum Rühren feuchter Massen mehr Energie benötigt wird als zum Rühren eines trockenen Pulvers derselben Feststoff-Zusammensetzung. Darauf basieren Methoden zur Verfolgung eines Granulierprozesses.

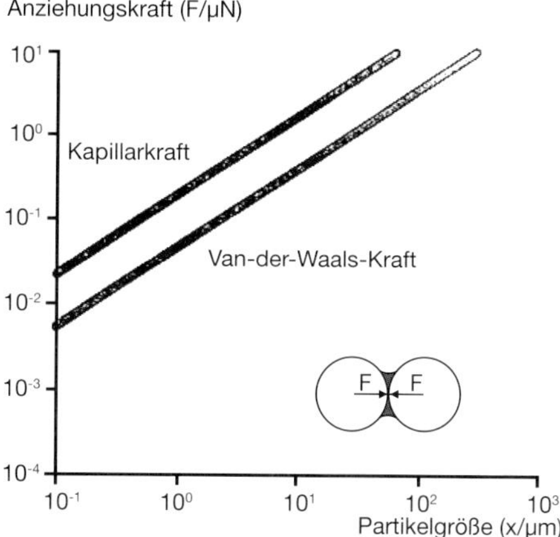

Abb. 1-4: Kräfte zwischen glatten, kugelförmigen Partikeln mit einer Flüssigkeitsbrücke [11].

Die Festigkeit feuchter Granulate wird wesentlich durch Flüssigkeitsbrücken und Kapillarkräfte bestimmt, während die Festigkeit trockener Granulate meistens durch Feststoffbrücken oder molekulare Wechselwirkungen bestimmt wird. Die anderen diskutierten Haftmechanismen sind in bestimmten Fällen auch von Bedeutung.

1.5 Flüssigkeitssättigung

Bei den unterschiedlichen Granulierverfahren zum Feuchtgranulieren werden Flüssigkeiten zu den Pulvermassen gegeben. Dabei können je nach Verfahren und Formulierung unterschiedliche Flüssigkeitsgehalte der Mischungen resultieren. In Abb. 1-5 sind Zustände der Flüssigkeitssättigung in feuchten Haufwerken dargestellt.

Ein trockenes Pulver (Abb. 1-5a) enthält keine Flüssigkeit. Das findet man nur selten und unter praxisfernen Bedingungen. In der Regel wird auch ein „trockenes" Pulver an der Oberfläche Wasser aus der Luft adsorbieren. Die Adsorptionsschichten sind oftmals sehr dünn (Abb. 1-5b). Wird dem Pulver Granulierflüssigkeit zugefügt, so bilden sich zunächst Flüssigkeitsbrücken an einzelnen Kontaktpunkten aus, was als Brückenzustand bezeichnet wird (Abb. 1-5c). Bei weiterer Zugabe füllt sich der Porenraum teilweise, aber in anderen Bereichen des Granulats sind noch einzelne Flüssigkeitsbrücken vorhanden. Das wird als Übergangszustand bezeichnet (Abb. 1-5d). Bei noch höheren Flüssigkeitsgehal-

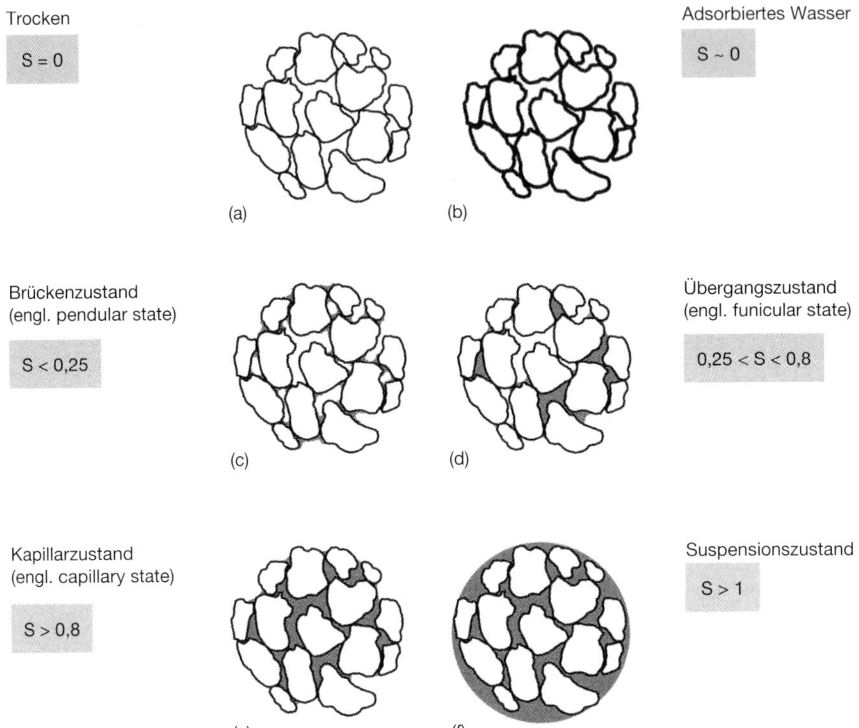

Abb. 1-5: Stadien der Flüssigkeitssättigung von feuchten Haufwerken (nach [4]).

ten wird der Kapillarzustand erreicht, bei dem der Porenraum fast vollständig mit Flüssigkeit gefüllt ist (Abb. 1-5e). An der Oberfläche der Flüssigkeit bilden sich konkave Menisken aus, die den negativen Kapillardruck bewirken. Wird dem Haufwerk mehr Flüssigkeit zugegeben, als der Porenraum fassen kann, kommt es zum Suspensionszustand (Abb. 1-5f). Jetzt stellt die Flüssigkeit die äußere Phase dar, in der die Feststoffpartikel dispergiert sind. An der Oberfläche der Flüssigkeit kommt es aufgrund der Oberflächenspannung zu einer konvexen Krümmung.

Der Flüssigkeitsgehalt in dem Dreiphasensystem Feststoff-Gas-Flüssigkeit kann auf unterschiedliche Art und Weise quantifiziert werden. Oft wird der Massenanteil an Flüssigkeit bestimmt (Kap. 2.8) und als Flüssigkeitsgehalt oder Feuchte ausgedrückt. Die Werte für die Feuchte lassen sich nicht ohne weiteres aussagekräftig für unterschiedliche Granulate vergleichen. Derselbe Wert für die Feuchte kann für ein Granulat mit kleinerer Porosität oder Partikeln höherer Dichte möglicherweise einem anderen Zustand gemäß Abb. 1-5 zugeordnet werden. Für die Beschreibung von Granulierprozessen hat sich daher eine weitere Größe als nützlich erwiesen, der Flüssigkeitssättigungsgrad. Er gibt an, welcher Anteil des Porenvolumens von der Flüssigkeit eingenommen wird (Gl. 1-1):

$$S = \frac{V_L}{V_P} = \frac{\rho_S \cdot (1-\varepsilon) \cdot m_L}{\rho_L \cdot \varepsilon \cdot m_S}$$ **Gl. 1–1**

wobei S den Flüssigkeitssättigungsgrad, V_L das Flüssigkeitsvolumen und V_P das Porenvolumen darstellen. Die Indices L, S und P kennzeichnen die flüssige Phase (liquid), die feste Phase (solid) und die Poren.

Der Flüssigkeitssättigungsgrad hat den Vorteil, dass er normiert ist und Werte von 0 bis 1 aufweist. In Abb. 1-5 sind den einzelnen Stadien Wertebereiche für den Flüssigkeitssättigungsgrad zugewiesen. Ein Flüssigkeitssättigungsgrad von 0 entspricht einem völlig trockenen Haufwerk, während ein Wert von 1 anzeigt, dass das gesamte Porenvolumen von Flüssigkeit erfüllt ist. Die Werte gelten für alle Haufwerke unabhängig von der Dichte der beteiligten Phasen. Nachteilig ist, dass die Bestimmung des Flüssigkeitssättigungsgrads aufwendig ist, da neben den Massenanteilen (m_L und m_S) auch die Dichten der beteiligten Phasen (ρ_L und ρ_S) und die Porosität des Haufwerks (ε) bekannt sein müssen. Dennoch hat sich zur Beschreibung von Granulierprozessen der Flüssigkeitssättigungsgrad eingebürgert.

Der Flüssigkeitssättigungsgrad taucht auch in Formeln zur Berechnung der Festigkeit von feuchten Granulaten auf. Rumpf [10] hat eine Abschätzung der Festigkeit von feuchten Granulaten vorgelegt (Gl. 1-2):

$$\sigma_Z = S \cdot C \cdot \frac{1-\varepsilon}{\varepsilon} \cdot \frac{\sigma}{D} \cdot \cos\Theta$$ **Gl. 1–2**

wobei σ_z die Zugfestigkeit, S den Flüssigkeitssättigungsgrad, C eine Materialkonstante, ε die Porosität des Haufwerks, σ die Oberflächenspannung der Granulierflüssigkeit, D den Durchmesser der Pulverpartikel und Θ den Benetzungswinkel Flüssigkeit/Feststoff bezeichnen. Die Gleichung gilt für den Übergangs- und den Kapillarzustand. Die Zugfestigkeit feuchter Granulate nimmt demnach mit dem Flüssigkeitssättigungsgrad zu. Eine geringere Porosität des Haufwerks führt bei gleichem Flüssigkeitssättigungsgrad zu einer höheren Festigkeit. Die Festigkeit steigt ebenfalls mit zunehmender Oberflächenspannung der Granulierflüssigkeit, abnehmendem Durchmesser der Primärpartikel und abnehmendem Benetzungswinkel und damit besserer Benetzung. Aus der Gleichung können viele nützliche Abschätzungen über die Einflüsse beim Feuchtgranulieren und sinnvolle Maßnahmen abgeleitet werden.

Allerdings entsprechen die Ergebnisse in der Praxis nicht immer den Vorhersagen. Das beruht darauf, dass Gl. 1-2 nur Haftkräfte durch statische Flüssigkeitsbrücken und Kapillarkräfte berücksichtigt. Die Gleichung vernachlässigt andere Kräfte, die ebenfalls für die Festigkeit feuchter Granulate wichtig sein können. Dazu gehören Reibungskräfte zwischen Partikeln. Besonders bei kleinen Partikeln können die Reibungskräfte größer sein als die Kapillarkräfte. In diesem Fall führt eine Erhöhung des Flüssigkeitssättigungsgrads zu einer geringeren Festigkeit, da die Flüssigkeit als Schmiermittel wirkt. Durch den höheren Flüssigkeitssättigungsgrad werden die Reibungskräfte zwischen den Partikeln stärker herabgesetzt, als die Haftkräfte durch Kapillarkräfte erhöht werden. In dynamischen Zuständen, z. B. beim Mischen eines befeuchteten Haufwerks in einem Schnellmischer, können viskose Kräfte überragend werden. Je höher die Beanspruchung ist, z. B. die Mischerdrehzahl beim Schnellmischer, desto bedeutsamer sind die viskosen Kräfte. Insbesondere für hochviskose Granulierflüssigkeiten sind die dynamischen Haftkräfte wesentlich größer als die vorausgesagten statischen Haftkräfte. Erst aus dem Zusammenspiel von Kapillarkräften, Reibungskräften und viskosen Kräften kann die Festigkeit von feuchten Granulaten abgeschätzt werden. Das ist schwierig und kann im Einzelfall zu überraschenden Ergebnissen führen. In Abhängigkeit von der Formulierung und den Beanspruchungen im Prozess kann der Beitrag der drei Kräfte unterschiedlich sein. Daher sollte Gl. 1-2 als nützliche, aber lediglich orientierende Hilfe zur Vorhersage von Effekten beim Granulieren herangezogen werden.

Die Festigkeit des feuchten Granulats ist für den Granulataufbau bedeutsam. Noch wichtiger ist, dass die Festigkeit von Granulaten und die Konsistenz der feuchten Granulatmasse mit Eigenschaften des fertigen, getrockneten Granulats wie Teilchengröße oder Abrieb korreliert. Die Festigkeit von Granulaten (Granulatkonsistenz) wird häufig indirekt gemessen, indem die Leistung oder das Drehmoment an Granuliermaschinen gemessen wird und als proportional zur Festigkeit aufgefasst wird. So werden etwa die Motoren des Mischwerkzeugs an einem Planeten- oder Schnellmischer oder der Rotorplatte in einem Rotorwirbelschichtgerät instrumentiert und deren Leistung oder das Drehmoment abgelesen. Während der Flüssigkeitszugabe und der weiteren Verarbeitung der feuchten Masse werden der Verlauf von Leistung oder Drehmoment aufgenommen. Die Arbeitsgruppe von Leuenberger hat auf diesem Gebiet Pionierarbeit geleistet [12]. Die einzelnen Kurvenabschnitte werden oft bestimmten Zuständen der Flüssigkeitssättigung zugeordnet. Ein Beispiel ist in Abb. 1-6 dargestellt. In bestimmten Bereichen steigt die Leistungsaufnahme mit zunehmender Flüssigkeitszugabe. In einem Bereich, der hier als Phase III bezeichnet wird, ergibt sich ein Plateau. Bei Überschreiten einer kritischen Flüssigkeitsmenge sinken die Konsistenz der Masse und damit die Leistungsaufnahme des Motors wieder. Hier soll das Suspensionsstadium erreicht sein. Wenn für eine Formulierung und einen Prozess die Kurven bekannt sind, kann daraus ein Kriterium für die Beendigung der Flüssigkeitszugabe abgeleitet werden. Im vorliegenden Fall wurde empfohlen, dass die unkritische Menge an Flüssigkeit in Phase III zwischen S_3 und S_4 liegt.

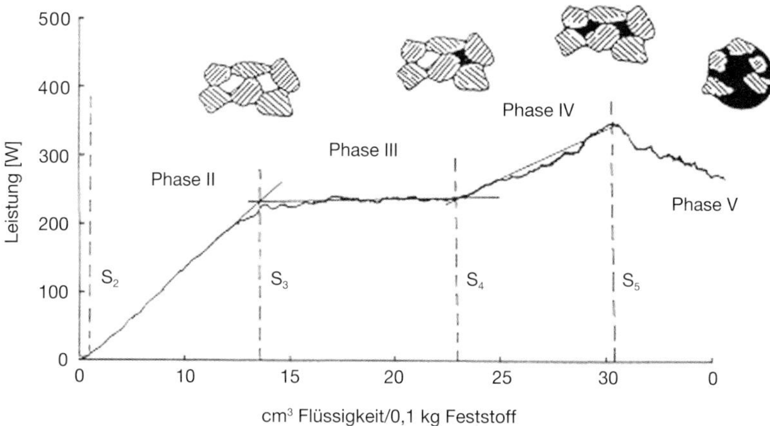

Abb. 1-6: Leistungsaufnahme eines Schnellmischers in Abhängigkeit von der zugeführten Flüssigkeitsmenge; Feststoff Laktose 200 mesh, Granulierflüssigkeit Wasser [12].

In der Realität stellen sich nicht immer Kurven mit einem Plateau wie in Abb. 1-6 ein. In Abb. 1-7 sind für eine Placebo-Formulierung die Kurven für die Leistungsaufnahme bei drei unterschiedlichen Mischern zu sehen. Die Kurven sind so normiert, dass dem Maximum der Kurve die Flüssigkeitssättigung von 1 oder 100 % zugeordnet wurde [13]. Die Leistungsaufnahme ist bei den beiden Schnellmischern deutlich höher als bei dem Planetenmischer. Für einen der beiden Schnellmischer ist ein Plateau erkennbar, beim anderen jedoch nicht.

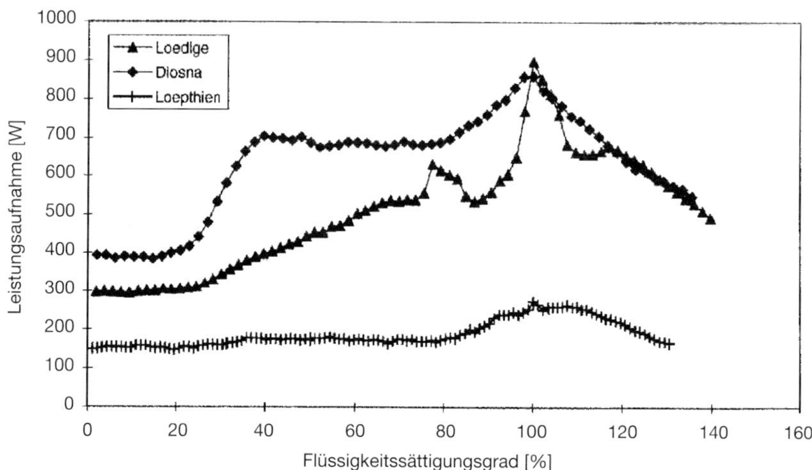

Abb. 1-7: Leistungsaufnahme in Abhängigkeit vom Flüssigkeitssättigungsgrad; Formulierung mit 86 % Laktose, 10 % Maisstärke und 4 % Povidon [13].

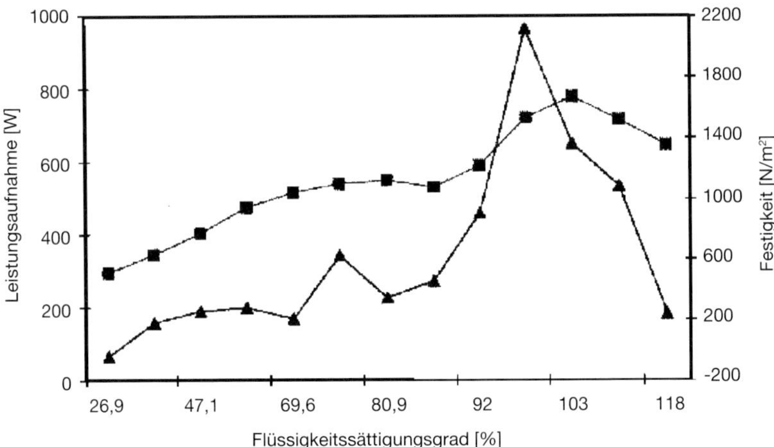

Abb. 1-8: Leistungsaufnahme (■) und Festigkeit der feuchten Masse (▲) in Abhängigkeit vom Flüssigkeitssättigungsgrad [13].

Weiterhin wurde auch die Festigkeit der feuchten Masse bestimmt und der Leistungsaufnahme gegenübergestellt (Abb. 1-8). Die Leistungsaufnahme ist tendenziell proportional zur Festigkeit der feuchten Masse. Das Maximum der Festigkeit wird bei Flüssigkeitssättigungsgraden oberhalb von 90 % erreicht. Die Leistungsaufnahme oder das Drehmoment sind mit der Festigkeit der feuchten Masse korreliert und können als leicht zu messende Größen verwendet werden. Die Messgrößen werden aber nicht nur durch die Festigkeit beeinflusst, sondern auch durch die Chargengröße, die Geschwindigkeit des Rührorgans und andere Größen. Vergleiche sind nur sinnvoll, wenn alle anderen Einflussgrößen kontrolliert werden können.

Beim Granulieren kann der Flüssigkeitssättigungsgrad auf zwei Weisen beeinflusst werden. Er steigt bei Erhöhung des Volumenanteils der Granulierflüssigkeit an (von links nach rechts in Abb. 1-9). Bei konstantem Flüssigkeitsanteil kann der Flüssigkeitssättigungsgrad auch dadurch erhöht werden, dass der Hohlraumanteil des Haufwerks, d. h. dessen Porosität, erniedrigt wird (von unten nach oben in Abb. 1-9). Eine Erniedrigung der Porosität wird durch eine Verdichtung bewirkt. Die Abstände der Pulverpartikel werden geringer und das Hohlraumvolumen schrumpft. Der Grad der Verdichtung ist stark vom Prozess abhängig. Wenn beispielsweise Planetenmischer und Schnellmischer verglichen werden, so ist die Verdichtung in Schnellmischern wesentlich stärker. Zusätzlich ist dieser Effekt zeitabhängig. Daher werden dieselben Flüssigkeitssättigungsgrade beim Granulieren in Schnellmischern bei geringeren Flüssigkeitsanteilen bzw. Feuchten erreicht. Bei der Übertragung eines Prozesses von

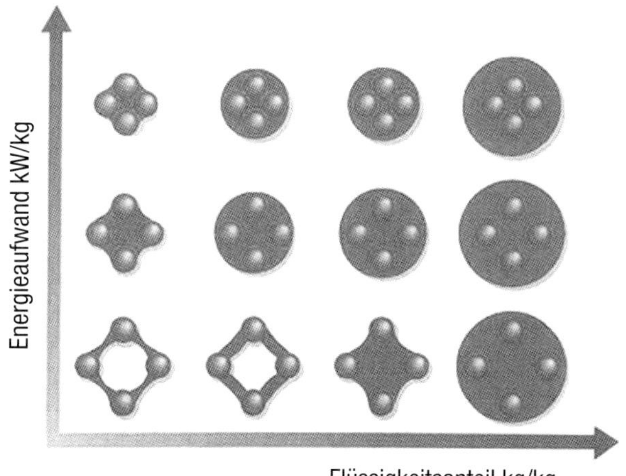

Abb. 1-9: Änderungen des Flüssigkeitssättigungsgrads (Quelle: Fa. GEA).

einem Planetenmischer auf einen Schnellmischer muss daher die Flüssigkeitsmenge reduziert werden. Ebenso kann es bei der Maßstabsvergrößerung innerhalb einer Reihe von Mischern derselben Bauart zu einer stärkeren Verdichtung kommen, was den Bedarf an Granulierflüssigkeit mit zunehmender Chargengröße verringert.

1.6 Granulierverfahren

Es gibt zahlreiche Systematiken der Granulierverfahren. In Abb. 1-10 werden drei Arten des Granulierens unterschieden: Trockengranulieren, Feuchtgranulieren und Schmelzgranulieren. Je nach Verfahren sind unterschiedliche Haftmechanismen von Bedeutung und die Verteilung von Bindemitteln ist unterschiedlich.

Beim Trockengranulieren wird ohne Einsatz von Flüssigkeiten gearbeitet, und die Haftkräfte werden durch äußeren Druck aufgebaut. Es wird ohne Bindemittel oder mit sog. Trockenbindemitteln, die vom Direkttablettieren bekannt sind, gearbeitet. Die Bindemittelpartikel sind als Partikel zwischen den anderen Partikeln vorhanden. In höheren Konzentrationen können sie das System durchdringen (perkolieren) und dadurch ein zusammenhängendes Netzwerk oder Matrix ausbilden. Haftmechanismen sind primär molekulare Kräfte und (Trocken-)Bindemittelbrücken. Aus den Ausgangspulvern wird zunächst in einem Kompaktiervorgang ein großer Formkörper gebildet, der im eigentlichen Trockengranulierschritt auf die gewünschte Korngrößenverteilung zerkleinert wird. Die Bildung der Formkörper erfolgt durch Tablettieren mit großen Werk-

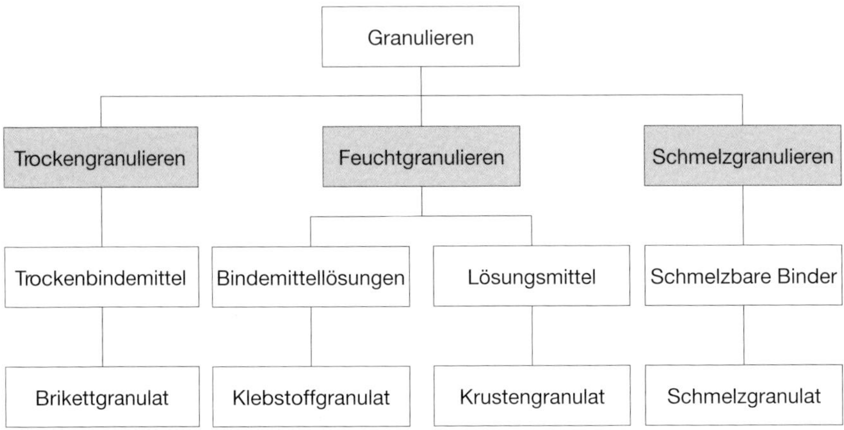

Abb. 1-10: Einteilung der Granulierverfahren.

zeugen zu Briketts oder durch Walzenkompaktieren zu Schülpen. Briketts bzw. Schülpen können über geeignete Siebeinrichtungen trocken granuliert werden. Das Verfahren wird näher in Kap. 5 beschrieben.

Beim Feuchtgranulieren wird die Agglomeration durch den Zusatz von Flüssigkeiten bewirkt, die später durch Trocknen weitgehend entfernt werden. Im Kontakt mit feuchter Luft werden die Granulate Feuchtigkeit aus der Luft aufnehmen oder an die Luft abgeben, bis ein Gleichgewicht erreicht ist, das aus der Sorptionsisotherme bestimmt werden kann. Für die weitere Verarbeitung der Granulate ist weder eine vollständige Trocknung erwünscht noch eine zu hohe Restfeuchte. In den meisten Fällen wird mit Wasser als Lösungsmittel für die Granulierflüssigkeit gearbeitet. Bei organischen Lösungsmitteln stellen sich Fragen nach dem Explosionsschutz, den Restlösemittelkonzentrationen und der Rückgewinnung der Lösungsmittel. Daher ist das Granulieren mit organischen Lösungsmitteln als Sonderfall zu behandeln (Beispiel in Kap. 7.3).

Es werden zwei Arten des Feuchtgranulierens unterschieden: Als Granulierflüssigkeit können Bindemittellösungen oder reine Lösungsmittel verwendet werden. Bei der Verwendung von Bindemittellösungen wird in der Granulierflüssigkeit ein (polymeres) Bindemittel gelöst. Im Fall von Wasser als Granulierflüssigkeit sind das wasserlösliche Polymere, z. B. Celluloseether wie Hypromellose oder Povidon. Beim Granulieren verteilt sich die Granulierflüssigkeit entweder bei vollständiger Benetzung gleichmäßig oder bei unvollständiger Benetzung punktuell auf der Oberfläche der Partikel. Beim Trocknen wird das Lösungsmittel entfernt, und es bleibt das polymere Bindemittel in Form eines Films bzw. punktuell auf der Oberfläche der Partikel zurück. Im Fall der vollständigen Benetzung der Oberfläche wird bei Zerfall und Freisetzung der fertigen Arzneiform die Oberfläche der Arzneistoffe ebenfalls schnell und vollständig benetzt werden. Insofern kann die Bindemittelgranulation die Wirkstofffreisetzung positiv beeinflussen. Da die Polymere amorph sind und gute Tablettiereigenschaften aufweisen, kann die Verarbeitung schwer tablettierbarer Pulvermischungen verbessert werden. Granulate, die mittels Bindemittellösungen hergestellt werden, bezeichnet man als Klebstoffgranulate. Bei der Verwendung von polymerfreien Lösungsmitteln als Granulierflüssigkeit entstehen sog. Krustengranulate. Im Fall von Wasser als Granulierflüssigkeit werden der Rezeptur wasserlösliche Stoffe zugemischt. Es sind oft niedermolekulare, kristalline Stoffe wie Zucker oder Zuckeralkohole. Beim Granulieren lösen sich diese Stoffe teilweise an oder vollständig auf. Während der Trocknung kommt es zur Rekristallisation der gelösten Stoffe und es bilden sich Feststoffbrücken zwischen den Primärpartikeln. Haftmechanismen im trockenen Granulat sind primär Feststoffbrücken (Krustengranulat) und hochviskose Bindemittel (Klebstoffgranulat). Daneben gibt es auch molekulare Haftkräfte. Das Feuchtgranulieren hat die größte praktische Bedeutung unter den Granulierverfahren. Es kann in vielen unterschiedlichen Apparaturen durchgeführt werden. Von grundlegender Bedeutung sind Wirbelschichtgeräte (Kap. 3) und Schnellmischer (Kap. 4).

Beim Schmelzgranulieren werden Bindemittel eingesetzt, die bei erhöhter Temperatur flüssig sind und sich durch Abkühlen auf Raumtemperatur verfestigen. Durch die Verwendung von Flüssigkeiten während des Granulierens gleichen sich das Feuchtgranulieren und das Schmelzgranulieren in Bezug auf die Mechanismen bei der Granulatbildung. Allerdings ist beim Schmelzgranulieren die Viskosität der Flüssigkeit i. d. R. wesentlich höher als beim Feuchtgranulieren. Unterschiede gibt es auch nach dem eigentlichen Granuliervorgang. Während beim Feuchtgranulieren die Flüssigkeit weitgehend entfernt wird, wird die Flüssigkeit beim Schmelzgranulieren verfestigt und verbleibt in der Formulierung. Die gesamte Flüssigkeit kann als Bindemittel aufgefasst werden, die je nach Anteil Feststoffbrücken ausbildet oder eine Matrix bildet, in der die Pulverpartikel eingebettet sind. Haftkräfte sind primär auf die Matrix des verfestigten Bindemittels zurückzuführen. Zum Schmelzgranulieren können unterschiedliche Apparaturen benutzt werden. Die Bindemittel weisen Schmelzpunkte oder -bereiche zwischen ca. 50 und 100 °C auf. Die Arzneistoffe sollten in diesem Temperaturbereich stabil sein. Es werden sowohl hydrophile als auch lipophile Bindemittel eingesetzt (Kap. 7.5).

Oftmals werden auch aufbauende und abbauende Granulierverfahren unterschieden. Bei aufbauenden Granulierverfahren entstehen die Granulatkörner durch die Zusammenlagerung von Primärpartikeln oder kleineren Granulatkörnern. Es kommt zu einem Kornwachstum. Ein typisches Beispiel ist die Wirbelschichtagglomeration. Bei abbauenden Granulierverfahren entstehen die Granulatkörner durch die Zerkleinerung größerer Agglomerate. Das Trockengranulieren ist dafür ein typisches Beispiel. In den meisten Granulierverfahren kommt es sowohl zum Kornwachstum als auch zum Kornabbau während des Prozesses.

1.7 Vorgänge beim Feuchtgranulieren

1.7.1 Übersicht

Die Vorgänge beim Walzenkompaktieren oder Brikettieren ähneln denen beim Tablettieren. Im Folgenden werden die Vorgänge beim Feuchtgranulieren beschrieben, die auch für das Schmelzgranulieren gelten, da während des Granulierprozesses der Binder geschmolzen ist und als Flüssigkeit vorliegt.

In der jüngeren Literatur [2, 14] werden drei Grundvorgänge beschrieben (Abb. 1-11). Die Benetzung und Keimbildung, die Verdichtung und Koaleszenz sowie Abrieb und Bruch. Eine ausführlichere, systematische Übersicht ist in [2] gegeben.

1.7.2 Benetzung und Keimbildung

Bei allen Feuchtgranulierprozessen muss die Flüssigkeit der Pulvermischung zugeführt werden. Das kann diskontinuierlich oder kontinuierlich geschehen. Beispielsweise kann die Flüssigkeit beim Granulieren in einem Schnellmischer

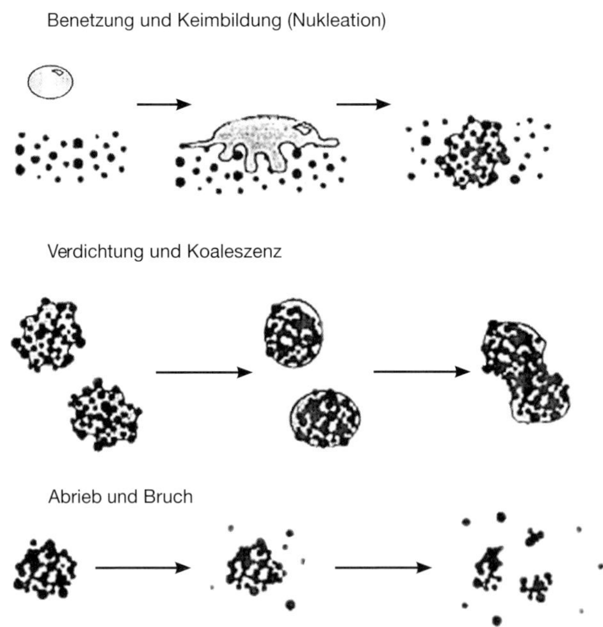

Abb. 1-11: Vorgänge beim Feuchtgranulieren (nach [14]).

über eine Öffnung eingegossen oder zugetropft oder über eine Düse aufgesprüht werden. Beim Wirbelschichtgranulieren wird die Granulierflüssigkeit i. d. R. über einen längeren Zeitraum kontinuierlich eingesprüht. Beim Schmelzgranulieren kann das Bindemittel auch als Feststoff der Pulvermischung zugefügt werden. Die Granulierflüssigkeit entsteht während des Prozesses durch Temperaturerhöhung, die zum Schmelzen des Bindemittels führt.

Die Granulierflüssigkeit wird mit den Feststoffen in Kontakt gebracht und möglichst gleichmäßig verteilt. Wenn die Flüssigkeit auf dem Feststoff spreitet, bildet der Binder einen Film. Wenn die Granulierflüssigkeit die Partikel zwar benetzt, aber nicht auf der Oberfläche spreitet, können kleine Tröpfchen auf der Partikeloberfläche anhaften. Beim Kontakt werden Flüssigkeitsbrücken zwischen Partikeln gebildet und es kommt zur Keimbildung (Nukleation). Die ersten Keime weisen i. d. R. eine hohe Porosität auf und sie sind nicht besonders fest.

Die gleichmäßige Verteilung der Granulierflüssigkeit im Pulver ist vom Verhältnis der Zugaberate und der Produktbewegung abhängig. Falls die Flüssigkeit aufgesprüht wird, ist die Größe der Sprühzone von Bedeutung. Eine zu hohe Zugaberate und/oder eine zu geringe Produktbewegung führen zu einer ungleichmäßigen Verteilung der Flüssigkeit. Es kommt zu Bereichen, die überfeuchtet sind, und anderen Bereichen, die zu wenig Granulierflüssigkeit enthalten. Bricht man den Granulierprozess frühzeitig ab, so ergeben sich typischerweise bimodale Korngrößenverteilungen. Aus den überfeuchteten Bereichen entstehen grobe Granulatkörner, während die unterfeuchteten Bereiche nur wenig oder gar nicht agglomerieren und zu feinen Partikeln führen. Im Fall des Klebstoffgranulierens enthalten die groben Granulatpartikel einen höheren Anteil an Bindemittel, da die Bindemittelverteilung von der Flüssigkeitsverteilung abhängt. Die Granulierflüssigkeit kann in einem solchen Fall nur durch mechanische Einwirkung gleichmäßig verteilt werden. Dazu dienen beispielsweise die Zerhacker in Schnellmischern (Kap. 4). Daher sollte die Zugabe von Beginn an so durchgeführt werden, dass die Flüssigkeitsverteilung gleichmäßig ist.

In Bezug auf die Keimbildung werden zwei Mechanismen unterschieden, die Distribution und die Immersion (Abb. 1-12).

Das Verhältnis aus der Größe der Flüssigkeitstropfen zur Größe der Feststoffpartikel bestimmt, welcher Mechanismus die Keimbildung dominiert. Wenn die Flüssigkeitstropfen im Verhältnis zu den Feststoffpartikeln klein sind, kommt es zur Distribution. Wenn ein Flüssigkeitstropfen mit einem Feststoffpartikel zusammentrifft, kommt es zur Benetzung und möglicherweise auch zur Spreitung. Die Flüssigkeit wird so auf die Partikel verteilt. Treffen Partikel aufeinander, die an der Oberfläche feucht sind, so bilden sich Flüssigkeitsbrücken aus und die Partikel haften aneinander (Abb. 1-12a). Eine Keimbildung ist erfolgt. Nahezu jede Kollision feuchter Partikel führt anfänglich zur Ausbildung von Haftkräften und zum Partikelwachstum. Die Keimbildung ist also besonders in

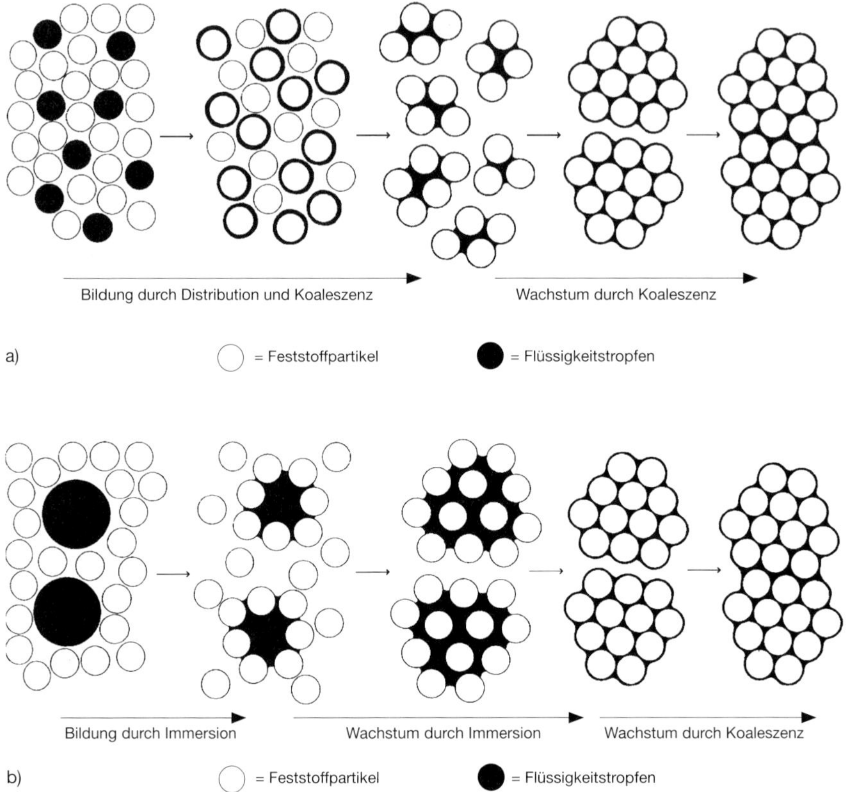

Abb. 1-12: Mechanismen der Kornbildung; a) Distribution, b) Immersion [15].

der Anfangsphase von Granulierprozessen zu beobachten. Durch die Kollision von größeren, porösen Keimen kommt es zum Zerkleinern und der Reduktion der Granulatpartikelgröße. Bei einer schlechten Benetzung der Partikeloberflächen durch die Granulierflüssigkeit ergibt sich eine breite Teilchengrößenverteilung der gebildeten Keime.

Sind die Flüssigkeitstropfen wesentlich größer als die Pulverpartikel, so haften die kleinen Pulverpartikel bei Kollisionen mit dem Flüssigkeitstropfen an der Oberfläche an. Ein Flüssigkeitstropfen kann auf diese Weise viele Pulverpartikel binden (Abb. 1-12b). Die Pulverpartikel werden nach Benetzung von Flüssigkeit umgeben und an der Oberfläche feucht sein. Daran können weitere trockene Pulverpartikel nach Kollisionen anhaften, was zum Kornwachstum führt. Große Flüssigkeitstropfen entstehen beim Zutropfen oder Zugießen von Granulierflüssigkeit. Beim Schmelzgranulieren entstehen große Flüssigkeitstropfen, wenn große Bindemittelpartikel schmelzen. Besonders bei hochviskosen Bindemitteln wird die Tropfengröße oft beibehalten und nicht im Prozess zerkleinert. Bei niedrigviskosen Bindemitteln können die gebildeten Keime durch die Bewegung beim Granulieren, z. B. im Schnellmischer, zerkleinert werden.

In Tab. 1-1 sind einige Hinweise für die Steuerung der Befeuchtung beim Feuchtgranulieren gegeben.

1.7.3 Verdichtung und Koaleszenz

Wenn sich erste Agglomerate bei der Keimbildung gebildet haben, kann es im weiteren Verlauf des Prozesses durch Kollisionen der Agglomerate untereinander, mit Mischwerkzeugen oder Behälterwänden zur Verdichtung der anfänglich porösen Granulate kommen, zur Koaleszenz, d. h. dem Zusammenlagern kleinerer Agglomerate zu einem größeren oder zum Bruch der Agglomerate. In diesem Abschnitt werden Verdichtung und Koaleszenz behandelt.

Feuchte Pulvermassen zeigen ein kompliziertes rheologisches Verhalten. Welche Auswirkung eine Kollision oder eine Folge von Kollisionen haben, hängt von vielen Faktoren ab, wie z. B. der Kollisionsgeschwindigkeit, der Größe und Struktur des Agglomeratkorns und den Eigenschaften der Granulierflüssigkeit. Aus Spannungs-Dehnungs-Diagrammen können für gegebene Zustände (Partikelgröße der Pulver, Porosität, Flüssigkeitssättigungsgrad) die Bereiche elastischer und plastischer Verformung bestimmt werden. Die Bereiche sind zusätzlich stark abhängig von der Verformungsgeschwindigkeit. Allgemein nimmt die Verformbarkeit von feuchten Granulaten mit zunehmender Zugfestigkeit ab.

Durch die Kollisionen von Agglomeraten kann es zur Verdichtung kommen. Die kinetische Energie wird durch die Agglomerate aufgefangen, die Pulverpartikel packen sich dichter und die Porosität nimmt ab. Bei gleicher Feuchte steigen der Flüssigkeitssättigungsgrad und die Zugfestigkeit. Mit zunehmender Anzahl der Kollisionen (Dauer des Prozesses, Mischgeschwindigkeit) kann der Prozess der Verdichtung voranschreiten oder bei einer erreichten Dichte zum Erliegen kommen. Bei der Verdichtung wirken Kapillar-, viskose und Reibungskräfte zusammen, was dazu führt, dass sich die Effekte im Einzelfall schwer vorhersagen lassen. Die erreichbare Verdichtung hängt u. a. vom Energieeintrag beim Granulieren ab. In einer Wirbelschicht sind die Kollisionsgeschwindigkeiten der Partikel wesentlich geringer als in einem Schnellmischer, wodurch Granulate in der Wirbelschicht auch wesentlich weniger stark verdichtet werden als in einem Schnellmischer.

Bei einem hohen Flüssigkeitssättigungsgrad (≥ 1) ist die Verformbarkeit hoch. Das kann an der Oberfläche feuchter Granulatkörner der Fall sein. Eine große Oberflächenplastizität kann eine Koaleszenz von Agglomeraten begünstigen.

Typische Änderung in Formulierungs- oder Prozessvariablen, die die Gleichmäßigkeit der Befeuchtung verbessern	Angemessene Änderungen von Formulierungsvariablen	Angemessene Änderungen von Prozessvariablen
Adhäsion Flüssigkeit-Pulver erhöhen – Oberflächenspannung maximieren – Kontaktwinkel minimieren	– Tensidkonzentration oder -typ so verändern, dass die Adhäsion maximiert wird – Pulver mit benetzbaren Schichten überziehen	– Oberflächenrauhigkeiten beim Mahlen minimieren – Kristallgestalt verändern – Verunreinigungen bei Partikelherstellung steuern
Bindemittelviskosität herabsetzen	– geringere Bindemittelkonzentration – anderes Bindemittel – alle Stoffe vermeiden, die viskositätserhöhend sind	– Temperatur erhöhen (ohne gleichzeitige Trocknung) – niedrigere Temperatur im Fall gleichzeitiger Trocknung (führt zu höherer Flüssigkeitssättigung)
Porengröße erhöhen zur Erhöhung der Flüssigkeitsaufnahme	– Partikelgrößenverteilung der Ausgangsmaterialien anpassen	– Zerkleinern, Klassieren oder Partikelbildung ändern
Verbesserung der Sprühtröpfchengröße	– Viskosität verringern	– Anzahl Sprühdüsen erhöhen – Sprührate verringern – Sprühdruck erhöhen
Feststoffmischung verbessern	– Fließeigenschaften des Ausgangsmaterials verbessern	– Mischintensität erhöhen (Geschwindigkeit des Mischwerkzeugs, Fluidisiergeschwindigkeit)
Ablagerungen minimieren	– Formulierungen vermeiden, die dazu neigen, an Teilen des Geräts anzuhaften	– nicht die Behälterwände ansprühen – Tropfen von Sprühdüsen vermeiden

Tab. 1-1: Steuerung der Befeuchtung beim Feuchtgranulieren (nach [2]).

Eine Kollision kann auch zur Koaleszenz anstelle einer Verdichtung der beteiligten Agglomerate führen. Es kommt zu einer Koaleszenz, wenn genügend Flüssigkeit an der Oberfläche vorhanden ist, um eine ausreichende Haftkraft aufzubauen. Die Agglomerate müssen hinreichend deformierbar sein, um eine Kontaktfläche zu bilden. Durch den Kontakt bei einer Kollision kann an der Kontaktfläche durch die lokale Verformung genügend Flüssigkeit an die Oberfläche gepresst werden, um eine Koaleszenz zu ermöglichen.

Es gibt unterschiedliche Kinetiken des Granulatwachstums während eines Prozesses. Bei einigen Granuliervorgängen kommt es zu einem gleichmäßigen Wachstum im Verlauf der Zeit. Mit zunehmender Zeit werden die Granulatkörner kontinuierlich größer. Das wird bei weichen, leicht verformbaren Granulaten beobachtet. Durch die leichte Verformbarkeit kommt es nahezu immer zu einer Koaleszenz und die Granulate wachsen. Ein induziertes Wachstum wird dagegen bei relativ festen Granulaten beobachtet. Nach der Keimbildung schließt sich eine lange Phase der Verdichtung an. Die Granulate sind nicht genügend verformbar, um nach einer Kollision zu koaleszieren. Erst nach Auspressen der Granulierflüssigkeit an die Oberfläche erhöht sich die Deformierbarkeit schlagartig, was zu einem schnellen Granulatwachstum führt. Induziertes Wachstum wird bei der Verwendung feiner, breit verteilter Partikel oder hochviskoser Bindemittel beobachtet.

Die Art des Agglomeratwachstums wurde auf zwei wesentliche dimensionslose Größen zurückgeführt: den Flüssigkeitssättigungsgrad und die Deformierbarkeit bei einer Kollision. Dabei führen eine hohe Deformierbarkeit und ein hoher Flüssigkeitssättigungsgrad zu einem raschen Granulataufbau. Die Deformierbarkeit während einer Kollision wird als Deformationszahl durch Gl. 1-3 beschrieben.

$$De = \frac{\rho_p \cdot v_i^2}{Y_p} \qquad \textbf{Gl. 1-3}$$

De ist die Deformationszahl, ρ_p die Granulatdichte, v_i die typische Kollisionsgeschwindigkeit im Prozess und Y_p die dynamische Fließspannung des Granulats. Die dynamische Fließspannung gibt an, ab welchen Beanspruchungen eine reversible in eine irreversible Verformung übergeht. Eine kleine dynamische Fließspannung zeigt eine irreversible Deformierbarkeit des Granulats bereits bei geringen Spannungen an. Die Deformationszahl steigt mit zunehmender Kollisionsgeschwindigkeit oder Granulatdichte und abnehmender dynamischer Fließspannung. Das bedeutet für die Praxis des Feuchtgranulierens, dass das Granulatwachstum u. a. von der Verformbarkeit der feuchten Masse und von der Kollisionsgeschwindigkeit abhängt.

In Abb. 1-13 ist eine Karte für das Granulatwachstum in Abhängigkeit von Flüssigkeitssättigungsgrad und Deformationszahl gegeben [16]. Sie erlaubt

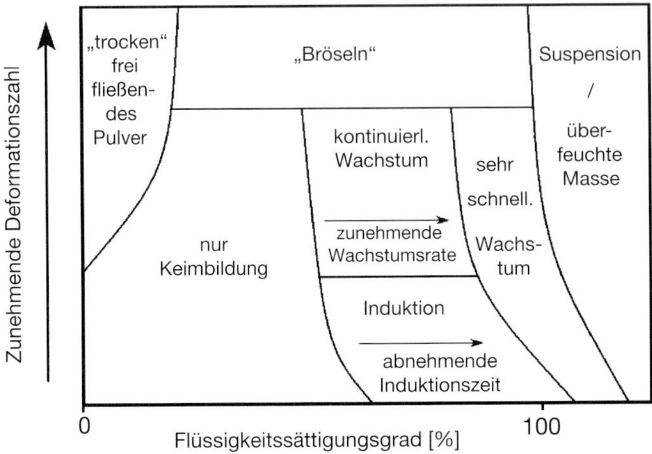

Abb. 1-13: Granulatwachstumskarte; Abszisse: Flüssigkeitssättigungsgrad, Ordinate: Deformationszahl [16].

eine qualitative Beschreibung von Granulierphänomenen. Bei niedrigen Deformationszahlen findet für kleine Flüssigkeitssättigungsgrade nur eine Keimbildung statt. Es kommt nicht zu einem Agglomeratwachstum. Bei höheren Sättigungsgraden kommt es zu einem induzierten Wachstum. Erst nach hinreichender Verdichtung findet ein Agglomeratwachstum statt. Je höher der Flüssigkeitssättigungsgrad ist, desto kürzer wird die Dauer der Induktion bis zum einsetzenden Agglomeratwachstum. Bei sehr hohen Flüssigkeitssättigungsgraden kommt es zu einem sehr schnellen, unkontrollierbaren Wachstum. Wird noch mehr Flüssigkeit zugegeben oder die Porosität verringert, kommt es zu einer Suspensionsbildung. Bei mittleren Deformationszahlen kommt es erst ab einem gewissen Flüssigkeitssättigungsgrad zu einer Keimbildung. Bei einer Erhöhung des Flüssigkeitssättigungsgrads findet ein kontinuierliches Granulatwachstum statt. Die Wachstumsgeschwindigkeit nimmt mit dem Flüssigkeitssättigungsgrad zu. Bereits bei Werten von S deutlich unter 1 oder 100 % findet ein unkontrollierbares Wachstum statt. Bei sehr hohen Deformationszahlen kommt es nicht mehr zu einem kontrollierten Agglomeratwachstum. Es kommt nur zur Bildung von „Bröseln", die immer wieder zerkleinert werden.

In Tab. 1-2 sind einige Hinweise gegeben für die Steuerung der Verdichtung und des Granulatwachstums beim Feuchtgranulieren.

Typische Änderung in Formulierungs- oder Prozessvariablen, die die Verdichtung und das Wachstum maximieren	Angemessene Änderungen von Formulierungsvariablen	Angemessene Änderungen von Prozessvariablen
Wachstumsrate (niedrige Deformierbarkeit) – Keimbildungsrate erhöhen – Kollisionshäufigkeit erhöhen – Verweilzeit erhöhen	– Befeuchtung verbessern (Tab. 1-1) – Bindemittelverteilung verbessern	– Sprührate und Tropfenzahl erhöhen – Mischerdrehzahl oder Zuluftrate in der Wirbelschicht erhöhen – Zugaberate erniedrigen und/oder Mischzeit erhöhen
Wachstumsrate (hohe Deformierbarkeit) – Bindemittelviskosität erniedrigen – Bewegungsintensität erhöhen – Granulatdichte erhöhen – Keimbildungsrate erhöhen – Kollisionshäufigkeit erhöhen – Verweilzeit erhöhen	– Konzentration erniedrigen oder Bindemittel wechseln – andere viskositätserhöhende Stoffe reduzieren	– Produkttemperatur erniedrigen bei gleichzeitiger Trocknung, ansonsten Produkttemperatur erhöhen – Mischerdrehzahl oder Zuluftrate in der Wirbelschicht erhöhen

Fortsetzung Tab. 1-2 nächste Seite

Tab. 1-2: Steuerung von Verdichtung und Granulatwachstum beim Feuchtgranulieren (nach [2]).

Tab. 1-2: Fortsetzung.

Typische Änderung in Formulierungs- oder Prozessvariablen, die die Verdichtung und das Wachstum maximieren	Angemessene Änderungen von Formulierungsvariablen	Angemessene Änderungen von Prozessvariablen
Ausmaß des Wachstums		
– Bindemittelviskosität erhöhen – Bewegungsintensität erniedrigen – Granulatdichte erniedrigen – Flüssigkeitsanteil erhöhen	– Konzentration erhöhen oder Bindemittel wechseln – andere viskositätserhöhende Stoffe zusetzen	– Produkttemperatur erhöhen bei gleichzeitiger Trocknung, ansonsten Produkttemperatur erniedrigen – Mischerdrehzahl oder Zuluftrate in der Wirbelschicht erniedrigen
Geschwindigkeit der Verdichtung		
– Bindemittelviskosität erniedrigen – Bewegungsintensität erhöhen – Granulatdichte erhöhen – Partikelgröße erhöhen	– wie oben für hohe Deformierbarkeit – Partikelgröße und Reibung wechselwirken mit der Viskosität – Partikelgröße erhöhen und Feinanteil entfernen	– wie oben für hohe Deformierbarkeit – Kompaktierkräfte erhöhen durch Erhöhung der Chargengröße, andere Mischorgane oder andere Bodenplatten in der Rotorwirbelschicht

1.7.4 Abrieb und Bruch

Bei den Vorgängen Abrieb und Bruch muss zwischen den Vorgängen an feuchten Granulaten während des Prozesses und den Vorgängen an fast trockenen oder trockenen Granulaten im Granulator oder nachfolgenden Prozessen unterschieden werden.

Wie bereits beschrieben, kann es in allen Phasen des Granulierens auch zum Bruch von Granulaten kommen. Bei der Keimbildung entstehen oft zunächst poröse Agglomerate, die bei Kollisionen wieder in kleinere Einheiten brechen können. Gewollt ist der Bruch von großen Agglomeratklumpen, die sich bei ungleichmäßiger Verteilung der Granulierflüssigkeit ergeben. Sie werden gezielt in Schnellmischern durch den Einsatz von Zerhackern wieder zerkleinert.

Wenn Granulate getrocknet werden, ändern sich deren Festigkeit und andere Eigenschaften. Die Haftkräfte sind nicht mehr wie beim feuchten Granulat von den Flüssigkeitsbrücken und Kapillarkräften dominiert, sondern von Feststoffbrücken, viskosen Bindemittelbrücken und Van-der-Waals-Haftkräften bestimmt. Das Material wird beim Trocknen i. d. R. zunehmend spröde. Bei zu hoher Beanspruchung kann es zum Abrieb von Primärpartikeln von der Oberfläche oder zum Bruch der Granulatkörner kommen. Daher werden die mechanischen Beanspruchungen mit fortschreitender Trocknung möglichst verringert. Beispielsweise wird das zu trocknende Granulat beim Trocknen in Eintopfsystemen nur noch diskontinuierlich und schonend bewegt, um eine Verringerung der erreichten Granulatkorngröße zu vermeiden (Kap. 7.1).

1.8 Literatur

[1] Heinze G. Handbuch der Agglomerationstechnik; Wiley-VCH, Weinheim (2000)

[2] Litster J, Ennis B, Liu L. The Science and Engineering of Granulation Processes; Kluwer, Dordrecht (2004)

[3] Parikh DM, Parikh PM. Handbook of Pharmaceutical Granulation Technology; Dekker, New York (2005)

[4] Pietsch W. Agglomeration Processes. Phenomena, Technologies, Equipment; Wiley-VCH, Weinheim (2002)

[5] Pietsch W. Agglomeration in Industry. Occurrence and Applications; Wiley-VCH, Weinheim (2004)

[6] Salman A, Hounslow M, Seville J. Granulation; Elsevier, Amsterdam (2007)

[7] Uhlemann H, Mörl L. Wirbelschicht-Sprühgranulation; Springer, Berlin (2000)

[8] DIN 53206-1, Prüfung von Pigmenten; Teilchengrößenanalyse, Grundbegriffe; Beuth, Berlin (1972)

[9] Ph.Eur. 8.0, Europäisches Arzneibuch, 8. Ausgabe; Deutscher Apotheker Verlag, Stuttgart (2014)

[10] Rumpf H. Grundlagen und Methoden des Granulierens; Chem.-Ing.-Tech. 30, 144–158 (1958)

[11] Borho K, Polke R, Wintermantel K, Schubert H, Sommer K. Produkteigenschaften und Verfahrenstechnik; Chem.-Ing.-Tech. 63, 792–808 (1991)

[12] Usteri M. Untersuchungen über das Agglomerierverhalten pharmazeutischer Hilfsstoffe im Schnellmischer; Dissertation, Universität Basel (1988)

[13] Betz G, Bürgin PJ, Leuenberger H. Power consumption profile analysis and tensile strength measurements during moist agglomeration; Int. J. Pharm. 252, 11–25 (2003)

[14] Iveson SM, Litster JD, Hapgood K, Ennis BJ. Nucleation, growth and breakage phenomena in agitated wet granulation processes: a review; Powder Technol. 117, 3–39 (2001)

[15] Vilhelmsen T. Melt agglomeration in a rotary processor; Dissertation, Danish University of Pharmaceutical Sciences, Kopenhagen (2005)

[16] Iveson SM, Litster JD. Growth regime map for liquid-bound granules; AIChE J. 44, 1510–1518 (1998)

Kapitel 2

Charakterisierung von Granulaten

2.1 Relevante Granulateigenschaften

Da Granulate ebenso wie Pulver feste, trockene Haufwerke aus einzelnen Körnern (Granulatkörnern bzw. Pulverpartikeln) darstellen, haben sie viele Eigenschaften gemeinsam und können durch gleiche oder zumindest ähnliche Verfahren charakterisiert werden. Im Folgenden wird schwerpunktmäßig auf die für Granulate spezifischen Eigenschaften und deren Prüfungen eingegangen.

Eine wesentliche Voraussetzung für eine zuverlässige Charakterisierung der Eigenschaften von Granulaten ist eine repräsentative Probennahme. So werden häufig nur Muster von 100 g oder weniger gezogen, um Aussagen über Chargen von mehreren 100 kg zu machen. Anzahl der Proben, Art und Ort der Probenziehung sowie Methode der Probenteilung und -aufbereitung sind im Vorfeld festzulegen [1]. Auch äußere Bedingungen wie Luftfeuchtigkeit, Temperatur und Zeit können bei der Probenziehung, der Aufbewahrung der Proben bis zur analytischen Messung und während der Messung selbst Einfluss auf das Ergebnis haben.

2.2 Korngröße und Korngrößenverteilung

Ein wesentlicher Unterschied zwischen Pulvern und Granulaten besteht hinsichtlich der Korngröße der Einzelkörner. Üblicherweise sind Granulatkörner größer als Pulverpartikel, auch wenn gelegentlich grobkristalline Pulver eingesetzt werden, deren Partikelgrößen diejenigen feiner Granulatkörner erreichen. Für Granulate selbst gibt es keine vorgeschriebenen Korngrößen oder -bereiche. Während Granulate zur Weiterverarbeitung zu Tabletten oder Abfüllung in Kapseln meist im Korngrößenbereich von ca. 300 bis 800 µm liegen, werden für Granulate in Mehrdosenbehältnissen häufig gröbere Granulate im Bereich 1 000 bis 2 000 µm eingesetzt, insbesondere wenn diese als überzogene Granulate in den Handel kommen.

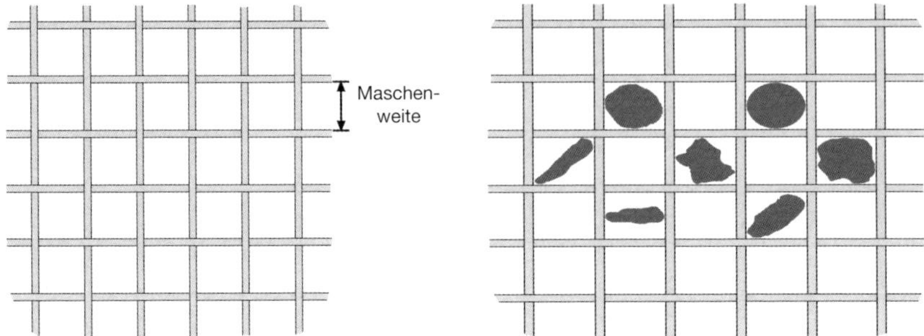

Abb. 2-1: Siebgewebe; links mit Angabe der Maschenweite, rechts mit Grenzkörnern unterschiedlicher Kornform.

Die Korngröße ist eine wichtige Eigenschaft von Haufwerken, da von ihr viele andere Eigenschaften wie Schütt- und Stampfvolumen, Fließverhalten, spezifische Oberfläche, Auflösungs- bzw. Zerfallsverhalten und andere abhängen.

Zur Bestimmung der Korngröße von Granulaten kommen hauptsächlich die Siebanalyse, die (mikroskopische) Bildanalyse und ggf. Laserlichtverfahren zum Einsatz.

2.2.1 Siebanalyse

Bei der Siebanalyse wird das Granulat durch Siebe definierter Maschenweite aufgetrennt. Auf dem Sieb verbleibt der Siebrückstand, der Siebdurchgang passiert das Sieb. Siebe für den pharmazeutischen Gebrauch sind im Europäischen Arzneibuch (Ph. Eur. 2.1.4 „Siebe" sowie 2.9.38 „Bestimmung der Partikelgrößenverteilung durch analytisches Sieben" [2]) und in der United States Pharmacopeia (USP 〈786〉 „Particle Size Distribution Estimation by Analytical Sieving" [3]) beschrieben.

Die Siebnummer in der Ph. Eur. bezeichnet die lichte Maschenweite der quadratischen Sieböffnungen in Mikrometern (µm) (Abb. 2-1). Die Ph. Eur. führt in 2.1.4 insgesamt 18 Siebgrößen zwischen 38 und 11 200 µm auf, wobei für die Charakterisierung von Granulaten die Siebe zwischen 90 und 2 800 µm i. d. R. ausreichen.

In der USP werden die Siebe auch durch Angabe der US-Siebnummer als Maschenanzahl pro Zoll (mesh per inch; 1 cm = 2,54 cm) bezeichnet. In Tab. 2-1 sind die Siebe der Arzneibücher gegenübergestellt. Daneben gibt es noch andere mesh-Angaben (z. B. British Standard, Tyler), die teilweise geringfügig davon abweichen.

Zur Durchführung der Siebanalyse werden die Siebe mit aufsteigender Maschenweite aufeinander geschichtet. Den unteren Abschluss bildet ein Siebboden, oben schließt ein Deckel den Turm ab. Auf das obere Sieb wird eine bestimmte Menge Granulat aufgebracht und der Siebturm wird unter definierten Bedingungen eine festgelegte Zeit bewegt. Durch Vibration oder Schwingungen werden die Granulatkörner auf den Sieben in Bewegung versetzt und durch die Schwerkraft in einzelne Kornklassen aufgetrennt. Intensität der Siebbewegung und Siebzeit sind für das Trennergebnis ausschlaggebend. Zu geringe Bewegung oder zu kurze Zeit führen zu unvollständiger Trennung, während zu starke Vibrationen und überlange Siebzeiten vermehrt Abrieb und Granulatbruch erzeugen und so das Ergebnis zu kleineren Korngrößen hin verschieben. In den Arzneibüchern (Ph. Eur. 2.9.38 „Bestimmung der Partikelgrößenverteilung durch analytisches Sieben" bzw. USP ⟨786⟩ „Particle Size Distribution Estimation by Analytical Sieving") sind Durchführungsangaben zu finden. Nach erfolgter Auftrennung wird der Granulatrückstand, der auf jedem Sieb verblieben ist, ausgewogen.

Maschenweite (µm)	Ph. Eur.	USP	Maschenweite (µm)	Ph. Eur.	USP
38	38	–	600	–	30
45	45	325	710	710	25
53	–	270	850	–	20
63	63	230	1 000	1 000	18
75	–	200	1 180	–	16
90	90	170	1 400	1 400	14
106	–	140	1 700	–	12
125	125	120	2 000	2 000	10
150	–	100	2 360	–	8
180	180	80	2 800	2 800	7
212	–	70	3 350	–	6
250	250	60	4 000	4 000	5
300	–	50	5 600	5 600	–
355	355	45	8 000	8 000	–
425	–	40	11 200	11 200	–
500	500	35			

Tab. 2-1: Vergleich der Angaben von Siebgrößen in einigen Arzneibüchern.

Um reproduzierbare Ergebnisse einer Siebanalyse zu erhalten, müssen im Vorfeld die Siebbedingungen wie Art der Siebmaschine, Beladungsmenge, Intensität der Bewegung (Frequenz und Amplitude der Schwingungen) und Siebzeit so optimiert werden, dass eine nahezu vollständige Trennung unter Erhalt der Granulatkornstruktur möglich ist. Die Verwendung von Siebhilfen (kleine Kugeln, Würfel oder Bürsten), die für Pulversiebungen gelegentlich eingesetzt werden, verbietet sich beim Sieben von Granulaten. Elektrostatische Aufladung der Siebe und damit verbunden ein unerwünschtes Anhaften von Feinanteil kann in vielen Fällen durch Erdung der Metallsiebe minimiert werden. Besondere Sorgfalt ist beim Reinigen der Siebe angebracht, da bei mechanischer Reinigung durch Bürsten die empfindlichen Gewebedrähte verschoben oder beschädigt werden können. Ein Absaugen oder Ausblasen mit Druckluft (Vorsicht bei Wirkstoffen) oder eine Nassreinigung, ggf. im Ultraschallbad mit anschließender Trocknung, sind geeignete Reinigungsmethoden.

Neben den Siebbedingungen hat auch die Kornform der Granulate Einfluss auf das Trennverhalten durch Siebe. Bei kugelförmigen Partikeln entspricht der Durchmesser des Grenzkorns (das Korn, das gerade noch durch das Siebgewebe passt) der Maschenweite des Siebes (Abb. 2-1). Bei unregelmäßig geformten Granulatkörnern ist die zufällige Lage auf dem Siebgewebe dafür verantwortlich, ob das Korn durchfällt oder auf dem Sieb verbleibt. Besonders anschaulich ist das für nadelförmige Partikel, die in Längsrichtung nur einen geringen Durchmesser haben und so auch durch enge Siebe fallen können, üblicherweise aber flach mit dem längsten Durchmesser auf dem Siebgewebe liegen bleiben.

Neben dem oben beschriebenen Siebturm, bei dem die Granulatkörner durch Vibration der Siebe bewegt werden, ist auch eine Luftstrahlsiebung möglich. Dabei wird das Gut auf ein Sieb aufgebracht und von unten durch einen aufwärts gerichteten Luftstrahl aus einer rotierenden Düse durchströmt. Die Luft bewegt die Granulatkörner, wird am Deckel umgelenkt, tritt an einer anderen Stelle von oben nach unten zusammen mit dem Feinkorn durch das Sieb und wird abgesaugt. Auf dem Sieb verbleibt das Grobkorn, während das Feinkorn mit dem Luftstrom ausgetragen wird. Für jede Siebgröße ist ein eigener Siebdurchgang notwendig.

Eine weitere Möglichkeit, durch Siebung die Korngröße zu bestimmen, stellt die Nasssiebung dar, die aber üblicherweise nur für feine und damit kohäsive Pulver eingesetzt wird. Granulate sind im Vergleich zu Pulvern – bedingt durch die größere Korngröße – wenig kohäsiv und können trocken gesiebt werden.

2.2.2 Bildanalyse

Bei der Bildanalyse wird ein mikroskopisches Bild der Granulate aufgenommen. Dieses Bild wird digitalisiert, elektronisch in ein Binärbild umgewandelt (Abb. 2-2), dieses ggf. bearbeitet (z. B. um zufällig zusammen liegende Körner

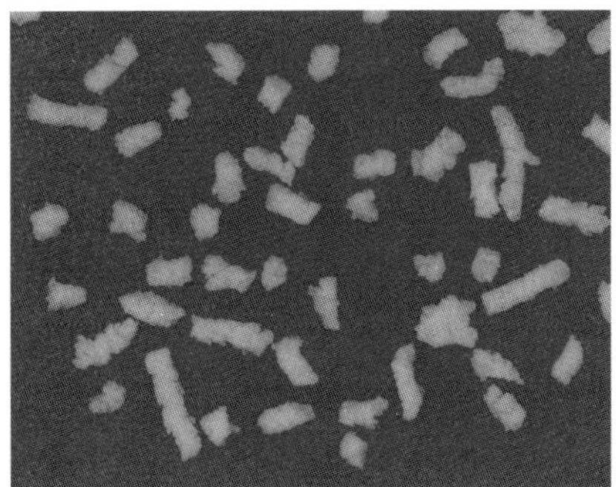
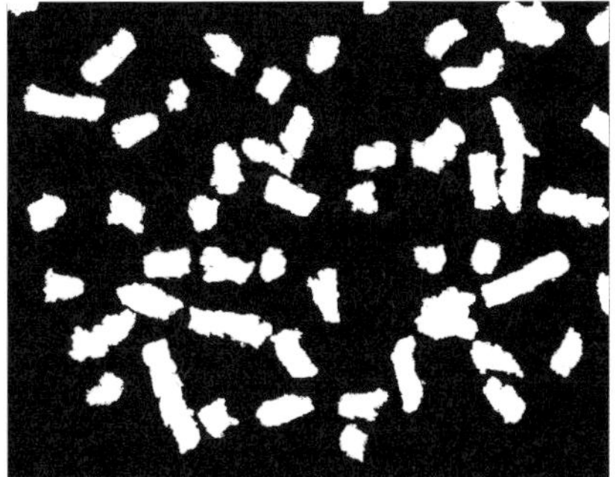

Abb. 2-2: Pressgranulat; links: digitales Bild; rechts: Binärbild.

zu trennen) und die Einzelkörner dann mithilfe entsprechender Programme ausgemessen. Die Bildanalyse bildet die dreidimensionalen Granulate als zweidimensionale Binärbilder ab; Länge und Breite der Partikel können dargestellt werden, die Dicke geht verloren. Die Anordnung der Granulate ist dabei zufällig, allerdings werden die Partikel in einer weitgehend stabilen Position auf der Unterlage zum Liegen kommen.

Neben der Messung von ruhenden Granulaten gibt es auch Messsysteme, die Partikel im freien Fall aufnehmen. Das Granulat wird über eine Fördereinrichtung zugeführt und fällt durch einen Spalt zwischen einer Lichtquelle und einer oder mehreren Digitalkameras (Abb. 2-3). Die Kamera nimmt mit hoher Frequenz Bilder auf, die anschließend rechnergesteuert verarbeitet werden. Diese Messtechnik lässt sich auch on-line in einem Prozess betreiben.

Je nach Auswertesoftware können aus den bearbeiteten Binärbildern verschiedene Durchmesser, Fläche und/oder Umfang der Einzelkörner berechnet werden. Neben der Bestimmung der Korngröße ist damit auch eine Aussage zur Kornform möglich (Kap. 2.3). Um repräsentative Aussagen über ein Granulathaufwerk machen zu können, sollten mindestens 500 Partikel vermessen werden. Die Korngröße kann durch unterschiedliche Durchmesser dargestellt werden, die gebräuchlichsten sind (Abb. 2-4):

- Martin-Durchmesser (teilt das Korn in Messrichtung in zwei gleich große Flächen)
- Feret-Durchmesser (Abstand zweier Tangenten senkrecht zur Messrichtung)
- Durchmesser des flächengleichen Kreises (unabhängig von der Messrichtung)

Martin- und Feret-Durchmesser sind von der Messrichtung abhängig, was bei großer Partikelzahl und zufälliger Lage der Körner zur Messrichtung vernachlässigt werden kann.

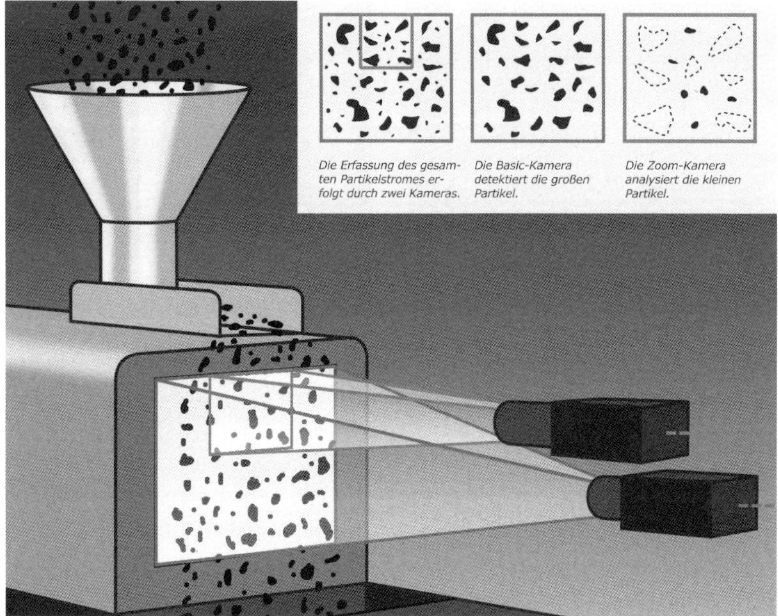

Abb. 2-3: Messprinzip des Camsizer® (Graphik: Fa. Retsch Technology).

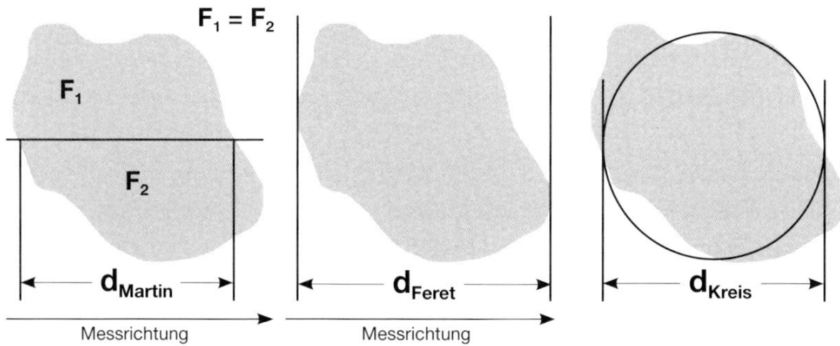

Abb. 2-4: Verschiedene Durchmesser eines projizierten Granulatkorns.

2.2.3 Laserlichtverfahren

In den letzten Jahren haben insbesondere zur Teilchengrößenbestimmung von Pulvern auf Laserbeugung/-streuung beruhende Verfahren an Bedeutung gewonnen (s. auch Ph. Eur. 2.9.31 „Bestimmung der Partikelgröße durch Laserdiffraktometrie" [2]). Diese können auch für den Korngrößenbereich von Gra-

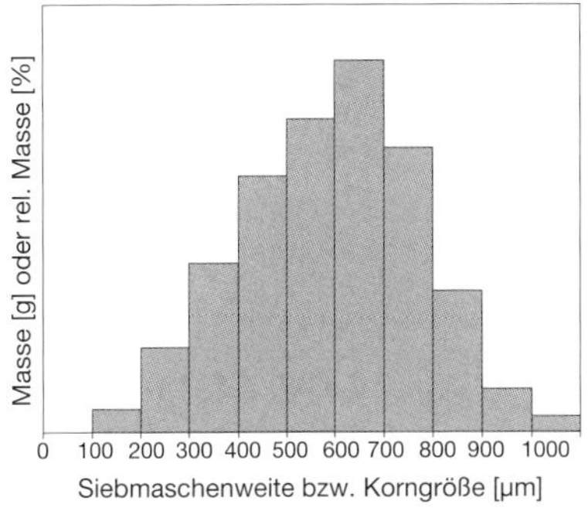

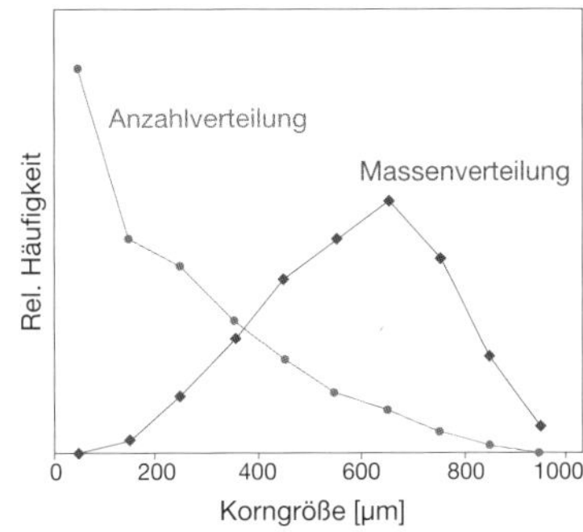

Abb. 2-5: Granulatkorngrößenverteilungen; links: Histogramm mit Daten der Siebanalyse eines Granulats, rechts: Dichteverteilungskurve (relative Häufigkeit vs. Kornklassenmitte).

nulaten eingesetzt werden. Vorteil dieser Verfahren ist, dass sie sehr schnell sind und mit einer relativ kleinen Probenmenge auskommen. Das ermöglicht den Einsatz als On-line-Analysensystem.

Prinzipiell werden dabei die in Luft oder Flüssigkeit dispergierten Partikel in einen Laserstrahl eingebracht, das Beugungsmuster detektiert und durch entsprechende Software z. B. nach der Fraunhofer-Theorie in eine Partikelgrößenverteilung umgerechnet.

2.2.4 Darstellung der Korngrößenverteilung

Sowohl Sieb- als auch Bildanalyse liefern eine Vielzahl von Daten, die vor der Interpretation noch ausgewertet und aufbereitet werden müssen.

Bei der Siebanalyse werden in den verschiedenen Korngrößenklassen (unteres Sieb bis oberes Sieb) unterschiedliche Massen an Granulat erhalten, die im einfachsten Fall als Histogramm dargestellt werden können (Abb. 2-5 links).

Aussagekräftiger ist die Darstellung als Verteilungskurve, wobei insbesondere bei unterschiedlichen Klassenbreiten eine Darstellung als Dichteverteilungskurve zu bevorzugen ist (Abb. 2-5 rechts). Bei der Dichteverteilungskurve wird die Masse (bzw. Häufigkeit) einer Korngrößenklasse durch die Breite der Klasse dividiert und gegen die Kornklassenmitte aufgetragen. Aus einer derartigen Auftragung lässt sich grob die Art der Verteilung (Normal-, Log-Normal-, RRSB-Verteilung; ein- oder mehrgipfelige Verteilung) abschätzen, womit in einigen Fällen Rückschlüsse auf den Granulierprozess möglich sind. Voraussetzung dafür ist eine relativ große Anzahl von Korngrößenklassen (entspricht der Anzahl der Siebe), die in der routinemäßigen Charakterisierung von Granulaten wegen des damit verbundenen Aufwands i. d. R. nicht eingesetzt werden.

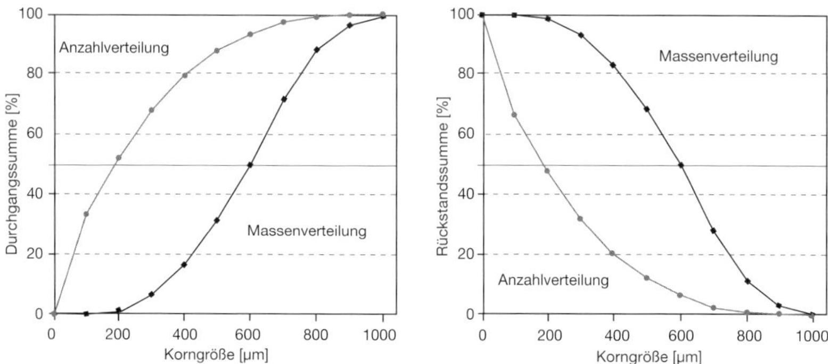

Abb. 2-6: Granulatkorngrößenverteilungen (die Werte der Massenverteilung sind die des Histogramms aus Abb. 2-5); links: Durchgangssummenkurve (Durchgangssumme vs. Klassengrenze), rechts: Rückstandssummenkurve (Rückstandssumme vs. Klassengrenze).

Eine weitere übliche graphische Darstellung stellen Durchgangs- bzw. Rückstandssummenkurven dar (Abb. 2-6). Dabei werden die Durchgänge (bzw. Rückstände) der einzelnen Siebe, beginnend mit dem feinsten Sieb, aufsummiert und gegen die Siebmaschenweite aufgetragen. Aus der Auftragung ergibt sich der Median der Korngröße bei 50 % Durchgangs- bzw. Rückstandssumme. Neben dieser mittleren Korngröße gibt die Steilheit der meist sigmoiden Kurve Auskunft über die Breite der Verteilung; je steiler die Kurve desto enger die Korngrößenverteilung.

Während es sich bei der Darstellung von Siebanalysedaten um Massenverteilungen handelt, liefert die Bildanalyse Anzahlverteilungen. Die Bildauswertung berechnet für jedes einzelne Korn einen Durchmesser. Um eine rationale Auswertung zu ermöglichen, werden diese Einzelwerte zu Größenklassen zusammengefasst, welche dann wie die Daten der Siebanalyse aufgetragen werden können. Solche Anzahlverteilungen unterscheiden sich aber deutlich von den Massenverteilungen der Siebanalyse. Die in Abb. 2-6 dargestellten Verteilungen zeigen Ergebnisse für das gleiche Granulat, einmal als Anzahl-, einmal als Massenverteilung. Die Unterschiede sind umso größer, je breiter die Korngrößenverteilung ist. Die Massenverteilung liefert immer größere Werte für mittlere Korngrößen (im Beispiel: Median der Massenverteilung 600 µm, Median der Anzahlverteilung 190 µm), da viele feine Pulverpartikel eine geringe Masse haben, wenige große Granulatkörner aber sehr schwer sind. Bei Vergleichen von Korngrößenverteilungen und mittleren Korngrößen ist die Angabe der Verteilungsart unbedingt notwendig. Unter Annahme etwa gleicher Kornform und -dichte für die einzelnen Größenfraktionen können die Werte aber ineinander umgerechnet werden [5,6].

Eine ausführliche Betrachtung von Partikelgrößenverteilungen unter Berücksichtigung von Normal-, Log-Normal- sowie RRSB-Verteilung ist der Literatur [4–9] zu entnehmen.

Neben der Bestimmung von mittleren Korndurchmessern aus graphischen Darstellungen oder aus mathematisch beschriebenen Verteilungen können sie auch verteilungsfrei berechnet werden, so z.B. aus Siebanalysedaten die mittlere Korngröße d_w als gewogenes Mittel einer Massenverteilung (Gl. 2-1).

$$d_w = \sum_{i=1}^{n} \frac{x_i \cdot m_i}{e} \qquad \textbf{Gl. 2–1}$$

Mit n = Anzahl der Kornfraktionen, x_i = mittlere Korngröße der Fraktion i, m_i = Masse der Kornfraktion i und e = Gesamtmasse.

2.3 Kornform

Granulate können herstellungsbedingt sehr unterschiedliche Formen (Abb. 2-7) annehmen. So sind Pressgranulate und Extrudate eher länglich, während Wirbelschicht- und Schnellmischergranulate und insbesondere Pellets (Kap. 8) eine weitgehend sphärische Form aufweisen. Für einige Weiterverarbeitungsschritte spielt die Form eine entscheidende Rolle, so z.B. beim Coating. Da durch die Granulatform das Fließverhalten des Haufwerks und damit die Dosierbarkeit mitbestimmt werden, ist eine sphärische Form auch bei solchen Granulaten von Vorteil, die anschließend zu Tabletten verpresst oder in Kapseln oder Sachets abgefüllt werden.

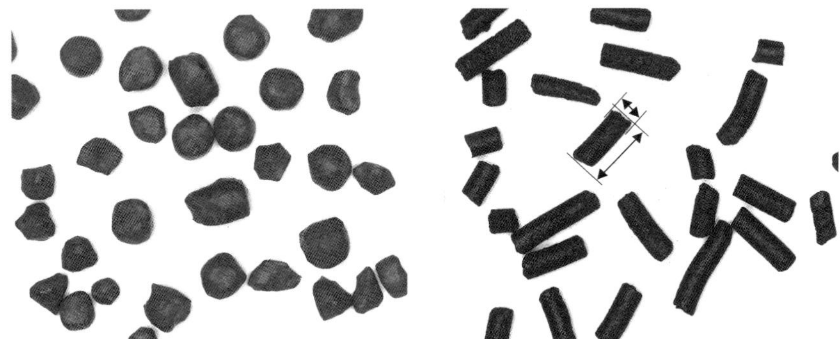

Abb. 2-7: Verschiedene Granulatformen; links: überzogenes Granulat aus Mehrdosenbehältnis, rechts: Kohlegranulat aus Sachets mit Durchmessern zur Berechnung des Seitenverhältnisses.

Formfaktor	Gleichung	Größen
Seitenverhältnis SV *(aspect ratio)*	$SV = \frac{d_{max(Feret)}}{d_{90°(dmax)}}$	$d_{max\,(Feret)}$ = max. Feret-Durchmesser $d_{90°\,(dmax)}$ = Feret-Durchmesser 90° zu $d_{max\,(Feret)}$
Rundheit f_{circ} *(circularity)*	$f_{circ} = \frac{4 \cdot \pi \cdot A}{U^2}$	A = Projektionsfläche U = Projektionsumfang
Massenbezogener Formfaktor f_{Masse} *(mass shape factor)*	$f_{Masse} = \frac{d_{Masse}}{d_{Projektion}}$	$d_{Masse} = \sqrt[3]{\frac{6 \cdot m_{Granulat}}{\rho_{Granulat} \cdot \pi}}$ $d_{Projektion}$ = Projektionsdurchmesser m = Masse ρ = Dichte

Tab. 2-2: Gebräuchliche Formfaktoren.

Zur Charakterisierung der Rundheit von Granulaten sind in der Literatur zahlreiche Formfaktoren beschrieben und diskutiert [10, 11], die Informationen aus der Bildanalyse nutzen, um den (mittleren) Durchmesser, den Umfang und die Fläche jedes Granulatkorns zu ermitteln und daraus einen Formfaktor zu berechnen.

Ein einfach zu berechnender Formfaktor ist das Seitenverhältnis SV (engl.: *aspect ratio*), welches den maximalen Feret-Durchmesser zum Feret-Durchmesser im 90°-Winkel dazu ins Verhältnis setzt (Abb. 2-7 rechts). Das Seitenverhältnis eignet sich besonders zur Verfolgung der Ausrundung beim Herstellen von Pellets durch Extrusion/Sphäronisation (Kap. 8), weil hierbei die ursprünglich zylindrischen Granulate (SV > 1) zu Kugeln (im Idealfall SV = 1) geformt werden.

Beim Formfaktor Rundheit f_{circ} (engl.: *circularity*) wird der aus der Projektionsfläche berechnete Umfang des Granulatkorns zum gemessenen Umfang ins Verhältnis gesetzt (Tab. 2-2). Die Rundheit beträgt für Kugeln 1, bei Abweichung von der Kugelgestalt nimmt der gemessene Umfang im Verhältnis zum aus der Projektionsfläche berechneten Umfang wesentlich stärker zu und der Wert wird kleiner als 1.

Dreidimensionale Formfaktoren setzen einen aus der Bildanalyse berechneten mittleren Durchmesser der Granulate zu mittleren Durchmessern ins Verhältnis, die aus mit anderen Verfahren bestimmten Oberflächen, Volumina oder Massen der Granulate errechnet wurden. Je mehr ein Granulatkorn von der Kugelgestalt abweicht, desto weiter ist der Formfaktor vom Wert 1 entfernt. Beispiel ist der massenbezogene Formfaktor f_{Masse} (engl.: *mass shape factor* [10]) in Tab. 2-2.

Neben der Berechnung von Formfaktoren kann die Rundheit indirekt über die Rolleigenschaften von Granulaten oder Pellets auf geneigten Platten oder in rotierenden Zylindern ermittelt werden [12,13].

2.4 Porosität

Ein Granulatkorn besteht aus einem Agglomerat relativ fest verbundener Pulverpartikel (Kap. 1), wobei zwischen den Pulverpartikeln immer noch Luft eingelagert ist; das Granulatkorn ist porös. Die Porosität ε ist definiert als das Verhältnis von Poren-(Hohlraum-)volumen zu Gesamtvolumen. Sie wird meist über die entsprechenden Dichten ausgerechnet und in Prozent ausgedrückt (Tab. 2-3).

Die Porosität innerhalb eines Granulatkorns wird als intrapartikuläre Porosität bezeichnet. Sie ist im Wesentlichen von den physikochemischen Eigenschaften der Pulverpartikel und dem Herstellungsverfahren abhängig. Eine hohe intrapartikuläre Porosität ist z. B. bei Adsorbentien wie Aktivkohle erwünscht, um eine möglichst große Oberfläche für die Sorption zur Verfügung zu haben. Auch für die Tablettierung ist eine gewisse Porosität vorteilhaft. Pellets, die anschließend noch überzogen werden, sollten eine möglichst geringe Porosität aufweisen.

Da Granulate Haufwerke darstellen, existieren neben den Poren im Granulatkorn noch Hohlräume zwischen den einzelnen Körnern, die bei der Betrachtung der Gesamtporosität des Haufwerks berücksichtigt werden müssen.

Bei Haufwerken aus nicht porösen Schüttgütern (z. B. gecoateten Pellets, Glas- oder Metallkugeln) gibt es nur Hohlräume zwischen den Partikeln; die entsprechende Porosität wird als interpartikuläre Porosität bezeichnet.

Die Porosität kann bei Kenntnis der wahren Dichte mit der Quecksilberintrusionsmethode bestimmt werden (s. auch Ph. Eur. 2.9.32 „Bestimmung der Porosität und der Porengrößenverteilung von Feststoffen durch Quecksilberporosimetrie" [2]). Quecksilber als schlecht benetzende Flüssigkeit dringt unter Normaldruck nur in relativ große Poren ein (Tab. 2-4). Bei der Messung wird Quecksilber, beginnend im Vakuum, mit steigendem Druck in die Poren einer Granulatprobe gedrückt. Dabei gelangt das Quecksilber in immer feinere Poren. Entsprechende Geräte arbeiten mit Drücken von 0,1 kPa bis 400 MPa. Mithilfe der Washburn-Gleichung (Gl. 2-2, Tab. 2-4) kann bei Kenntnis der Oberflächenspannung des Quecksilbers und des Benetzungswinkels Quecksilber/Granulat sowie unter Annahme von zylindrischen Poren aus dem Druck der Porenradius bestimmt werden. Als Ergebnis erhält man eine Porengrößenverteilung, angefangen von Makroporen im Bereich von einigen µm bis zu Mesoporen von wenigen nm.

Die Porosität kann auch nach den Gleichungen in Tab. 2-3 berechnet werden, wenn die entsprechenden Dichten (wahre Dichte, scheinbare Dichte, Schütt-/Stampfdichte) durch Messungen ermittelt wurden.

Porosität	Berechnung	
Gesamtporosität	$\varepsilon = \frac{V_{Hohlraum}}{V_{gesamt}} \cdot 100 \quad (\%)$ $\varepsilon = \left(1 - \frac{\rho_{Schütt\ bzw.\ Stampf}}{\rho_{wahr}}\right) \cdot 100 \quad (\%)$	
Interpartikuläre Porosität	$\varepsilon = \left(1 - \frac{\rho_{Schütt\ bzw.\ Stampf}}{\rho_{schein}}\right) \cdot 100 \quad (\%)$	
Intrapartikuläre Porosität	$\varepsilon = \left(1 - \frac{\rho_{schein}}{\rho_{wahr}}\right) \cdot 100 \quad (\%)$	
ε = Porosität, ρ = Dichte, V = Volumen.		

Tab. 2-3: Porositäten bei Granulathaufwerken; schwarz: Granulatkorn, grau: erfasste Poren/Hohlräume, weiß: nicht erfasste Poren/Hohlräume.

Druck (MPa)	Porenradius (µm)	$r = \frac{-2\sigma \cdot \cos\Theta}{p}$ Gl. 2-2
0,01	73,5	r = Porenradius σ = Oberflächenspannung Θ = Benetzungswinkel p = Druck
0,1	7,35	
0,4	1,84	
20	0,036	
400	0,002	

Tab. 2-4: Porenradien berechnet nach der Washburn-Gleichung (Gl. 2-2) unter Annahme zylindrischer Poren, einer Oberflächenspannung σ = 480 mN/m für Quecksilber und einem Benetzungswinkel Θ = 140°.

2.5 Dichten (Schütt- und Stampfdichte)

Die Dichte als Quotient aus Masse und Volumen stellt bei Flüssigkeiten eine spezifische Stoffeigenschaft dar. Bei Feststoffen ist die Bestimmung des Volumens stark von Bestimmungsmethode und Messbedingungen abhängig. Die Ph. Eur. unterscheidet deshalb verschiedene Dichten (Tab. 2-5), je nachdem welches Volumen ermittelt wird. Die wahre oder Kristalldichte bezieht sich auf das Volumen eines Kristalls ohne Einschlüsse und Fehlstellen und kann wie die Flüssigkeitsdichte als Stoffcharakteristikum angesehen werden, wobei ggf. verschiedene Kristallmodifikationen berücksichtigt werden müssen. Bei der Partikeldichte wird das Volumen entweder mit einem Gaspyknometer bestimmt, wobei alle vom Gas durchdrungenen Hohlräume (aber keine Hohlporen) erfasst werden, oder aber mit einem Quecksilberporosimeter. Üblicherweise wird Helium als Gas verwendet (s. auch Ph. Eur. 2.9.23 „Bestimmung der Dichte von Feststoffen mit Hilfe von Gaspyknometern" [2]). Die Werte aus der Gaspyknometrie kommen häufig der wahren Dichte nahe. Die Werte der mittels Quecksilberpyknometrie bestimmten Korndichte hängen vom Intrusionsdruck des Quecksilbers bei der durchgeführten Messung ab (Kap. 2.4). Die Partikeldichte berücksichtigt noch nicht das Volumen zwischen den einzelnen Partikeln.

Die für die Verarbeitung von Feststoffen wie Pulvern und Granulaten wichtigsten Dichten stellen Schütt- und Stampfdichte dar, in vielen Fällen summarisch auch als Haufwerks- oder Bulkdichten bezeichnet. Diese charakterisieren ein Pulver oder Granulat als Haufwerk, da andere Korneigenschaften wie Korngröße, Kornform und Wechselwirkungen zwischen den einzelnen Körnern mit

Bezeichnung nach Ph. Eur. 2.2.42	Bestimmungsmethoden	Andere Bezeichnungen
Kristalldichte (wahre Dichte)	Berechnung aus kristallographischen Daten	wahre Dichte
Partikeldichte	Gaspyknometer Quecksilberporosimeter (Korndichte)	scheinbare Dichte
Schütt- und Stampfdichte	Messzylinder Stampfvolumeter	Bulkdichte, Haufwerksdichte

Tab. 2-5: Dichten von Feststoffen nach Ph. Eur.

eingehen. Diese Wechselwirkungen sind aber für viele Verarbeitungsschritte (z. B. Transport-, Schütt-, Dosier- und Verdichtungsvorgänge) außerordentlich wichtig. Andererseits bedeutet das aber auch, dass der Wert der Bulkdichte sehr stark von den Messbedingungen (z. B. Art des Einfüllens, elektrostatische Aufladung, Luftfeuchtigkeit) abhängt, weshalb die Messverfahren streng zu normieren sind.

In der Ph. Eur. werden unter 2.9.34 „Schütt- und Stampfdichte von Pulvern" drei Methoden zur Bestimmung der Haufwerksdichten beschrieben. Bei Methode 1 zur Ermittlung des Schüttvolumens werden 100 g Granulat locker in einen Messzylinder (Abb. 2-8) eingefüllt und das Volumen abgelesen. Danach werden 10, 500 und 1 250 Stampfungen des Messzylinders mit Granulat von dem beschriebenen Gerät durchgeführt und die entsprechenden Volumina V_{10}, V_{500} und V_{1250} ermittelt. V_{1250} stellt das Stampfvolumen dar, wenn die Differenz zwischen V_{1250} und V_{500} maximal 2 ml beträgt, sonst werden noch einmal 1 250 Stampfungen durchgeführt. Zur Bestimmung des Schüttvolumens kann auch das Scott-Volumeter, ein spezieller Trichter mit Schikanen und genormtem Auffanggefäß, verwendet werden (Methode 2). Bei Methode 3 wird ein zylinderisches 100-ml-Wägegefäß eingesetzt, welches unter genormten Bedingungen befüllt wird. Das Stampfvolumeter hat neben der Ausführung mit 3 mm Fallhöhe noch eine mit 14 mm.

Aus dem Schütt- bzw. Stampfvolumen werden dann die entsprechenden Dichten und weitere Größen berechnet (Tab. 2-6). Kompressibilitätsindex (Carr-Index), Hausner-Faktor und Verdichtung sollen das Verhalten des Haufwerks bei Erschütterungen beschreiben. Das Volumen eines locker gepackten

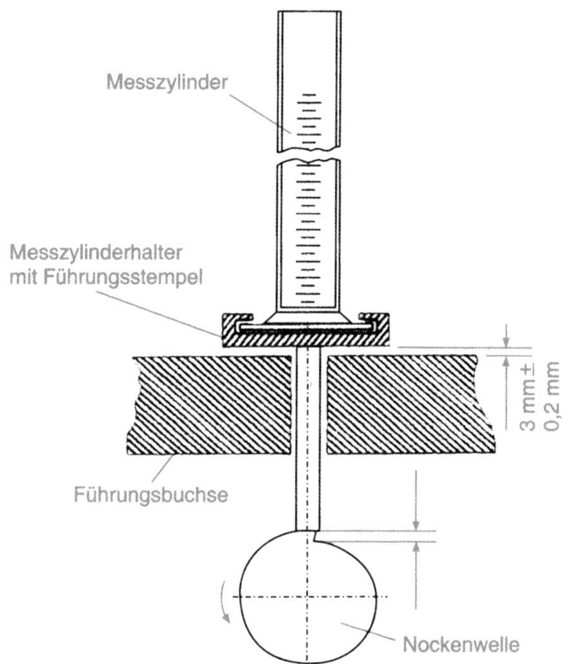

Abb. 2-8: Stampfvolumeter (nach [2]).

Granulats mit großen Zwischenräumen kann durch Vibrationen, wie sie z. B. beim Abfüllen in Kapseln oder Verpressen zu Tabletten durch Maschinen erzeugt werden, stärker verringert werden als das eines dicht gepackten. Die Folge davon können Dosierprobleme sein. Ein Hausner-Faktor nahe 1, ein kleiner Carr-Index (kleiner 10) und ein kleiner Wert für die Verdichtung zeigen an, dass das Granulat sich bei Erschütterungen nur wenig verdichtet.

2.6 Mechanische Eigenschaften

2.6.1 Bruchfestigkeit des Einzelkorns

Granulate müssen eine ausreichende mechanische Festigkeit aufweisen, um während der Herstellung von Arzneiformen (z. B. beim Mischen, Coaten, Abfüllen, Verpacken), beim Transport und während der Lagerung nicht zu zerfallen oder übermäßig Abrieb zu erzeugen. Auf der anderen Seite kann eine zu hohe Festigkeit zu Problemen beim Tablettieren, beim Zerfall der Granulate im Magen- bzw. Darmsaft oder der Wirkstofffreigabe führen.

Wert	Gleichung
Schüttdichte $\rho_{Schütt}$	$\rho_{Schütt} = \frac{m}{V_{Schütt}}$
Stampfdichte ρ_{Stampf}	$\rho_{Stampf} = \frac{m}{V_{Stampf}}$
Carr-Index CI Kompressibilitäts-index	$CI = \frac{\rho_{Stampf} - \rho_{Schütt}}{\rho_{Stampf}} \cdot 100 = \frac{V_{Schütt} - V_{Stampf}}{V_{Schütt}} \cdot 100$
Hausner-Faktor HF	$HF = \frac{\rho_{Stampf}}{\rho_{Schütt}} = \frac{V_{Schütt}}{V_{Stampf}}$
Verdichtung	Verdichtung = V_{10} - V_{500}
m = Masse, ρ = Dichte, V = Volumen	

Tab. 2-6: Aus Schütt- und Stampfvolumen zu errechnende Größen.

Eine Möglichkeit, Aussagen über die Festigkeit von Granulaten zu machen, ist die Bestimmung der Bruchfestigkeit am Einzelkorn [14, 15, 16]. Dafür wird ein Granulatkorn zwischen zwei Platten mit zunehmender Kraft bis zum Bruch deformiert. Die zum Bruch führende Kraft kann dann bei bekannter geometrischer Form des Korns (ideal Kugelform; Pellet) unter Berücksichtigung der Bruchfläche in die Druckfestigkeit (engl.: *tensile strength*) umgerechnet werden. Die so ermittelte Druckfestigkeit ist u.a. auch von der Lage des Granulatkorns abhängig, was insbesondere bei unregelmäßig geformten Granulaten zu stark variierenden Werten führen kann. Um einen repräsentativen Wert für die Bruchfestigkeit zu erhalten, sind etwa 50 Einzelmessungen notwendig [14]. Die Bruchfestigkeit repräsentiert immer nur das Verhalten einzelner Granulatkörner gegenüber einer gerichteten Kraft; wie sich das gesamte Haufwerk bei der Verarbeitung verhält, ist aus den Daten schwer vorhersagbar.

2.6.2 Abrieb (Friabilität)

Bestimmungen des Abriebs (engl.: *friability, attrition*) kommen den mechanischen Belastungen, denen Granulate ausgesetzt sind, deutlich näher. Das Europäische Arzneibuch [2] führt unter der Methode 2.9.41 „Friabilität von Granulaten und Pellets" zwei Apparaturen zur Abriebbestimmung auf, wobei als Abrieb jede Veränderung der Granulatoberfläche verstanden wird, die mit einem Verlust an Masse verbunden ist (einschließlich dem Bruch von Granulatkörnern).

Die Wirbelschichtapparatur (Methode A) besteht im Wesentlichen aus einem kleinen Glaszylinder, der oben durch ein 500-µm-Sieb abgeschlossen ist und von unten mit Pressluft einer bestimmten Geschwindigkeit durchströmt wird (Abb. 2-9 oben). Eine bestimmte Menge Granulat (oder Pellets) wird durch Sieben von den Anteilen kleiner 710 µm befreit, in den Zylinder eingefüllt und eine vorgegebene Zeit durch die Pressluft fluidisiert. Der Abrieb F wird anschließend durch Auswiegen des verbliebenen Granulats nach Gl. 2-3 berechnet [18]. Um Massenverluste durch Trocknung mit zu berücksichtigen, wird parallel der Trocknungsverlust des Granulats bestimmt und rechnerisch in den Abrieb einbezogen.

$$F = \frac{m_{vor}(100\,\% - TV_{vor})/100 - m_{nach}(100\,\% - TV_{nach})/100}{m_{vor}} \cdot 100\,\% \qquad \textbf{Gl. 2–3}$$

Mit F = Abrieb, m = Masse und TV = Trocknungsverlust des Granulats vor bzw. nach der Prüfung.

Wesentliche methodische Einflussgrößen sind die Füllmenge an Granulat, der Luftdurchsatz und die Prüfzeit [19]. Die Methode ist nur für relativ feste Granulate anwendbar. Besonders geeignet erscheint sie für Pellets, die anschließend in der Wirbelschicht überzogen werden sollen, da die Prüfbedingungen denen beim Überziehen nahe kommen.

Die Schwingapparatur (Methode B) besteht aus einem Glasbehältnis, welches mit vorgegebener Frequenz innerhalb eines Winkels von 42° eine bestimmte Zeit hin und her schwingt (Abb. 2-9 unten). Das Granulat wird durch Sieben von den Anteilen kleiner 355 µm befreit, in den Glasbehälter eingefüllt und bei härteren Granulaten 240 Sekunden lang mit 400 Schwingungen pro Minute, bei weicheren Granulaten 120 Sekunden mit 140 Schwingungen pro Minute geschüttelt. Danach wird erneut mit Sieb 355 µm abgesiebt, die auf dem Sieb verbleibende Masse gewogen und der Abrieb nach Gl. 2-4 berechnet. Da während der Prüfung kein Trocknungsverlust auftritt, kann die Gleichung gegenüber Gl. 2-3. vereinfacht werden.

$$F = \frac{m_{vor} - m_{nach}}{m_{vor}} \cdot 100\,\% \qquad \textbf{Gl. 2–4}$$

Wichtige Einflussgrößen können hier die Frequenz, die Dauer und die Füllmenge an Granulat sein [20]. Bei beiden Methoden dürfen die Prüfbedingungen (Siebmaschenweite, Probenmenge und Stressbedingungen) bei Bedarf den Anforderungen seitens des Granulats angepasst werden.

Neben den beiden Arzneibuchmethoden sind in der Literatur eine Reihe von anderen Verfahren zur Abriebbestimmung bei Granulaten beschrieben [21–25]. Weite Verbreitung hat der aus der Tablettenprüfung entliehene Abriebtest

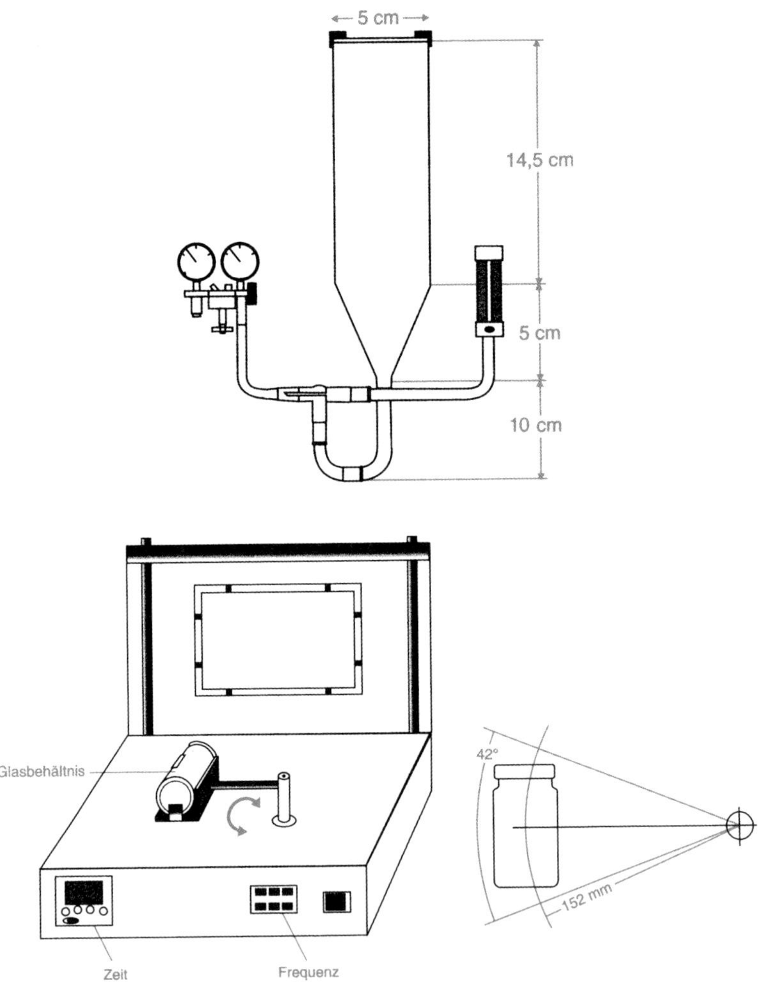

Abb. 2-9: Apparaturen des Ph. Eur. zur Abriebbestimmung von Pellets und Granulaten (nach [2]); oben: Wirbelschichtapparatur (Methode A), unten: Schwingapparatur (Methode B).

mit dem Erweka- oder Roche-Friabilator gefunden, der auch in der Ph. Eur. unter 2.9.7 „Friabilität von nichtüberzogenen Tabletten" beschrieben ist. Um die mechanischen Kräfte während des Abriebtests zu erhöhen, werden Kugeln aus Glas, Metall oder Kunststoff in unterschiedlichen Mengen und Größen zugesetzt. Die elektrostatische Aufladung während des Tests und die damit verbundene Anlagerung des Materials an die Trommelwände kann durch den Austausch der Trommel aus Plexiglas gegen eine aus Metall und Erdung reduziert werden. Andere Abriebtests verwenden einen Turbula-Mischer; auch hier wird durch den Zusatz von Glaskugeln vermehrter Abrieb provoziert [24]. Die mechanische Beanspruchung durch Bewegung des Granulats auf Siebgewebe kann ebenfalls als Testmethode eingesetzt werden; so beschrieben in der Literatur durch wiederholtes Aufstampfen einer Siebapparatur [25] oder unter forcierten Bedingungen auf einem modifizierten Luftstrahlsieb [14].

Zur Bestimmung des Abriebs wird üblicherweise eine bestimmte Fraktion des Granulats eingesetzt und der Abrieb über den nach dem Test auf einem Sieb verbleibenden Rückstand im Verhältnis zur Ausgangsmenge berechnet (Gl. 2-4). Für vergleichende Untersuchungen an verschiedenen Granulatfraktionen ist diese Methodik nicht anwendbar. Führt man aber vor und nach dem Abriebtest eine vollständige Teilchengrößenanalyse durch, können mittlere Korngrößen oder komplette Durchgangssummenkurven miteinander verglichen werden [22–24]. Auf diese Weise erhält man Abriebwerte für ein breites Granulatkollektiv und Granulate verschiedener Korngrößen sind miteinander vergleichbar.

2.7 Fließeigenschaften

Für die Herstellung von Arzneiformen wie Tabletten und Kapseln ist eine ausreichende Fließfähigkeit des Ausgangsmaterials (Pulver oder Granulat) unbedingt notwendig. Das Fließverhalten eines Haufwerks ist u. a. abhängig von Korngröße, Korngrößenverteilung, Kornform, Oberfläche, Feuchtigkeit und elektrostatischer Aufladung. Prinzipiell sind feine Pulver (kleiner 50 µm) kohäsiv und fließen schlecht, während Granulate oder andere Partikel über 300 µm meist frei fließend sind. Probleme treten deshalb bei Pulvern deutlich häufiger auf als bei Granulaten.

Eine einfache Methode, das Fließverhalten von Pulvern und Granulaten zu charakterisieren, ist die Bestimmung des Böschungswinkels (Abb. 2-10). Dazu wird das Material durch einen Trichter auf eine ebene Fläche geschüttet, auf der sich ein Schüttgutkegel ausbildet. Aus Höhe h und Radius r des Kegels wird nach Gl. 2-5 der Böschungswinkel α berechnet. Eine entsprechende Apparatur ist in DIN ISO 4324 „Bestimmung des Schüttwinkels" [26] normiert. Gut fließende Haufwerke weisen Böschungswinkel kleiner als 35° auf.

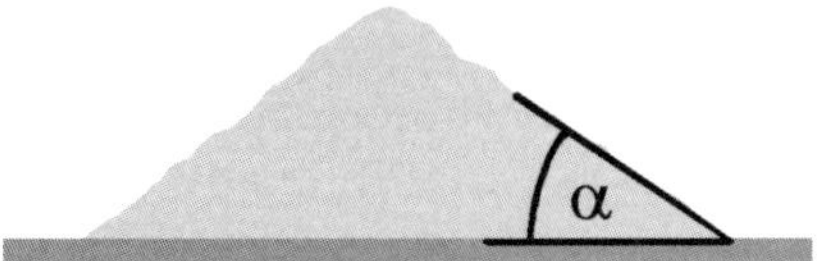

Abb. 2-10: Böschungswinkel eines Haufwerks.

$$\tan \alpha = \frac{h}{r} \qquad \text{Gl. 2-5}$$

Nach Ph. Eur. 2.9.16 „Fließverhalten" wird das Fließverhalten von Granulaten und Pulvern durch die Zeit charakterisiert, die eine bestimmte Menge benötigt, aus einem genormten Trichter auszufließen (Abb. 2-11).

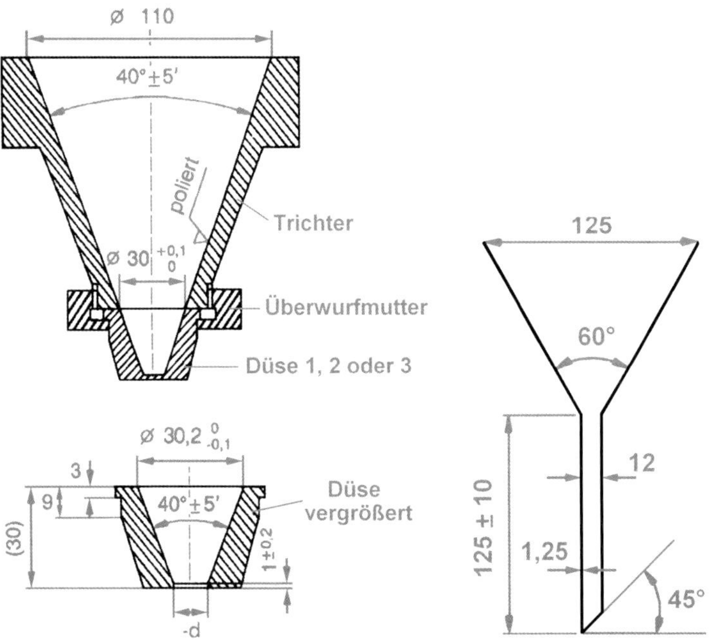

Abb. 2-11: Auslauftrichter nach Ph. Eur. (nach [2]); links: Edelstahltrichter mit 3 Auslaufdüsen (10, 15 und 25 mm Öffnungsdurchmesser), rechts: Glastrichter.

Neben der Angabe der Ausflusszeit kann auch die ausgelaufene Menge gegen die Zeit als Diagramm aufgenommen werden. Aus dem Diagramm sind Fließgeschwindigkeit (1. Ableitung) und Fluktuationen des Fließens zu entnehmen. Die Fluktuationen sind ein Maß für die Gleichmäßigkeit des Fließens. Sie sind bei Massenfluss geringer als bei Kernfluss. Während kohäsive Pulver durch die Trichter mit kleinen Öffnungen nicht fließen (besonders kritisch ist der Glastrichter mit langem Auslaufrohr), sind grobkristalline Pulver und Granulate meistens zumindest mit einem Trichter messbar. Obwohl die Fließgeschwindigkeit i.d.R. mit größerem Korndurchmesser zunimmt, wird die Fließfähigkeit ab einem gewissen Verhältnis Korngröße zu Öffnungsdurchmesser durch Brückenbildung über der Auslauföffnung behindert. Aus diesem Grund sollte der Korndurchmesser 1/6 des Öffnungsdurchmessers nicht überschreiten. Messungen mit anderen als in der Ph.Eur. angegebenen Trichtern erscheinen dann sinnvoll, wenn sie die Maße und das Material der Trichter aufweisen, die bei der Verarbeitung des Haufwerks im Prozess eine Rolle spielen.

In der Methode 2.9.36 „Fließverhalten von Pulvern" der Ph.Eur.[2] ist neben der Bestimmung des Böschungswinkels (engl.: *angle of repose*) und der Fließgeschwindigkeit durch einen Trichter (engl.: *flow through an orifice*) auch die Bestimmung von Kennzahlen wie Fließorten (engl.: *yield loci*), innerem Reibungswinkel (engl.: *angle of internal friction*) oder Fließfähigkeit (engl.: *flowability index*) mit einer Scherzelle (engl.: *shear cell*) als Messmethode angegeben.

Neben speziellen Messmethoden können Fließeigenschaften auch aus dem Verdichtungsverhalten beim Stampfen des Haufwerks erhalten werden. So ist ein kleiner Hausner-Faktor bzw. ein kleiner Carr-Index ein Indiz für gutes Fließen (Tab. 2-7). In der Ph.Eur. sind beide Faktoren als beschreibende Größen für das Fließverhalten aufgeführt.

2.8 Feuchte

Durch Feuchtgranulation hergestellte Granulate werden während der Herstellung immer mit einem Lösungsmittel, meistens Wasser, befeuchtet und anschließend getrocknet. Die Restmenge an Lösungsmittel kann eine kritische Größe sein. Bei organischen Lösungsmitteln sind aus Toxizitätsgründen häufig nur sehr geringe Mengen als Restlösungsmittel zugelassen (s. Ph.Eur. 5.4 „Lösungsmittel-Rückstände"). Wasser ist toxikologisch unbedenklich, ein zu hoher Restwassergehalt kann aber das Verarbeitungsverhalten der Granulate (z.B. Tablettierung) oder die Stabilität der Arzneiform (z.B. Brausezubereitungen) oder des Wirkstoffs (z.B. hydrolytische Zersetzung) negativ beeinflussen. Aber auch bei zu trockenen Granulaten können Probleme auftreten, wie z.B. schlechtere mechanische Festigkeit und schlechte Tablettiereigenschaften.

Fließ-verhalten	Fließge-schwindig-keit	Bö-schungs-winkel[1] (in Grad)	Fließ-fähigkeit (ffc nach Jenike[2])	Hausner-Faktor[1]	Carr-Index[1]
ausge-zeichnet	hoch	25–30		1,00–1,11	1-10
gut		31–35	> 10	1,12–1,18	11–15
zufrieden-stellend		36–40	4–10	1,19–1,25	16–20
mäßig		41–45	4–10	1,26–1,34	21–25
schlecht		46–55	2–4	1,35–1,45	26–31
sehr schlecht	gering	56–65	1–2	1,46–1,59	32–37
ungenü-gend	kein Fließen	> 66	< 1	> 1,60	> 38

[1] Werte aus Ph. Eur. 2.9.36 [2]

[2] ffc = Verfestigungsspannung/Schüttgutfestigkeit (nach Scherzell-Messung, aus [27])

Tab. 2-7: Kenngrößen für das Fließverhalten.

Neben der Bestimmung der Produktfeuchte im Endprodukt (getrocknetes Granulat) kann eine Kontrolle der Feuchtigkeit des Produkts während der Herstellung erwünscht sein und ggf. sogar zur Prozesssteuerung herangezogen werden (Kap. 3.2).

Wasser kann in unterschiedlicher Form im Granulat gebunden sein: als Konstitutionswasser, Hydratwasser, adsorbiertes Wasser, Kapillarwasser oder Haftwasser. Die Auswahl einer Bestimmungsmethode richtet sich auch danach, welche Wasserarten erfasst werden sollen. Abb. 2-12 zeigt eine Übersicht über in der Pharmazie gebräuchliche Methoden zur Bestimmung der Restfeuchte in Granulaten.

Eine apparativ sehr einfache Methode ist die gravimetrische Bestimmung des Trocknungsverlusts, welche häufig als Standardmethode angewandt wird. In der Ph. Eur. werden unter 2.2.32 „Trocknungsverlust" fünf Methoden aufgeführt, wie eine Substanz getrocknet werden kann (Tab. 2-8). Die Trocknung wird bis zur Massekonstanz oder über eine vorgegebene Zeit durchgeführt.

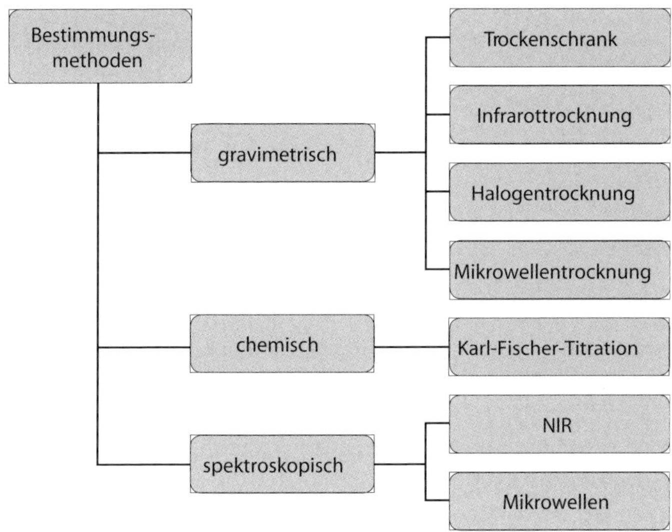

Abb. 2-12: Methoden der Feuchtebestimmung an Granulaten.

Bezeichnung	Apparatur	Trocknungs-mittel	Druck	Temperatur
Im Trocken-schrank, bei T °C	Trocken-schrank	kein	– –	angegebene Temperatur T
Im Exsikkator	Exsikkator	Phosphor(V)-oxid	Atmosphären-druck	Raum-temperatur
Im Vakuum	Exsikkator	Phosphor(V)-oxid	1,5 bis 2,5 kPa	Raum-temperatur
Im Vakuum, bei T °C	Exsikkator	Phosphor(V)-oxid	1,5 bis 2,5 kPa	angegebene Temperatur T
Im Hoch-vakuum	Exsikkator	Phosphor(V)-oxid	max. 0,1 kPa	angegebene Temperatur T

Tab. 2-8: Trocknungsbedingungen zur Bestimmung des Trocknungsverlusts nach Ph. Eur.

Der Trocknungsverlust ist dann als Masseverlust in Prozent (m/m) definiert. Die Trocknung im Trockenschrank oder über Trocknungsmittel ist eine langwierige Methode, die Messzeiten liegen hierbei häufig im Bereich von Stunden.

Die anderen gravimetrischen Methoden unterscheiden sich nur in der Art, wie die zur Verdunstung bzw. Verdampfung des Wassers (oder des Lösungsmittels) notwendige Energie in das Granulat eingebracht wird. Infrarot- und Halogenstrahler arbeiten mit Strahlungsenergie und erwärmen das Granulat von der Oberfläche her, während bei der Mikrowellentrocknung das Granulat auch im Inneren erwärmt wird. Diese drei Trocknungsmethoden sind deutlich schneller, die Messzeiten liegen im Bereich einiger Minuten. Besonders anwenderfreundlich sind Apparaturen, die eine entsprechend genaue Waage in das Heizsystem integriert haben und direkt eine Ablesung des Trocknungsverlusts ermöglichen. Alle auf Verdunstung bzw. Verdampfung beruhenden Verfahren erfassen neben Wasser und Lösungsmitteln auch andere flüchtige Substanzen. Je nach auftretenden Temperaturen ist bei den Methoden mit der Zersetzung der Feststoffe zu rechnen.

Bei der Karl-Fischer-Titration, einer chemischen Methode zur Wassergehaltsbestimmung, wird in einem Lösungsmittel Schwefeldioxid mit Jod umgesetzt, wobei im stöchiometrischen Verhältnis Wasser verbraucht wird. Die Methode ist auch für die Bestimmung von Wasser im Spurenbereich anwendbar.

Bei den spektroskopischen Verfahren wird die Reflexion bzw. seltener die Transmisson der Strahlung entsprechender Wellenlängen im NIR- bzw. Mikrowellenbereich gemessen. Es handelt sich um indirekte Bestimmungsmethoden für die Feuchte, die auf der Absorption von Strahlung in bestimmten Wellenlängenbereichen beruht. Vorteil der Methoden sind die sehr kurzen Messzeiten und die zerstörungsfreie Messung, weshalb insbesondere NIR-Verfahren in den letzten Jahren als In-line-Messsysteme etabliert wurden. Nachteilig ist, dass immer eine stoffspezifische Kalibrierung durchgeführt werden muss.

2.9 Zerfall

Bei festen Arzneiformen, die oral eingenommen werden, ist der Zerfall der Arzneiform häufig erster Schritt zur Wirkstofffreigabe und Resorption des gelösten Arzneistoffs. Da die meisten Granulate zu Tabletten verpresst bzw. in Kapseln abgefüllt werden, findet eine Prüfung auf Zerfall bevorzugt mit der endgültigen Arzneiform und nicht dem Zwischenprodukt (Granulat) statt. Entsprechende Vorschriften sind in der Ph. Eur. als Methode 2.9.1 „Zerfallszeit von Tabletten und Kapseln" enthalten.

Die in der Ph. Eur. beschriebene Apparatur zur Bestimmung der Zerfallszeit von Tabletten ist für die Testung von Granulaten nicht geeignet, da bei dieser Prüfung als Zerfall bereits der Durchgang durch ein 2-mm-Sieb ausreichend ist.

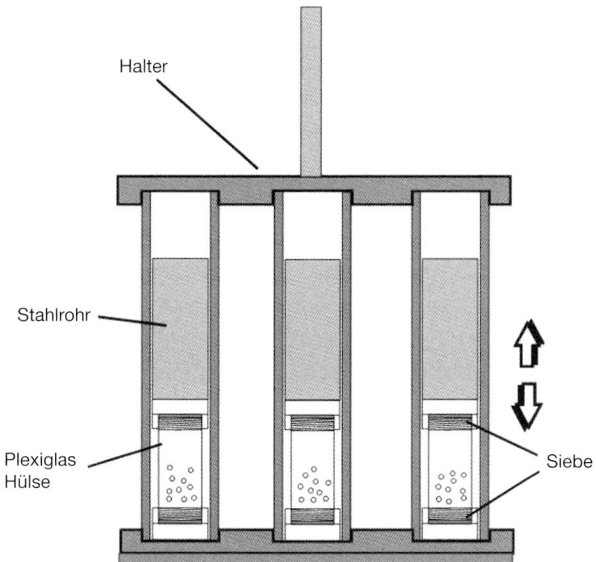

Abb. 2-13: Apparatur zur Bestimmung der Zerfallszeit von Granulaten und Pellets (aus [28]).

Leicht modifiziert ist die Apparatur aber auch für die Zerfallsprüfung von Granulaten und Pellets zu verwenden [28]. Das Granulat wird in ein Plexiglasrohr eingebracht, welches an beiden Seiten von einem Sieb geeigneter Maschenweite (z. B. 200 µm) abgeschlossen wird. Sechs dieser Plexiglasrohre können dann in die Arzneibuchapparatur eingelegt und mit dieser in einem entsprechenden Medium auf und ab bewegt werden (Abb. 2-13). Als Prüfmedium kommen der Physiologie des Magen-Darm-Trakts nachempfundene Flüssigkeiten von 37 °C in Frage; im einfachsten Fall Wasser, bei magensaftresistent überzogenen Granulaten 0,1-N-Salzsäure bzw. Phosphatpufferlösung pH 6,8.

Das Arzneibuch schreibt eine Prüfung auf Zerfallszeit nur für Brausegranulate (Monographie „Granulate: Brausegranulate, Prüfung auf Reinheit, Zerfall") vor: Die gesamte einzunehmende Dosis wird in ein Becherglas mit 200 ml Wasser von 15 bis 25 °C gegeben und die Granulatkörner müssen unter Entwicklung von zahlreichen Gasblasen innerhalb von 5 Minuten zerfallen sein.

2.10 Wirkstofffreisetzung

Nicht immer ist ein Zerfall der Arzneiform notwendig oder erwünscht; so kann bei modifizierter Wirkstofffreigabe der Arzneistoff z. B. durch Diffusion aus der weitgehend intakt bleibenden Arzneiform abgegeben werden. Außerdem stellt der Zerfall einer Arzneiform noch nicht sicher, dass der Wirkstoff anschließend schnell in Lösung geht und resorbiert werden kann. Somit ist die Prüfung auf „Wirkstofffreisetzung aus festen Arzneiformen" (Ph. Eur. 2.9.3) aussagekräftiger als eine Zerfallsprüfung. Auch diese Prüfung wird man bevorzugt mit der fertigen Arzneiform durchführen, allerdings kann es insbesondere bei mit modifiziert freisetzenden Granulaten oder Pellets gefüllten Kapseln sinnvoller sein, diese ohne Kapselhülle zu prüfen, um störende Einflüsse der Kapselhülle auf die analytische Bestimmung der Arzneistoffkonzentration im Freisetzungsmedium zu vermeiden.

Für die Prüfung der Wirkstofffreisetzung aus Granulaten und Pellets kommen prinzipiell alle drei Apparaturen der Ph. Eur. (Abb. 2-14) in Betracht: Blattrührer- (engl.: *paddle*), Drehkörbchen- (engl.: *basket*) und Durchflusszellen-Apparatur (engl.: *flow-through cell*). Welche der Apparaturen im Einzel-

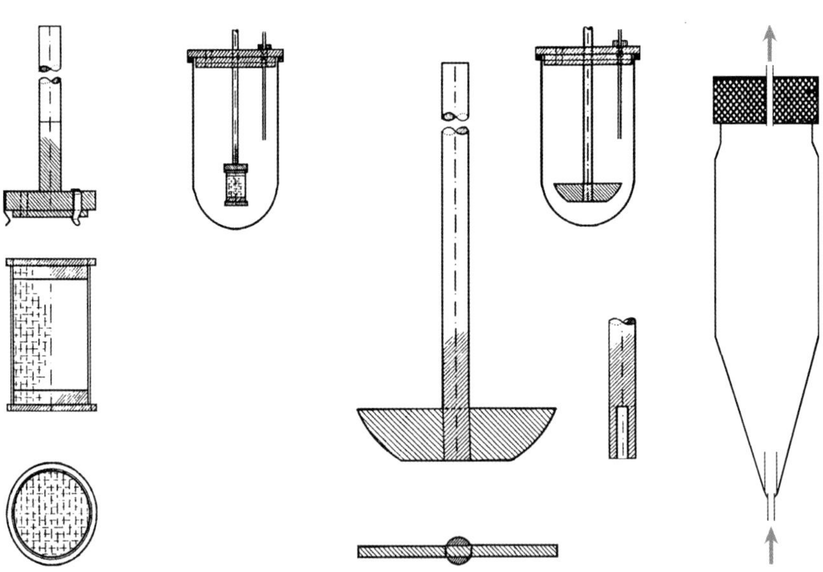

Abb. 2-14: Apparaturen der Ph. Eur. zur Bestimmung der Wirkstofffreisetzung aus festen Arzneiformen (nach [2]); von links nach rechts: Drehkörbchen-, Blattrührer-, Durchflusszellenapparatur.

fall verwendet wird, hängt von den Eigenschaften der Arzneiform (z. B. Größe, Dichte), von den physikochemischen Eigenschaften des Arzneistoffs (z. B. Löslichkeit, Lösungsgeschwindigkeit) und von physiologischen Fragestellungen (z. B. pH-Wechsel des Mediums) ab. Da Granulate im Vergleich zu größeren Arzneiformen eine relativ große spezifische Oberfläche aufweisen, ist auf eine gute Benetzung durch das Prüfmedium Wert zu legen. Deshalb wird man häufig oberflächenaktive Substanzen (Tenside) zusetzen [29]. Ebenso wichtig ist eine Entgasung des Mediums, da es sonst an der Oberfläche der Granulatpartikel zu einer Anlagerung von feinen Luftblasen kommen kann, die das Prüfergebnis verfälschen.

2.11 Homogenität/Gleichförmigkeit der Mischung

Der Wirkstoff sollte bei Granulaten homogen im Haufwerk verteilt sein. Bedingt durch Herstellungsprobleme kann es vorkommen, dass der Wirkstoffgehalt nicht in allen Granulatkorngrößenfraktionen gleich ist (Kap. 3.6.1 und 4.3.3). Beim Transport oder Abfüllen des Granulats können durch Entmischungsvorgänge Bereiche mit überwiegend feinem oder grobem Granulat entstehen, die dann unterschiedliche Wirkstoffgehalte aufweisen.

Für abgeteilte Granulate in Einzeldosisbehältnissen (z. B. Sachets) schreibt die Ph. Eur. wie für alle anderen einzeldosierten festen Arzneiformen auch die Prüfungen auf „Gleichförmigkeit einzeldosierter Arzneiformen" (2.9.40), „Gleichförmigkeit des Gehaltes" (2.9.6) und „Gleichförmigkeit der Masse" (2.9.5) vor. Granulate in Mehrdosenbehältnissen müssen der Prüfung auf „Gleichförmigkeit der Masse der abgegebenen Dosen aus Mehrdosenbehältnissen" (2.9.27) entsprechen.

2.12 Literatur

[1] Food and Drug Administration. Guidance for Industry: Powder Blends and Finished Dosage Units – Stratified In-Process Dosage Unit Sampling and Assessment, Draft Guidance (withdrawn);http://www.fda.gov/OHRMS/DOCKETS/98fr/03d-0493-gdl0001.pdf (2003) (accessed July 2016)

[2] Ph. Eur. 8.0, Europäisches Arzneibuch, 8. Ausgabe, Grundwerk; Deutscher Apotheker Verlag, Stuttgart (2014)

[3] USP 39, The United States Pharmacopeia, 39. Revision; United States Pharmacopeial Convention, Rockville (2016)

[4] Voigt R. Pharmazeutische Technologie; 10. Aufl., S. 37 ff.; Deutscher Apotheker Verlag, Stuttgart (2006)

[5] Leuenberger H. Martin, Physikalische Pharmazie; 4. Aufl., S. 619 ff.; Wissenschaftliche Verlagsges., Stuttgart (2002)

[6] Zimmermann I. Pharmazeutische Technologie, Industrielle Herstellung und Entwicklung von Arzneimitteln; S. 245 ff.; Springer, Berlin (1998)

[7] Brittain HG. Evaluation of the Particle Size Distribution of Pharmaceutical Solids; in: Brittain HG (ed.), Profiles of Drug Substances, Excipients, and Related Methodology, Vol. 31, pp. 379; Elsevier, Amsterdam (2004)

[8] Leschonski K, Alex W, Koglin B. Teilchengrößenanalyse, 1. Darstellung und Auswertung von Teilchengrößenverteilungen; Chem.-Ing.-Tech. 46, 23–26, 101–106 (1974)

[9] DIN 66 141, Darstellung von Korn-(Teilchen-)größenverteilungen, Grundlagen; Beuth, Berlin (1974)

[10] Bouwman AM, Bosma JC, Vonk P, Wesselingh JA, Frijlink HW. Which shape factor(s) best describe granules? Powder Technol. 146, 66–72 (2004)

[11] Podczeck F, Rahman SR, Newton JM. Evaluation of a standardised procedure to assess the shape of pellets using image analysis; Int. J. Pharm. 192, 123–138 (1999)

[12] Ridgway K, Rupp R. The effect of particle shape on powder properties; J. Pharm. Pharmacol. 21 Suppl., 30S–39S (1969)

[13] Nakagawa M, Furuuchi M, Yamahata M, Gotoh K, Beddow JK. Shape classification of granular materials by rotating cylinder with blades; Powder Technol. 44, 195–202 (1985)

[14] Uhlemann H, Mörl L. Wirbelschicht-Sprühgranulation; S. 171 ff.; Springer, Berlin (2000)

[15] Watano S, Shimoda E, Osako Y. Measurement of physical strength of pharmaceutical extruded pellets; Chem. Pharm. Bull. 50, 26–30 (2002)

[16] Salako M, Podczeck F, Newton JM. Investigations into the deformability and tensile strength of pellets; Int. J. Pharm. 168, 49–57 (1998)

[18] Langguth P. 2.9.41 Friabilität von Granulaten und Pellets; in: Arzneibuch-Kommentar, 52. Lfg. 2015; Wissenschaftliche Verlagsges., Stuttgart (2015)

[19] Schultz P, Kleinebudde P. Determination of pellet friability by use of an air stream apparatus; Pharm. Ind. 57, 323–328 (1995)

[20] Christiansen C, Müller BW. Friability of granules – evaluation of different test methods; Pharm. Ind. 64, 390–397 (2002)

[21] Bemrose CR, Bridgwater J. A review of attrition and attrition test methods; Powder Technol. 49, 97–126 (1987)

[22] Rubinstein MH, Musikabhumma P. A universal friability test for tablet granules; Pharm. Acta Helv. 53, 125–129 (1978)

[23] Yüksel N, Karatas A, Baykara T. Comparative evaluation of granules made with different binders by a fluidized bed method; Drug Dev. Ind. Pharm. 29, 387–395 (2003)

[24] Airaksinen S, Antikainen O, Rantanen J, Yliruusi J. Advanced testing of granule friability determined from size distribution data; Pharm. Ind. 62, 999–1002 (2000)

[25] Utsumi R, Hata T, Hirano T, Mori H, Tsubaki J, Maeda T. Attrition testing of granules with a tapping sieve; Powder Technol. 119, 128–133 (2001)

[26] DIN ISO 4324, Tenside – Pulver und Granulate – Bestimmung des Schüttwinkels; Beuth, Berlin (1983)

[27] Schulze D. Zur Fließfähigkeit von Schüttgütern – Definition und Messverfahren; Chem.-Ing.-Tech. 67, 60–68 (1995)

[28] Kleinebudde P. Pharmazeutische Pellets durch Extrudieren/Sphäronisieren; S. 219 f.; Habilitationsschrift, Kiel (1997)

[29] Knop K. Wirkstofffreisetzung aus festen Arzneiformen – Prüfmethoden, Auswertung, Einflussparameter; Pharmazie in unserer Zeit 28, 301–308 (1999)

Kapitel 3

Wirbelschichtgranulation

3.1 Beschreibung der Wirbelschichtgranulation

Bei der Wirbelschichtgranulation werden die zu granulierenden Pulverteilchen in der Anlage von Luft durchströmt und verwirbelt. Auf das bewegte Pulverbett wird durch eine oder mehrere Düsen Binderlösung gesprüht und die Pulverteilchen werden zu gröberen Granulatkörnern agglomeriert.

Der Aufbau einer Anlage zur Wirbelschichtgranulation ist in Abb. 3-1 schematisch dargestellt. Im Produktbehälter wird die Pulvermischung von der Zuluft durchströmt und dabei verwirbelt. Dabei befindet sich jedes Pulverteilchen in einem Schwebezustand, in dem die Gewichtskraft eines Teilchens der von der Zuluft auf das Teilchen ausgeübten Kraft entspricht. Die Teilchen werden dadurch frei beweglich und das Pulverbett befindet sich in einem flüssigkeitsähnlichen Zustand. Der Prozess wird daher auch als Fluidisierung bezeichnet. Das Erscheinungsbild eines fluidisierten Pulverbetts ähnelt dem einer siedenden Flüssigkeit.

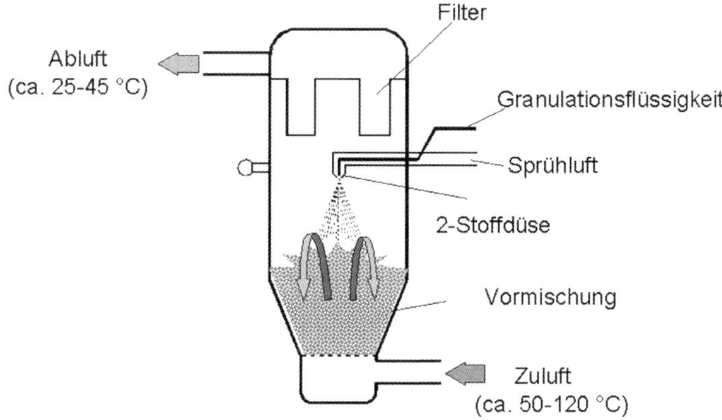

Abb. 3-1: Aufbau eines Wirbelschichtgranulators.

Um bei Start und Ende des Prozesses ein Durchfallen des Pulvers oder Granulats in den Zuluftteil zu verhindern, befindet sich am Boden des Granulators eine Siebbodenplatte. Alternativ werden hierzu auch durchrieselfreie Feinbleche, beispielsweise aus Conidur®, eingesetzt, die eine gewisse Ausrichtung der Luftströmung ermöglichen. Der eigentliche Produktbehälter ist konisch aufgebaut. Dadurch ist die Luftgeschwindigkeit an der Siebbodenplatte maximal und verringert sich nach oben hin. Dies fördert die Verwirbelung und Durchmischung des Pulverbetts und wirkt einem Mitreißen des Pulvers in die Abluft entgegen. Eventuell doch mitgerissener Feinstaub wird durch Abluftfilter aufgefangen. Diese bestehen aus textilem Schlauchfilter und werden während des Prozesses durch Abrütteln von anhaftendem Produktstaub befreit. Alternativ werden hierzu auch Patronenfilter aus Metall eingesetzt, die während des Prozesses der Reihe nach durch Druckluftstöße gereinigt werden. Fotos des ausgefahrenen konischen Produktbehälters mit Siebbodenplatte und des oberen Granulatorteils mit Filtereinsätzen zeigen Abb. 3-2 und Abb. 3-3.

Im Regelfall wird die Binderlösung durch eine Zweistoffdüse auf das fluidisierte Pulverbett aufgesprüht. Bei dieser wird die Granulierflüssigkeit durch die Düse gepumpt und mithilfe von Druckluft versprüht. Ein Beispiel für eine Formulierung ist in Tab. 3-1 dargestellt. Die Granulierflüssigkeit oder auch Binderlösung enthält in diesem Fall als Klebstoff Hypromellose (Hydroxypropylmethylcellulose, HPMC) sowie Natriumlaurylsulfat zur Verbesserung der Benetzung des hydrophoben Wirkstoffs. Die fluidisierte Pulvervorlage besteht

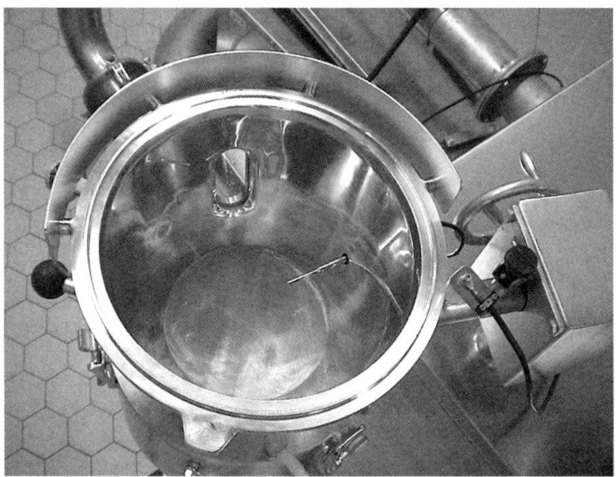

Abb. 3-2: Ausgeklappter Produktbehälter eines Wirbelschichtgranulators mit Siebbodenplatte.

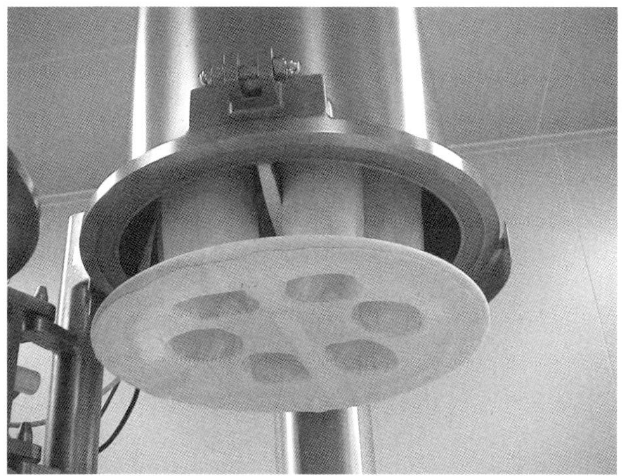

Abb. 3-3: Abluftfilter eines Wirbelschichtgranulators.

in diesem Beispiel aus Wirkstoff, Tablettenzerfallsmittel und Füllmittel. Der Bestandteil der Nachmischung, das Tablettenschmiermittel Magnesiumstearat, wird erst nach der Granulation in einem Freifallmischer zugemischt.

Hilfsstoff	Funktion	Mengenanteil (%)
Vorlage		
	Wirkstoff	46
Crospovidone	Tablettenzerfallsmittel	8
Mannit	Füllmittel	40,5
Granulierflüssigkeit		
Natriumlaurylsulfat	Netzmittel	0,5
Hypromellose (HPMC)	Bindemitel	4
Wasser	Lösungsmittel	95,5
Nachmischung		
Magnesiumstearat	Tablettenschmiermittel	1

Tab. 3-1: Beispiel einer Formulierung für die Wirbelschichtgranulation.

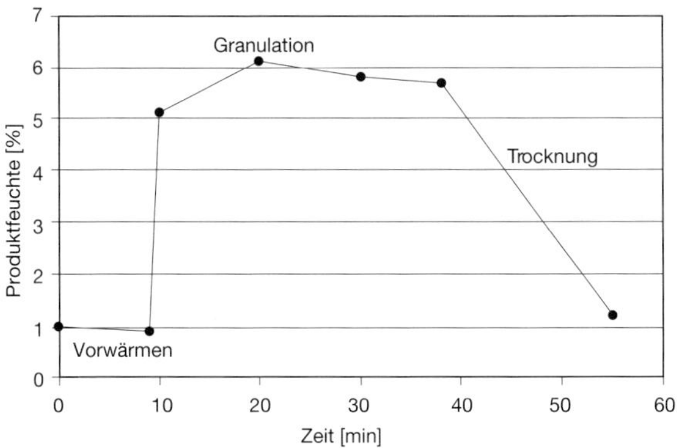

Abb. 3-4: Phasen einer Wirbelschichtgranulation und Verlauf der Produktfeuchte.

Die Wirbelschichtgranulation wird in drei Prozessphasen durchgeführt (Abb. 3-4). In der Vorwärmphase wird die vorgelegte Pulvermischung durch die Zuluft fluidisiert und dabei angewärmt. Dabei ändert sich die Produktfeuchte nicht oder kann geringfügig abnehmen. Die Granulierphase wird durch das Einsprühen der Granulierflüssigkeit gestartet. In deren Verlauf steigt die Produktfeuchte entweder langsam an oder wird (wie im Beispiel von Abb. 3-4) rasch auf ein hohes Niveau eingestellt und während des Prozesses annähernd beibehalten. In dieser Phase findet der eigentliche Granulataufbau statt. Nach Erreichen der gewünschten Granulatpartikelgröße wird das Einsprühen von Granulierflüssigkeit beendet und das Granulat bis zur gewünschten Restfeuchte getrocknet. Durch das Einsprühen der wässrigen Binderlösung sind Produkt- und Ablufttemperatur während des Granulierprozesses niedrig, beispielsweise 25 bis 35 °C. In der Trocknungsphase gleichen sich dann Produkt- und Ablufttemperatur immer mehr der Temperatur der Zuluft an.

Die Entwicklung der Produktfeuchte und Partikelgröße im Verlauf einer Wirbelschichtgranulation sind in Abb. 3-5 anhand eines weiteren Beispiels dargestellt. Die Produktfeuchte steigt in der Granulierphase von etwa 0,5 % auf 2,5 % an; es kommt zu einer Granulation der zunächst 250 µm großen Pulverteilchen zu etwa 600 bis 700 µm großen Granulatkörnern.

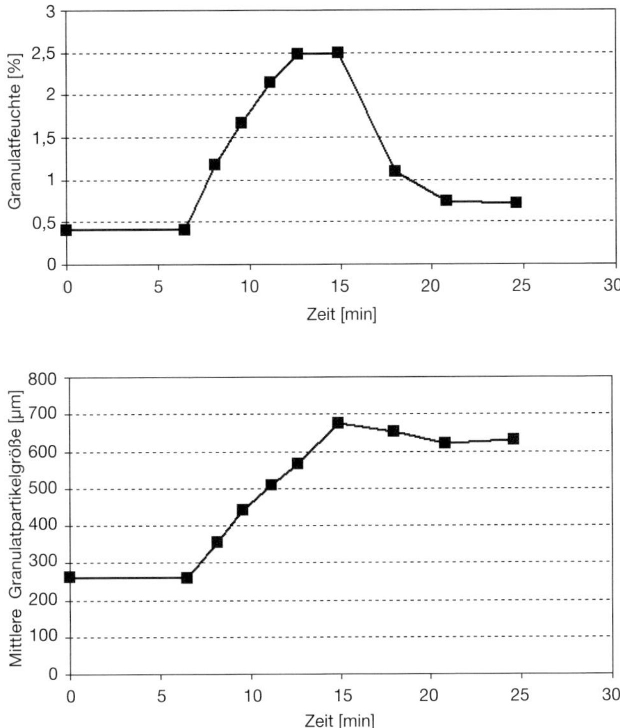

Abb. 3-5: Beispiel des Verlaufs von Partikelgröße und Produktfeuchte während einer Wirbelschichtgranulation (nach [1]).

3.2 Steuerung der Wirbelschichtgranulation

Das Ergebnis einer Wirbelschichtgranulation, beispielsweise die Partikelgröße des resultierenden Granulats, wird im Wesentlichen durch die Tröpfchengröße der zerstäubten Granulierflüssigkeit, der Produktfeuchte und der Produkttemperatur während des Granulierprozesses bestimmt (Prozessparameter der Abb. 3-6). Die Lage dieser Prozessparameter kann nicht direkt angewählt werden, sondern wird durch die Einstellung der Input-Variablen bestimmt. Von diesen kommen der Sprührate, also der Geschwindigkeit, in der die Binderlösung eingepumpt wird, dem Sprühdruck der Zerstäuberluft, der Zuluftmenge und Zulufttemperatur die größte Bedeutung zu. Daneben müssen die Positionierung der Sprühdüse, die genaue Einstellung der Düse (Stellung der Düsenkappe), der Füllgrad des Wirbelschichtgranulators mit Produkt und die relative Feuchte der Zuluft als mögliche Variablen berücksichtigt werden.

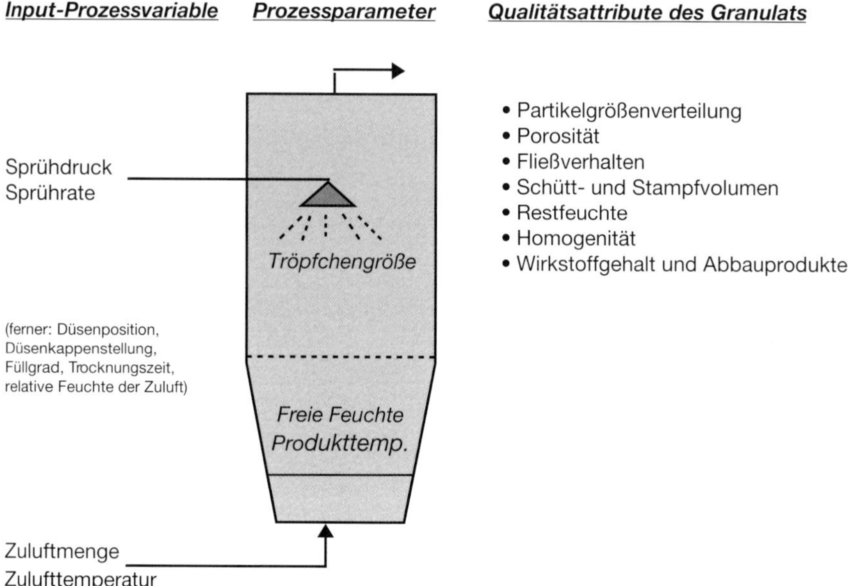

Abb. 3-6: Prozesssteuerung einer Wirbelschichtgranulation.

3.2.1 Einfluss von Sprühdruck und Sprührate bei der Wirbelschichtgranulation

Die Tröpfchengröße der versprühten Granulierflüssigkeit bestimmt ganz entscheidend die Partikelgröße des entstehenden Granulats sowie weitere Qualitätsattribute des Granulats [2, 3, 10].

Wie Abb. 3-7 zeigt, wird die Tröpfchengröße einer versprühten Granulierflüssigkeit vom Massenverhältnis zwischen Sprühluft und Flüssigkeit in der Sprühdüse bestimmt. Dagegen spielt der Durchmesser der Sprühdüse nur eine untergeordnete Rolle. Eine feine Tröpfchengröße kann durch einen hohen Sprühdruck (hoher Massenanteil Sprühluft in der Sprühdüse) oder eine geringe Sprührate (geringer Massenanteil Granulierflüssigkeit in der Sprühdüse) erreicht werden. Daneben wird die Tröpfchengröße der versprühten Binderlösung vom Abstand zwischen Sprühdüse und Pulverbett beeinflusst [17].

Im Beispiel der Abb. 3-8 führt eine Erhöhung des Sprühdrucks von 0,5 auf 3 bar (über eine nicht dargestellte feinere Sprühtröpfchengröße) zu einer Reduktion der erzielten mittleren Granulatpartikelgröße von 295 µm auf 75 µm. Als weiteres Qualitätsattribut entspricht im Allgemeinen dem feineren Granulat ein geringeres Schüttvolumen (in ml/100 g) oder eine höhere Schüttdichte, z. B. [18].

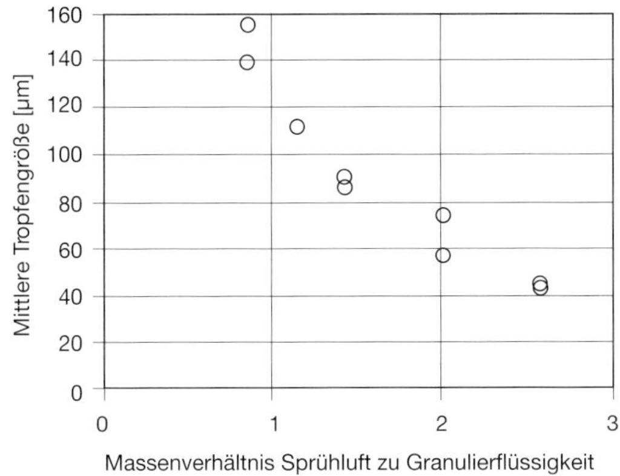

Abb. 3-7: Abhängigkeit der mittleren Tröpfchengröße d_{50} versprühter Granulierflüssigkeit vom Verhältnis Sprühluft zu Granulierflüssigkeit (nach [2]).

Änderungen der Sprührate greifen gleich an zwei Parametern in den Prozess der Wirbelschichtgranulation ein. Zum einen führt eine Erhöhung der Sprührate bei ansonsten unveränderten Prozessvariablen zu gröberen Tröpfchengrößen der versprühten Granulierflüssigkeit und somit zu einem gröberen Granulat. Zum anderen führt eine erhöhte Sprührate bei ansonsten unveränderten Prozessvariablen zu einer höheren freien Feuchte des Produkts bei Granulation (Kap. 3.2.2), was ebenfalls gröbere Granulatpartikel zur Folge hat [4, 11].

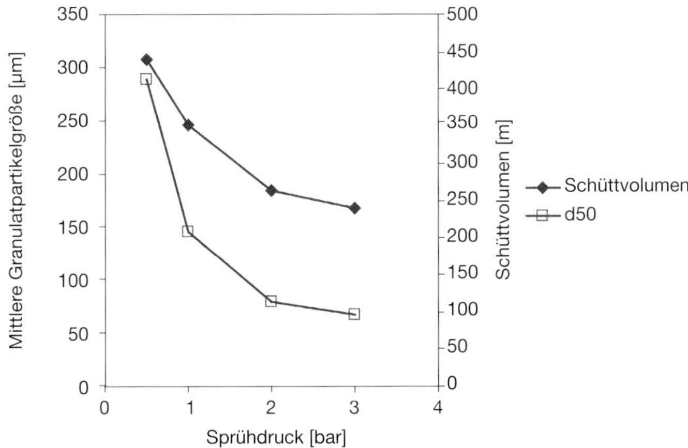

Abb. 3-8: Einfluss der Input-Variablen Sprühdruck auf Partikelgröße und Schüttvolumen eines Wirbelschichtgranulats.

3.2.2 Einfluss der Zulufttemperatur auf die Wirbelschichtgranulation

Bei gegebener Sprührate, Zuluftmenge und relativer Feuchte der Zuluft bestimmt die Zulufttemperatur insbesondere die freie Feuchte des Produkts während der Granulation. Die freie Feuchte ergibt sich dabei aus der Feuchtebilanz während des Prozesses entsprechend folgendem Schema [3]:

Freie Feuchte = Eingetragene Feuchte - ausgetragene Feuchte
Freie Feuchte = Eingesprühte Feuchte
+ Feuchteeintrag der Zuluft
- Feuchteaustrag Abluft
- Sorbierte Feuchte

Eine hohe Zulufttemperatur bewirkt somit einen hohen Feuchteaustrag durch die Abluft und somit eine geringe freie Feuchte während des Granulierprozesses.

Die freie Feuchte des Pulvers während des Granulataufbaus bestimmt neben der Tröpfchengröße der versprühten Granulierflüssigkeit entscheidend die Partikelgröße sowie weitere Qualitätsattribute des Granulats [3–6]. Der Zusammenhang wird exemplarisch am Beispiel der Abb. 3-9 dargestellt: Mit steigender Zulufttemperatur wird bei ansonsten unveränderten Parametern der Granulierprozess bei geringerer freier Feuchte gefahren. Als Resultat sinkt der Grobanteil > 125 µm des dargestellten Granulats von 46 % bei 70 °C Zulufttemperatur auf 23,8 % bei 100 °C Zulufttemperatur.

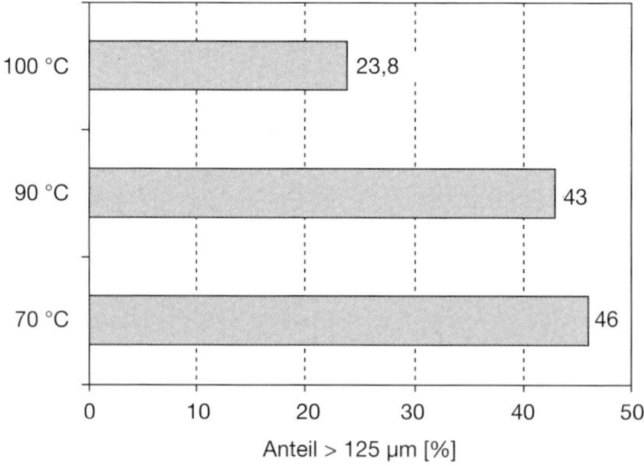

Abb. 3-9: Einfluss der Zulufttemperatur bei ansonsten unveränderten Prozessvariablen auf die Granulatpartikelgröße.

In Kombination mit einer relativ geringen Sprührate, einem hohen Sprühdruck oder einer hohen Zuluftmenge kann eine zu hohe Temperatur der Zuluft auch bewirken, dass die Granulierflüssigkeit eintrocknet, bevor die versprühten Tröpfchen auf Pulverpartikel treffen (Sprühtrocknung der Granulierflüssigkeit). Es erfolgt ein unzureichender Granulataufbau und in Fällen, in denen die Binderlösung den Wirkstoff enthält, erhebliche Fehlgehalte.

Neben der Partikelgröße sind die Granulatfließfähigkeit und die Konzentration an Abbauprodukten thermolabiler Wirkstoffe weitere wichtige Qualitätsattribute eines Granulats.

Im Gegensatz zur allgemeinen Erfahrung, dass grobe Partikel besser fließen als feine, kann die Fließfähigkeit eines groben Wirbelschichtgranulats geringer sein als die eines feinen, da grobe Wirbelschichtagglomerate sehr irregulär geformt sein können und sich beim Fließen verhaken (z. B. [11]). In diesem Fall kann eine höhere freie Feuchte bei der Granulation, beispielsweise durch eine erhöhte Sprührate, ausnahmsweise zu einem schlechter fließenden Granulat führen.

Neben einem Absenken der freien Feuchte bewirkt eine Erhöhung der Zulufttemperatur auch eine Zunahme der Produkttemperatur während des Granulierprozesses, sofern alle übrigen Prozessvariablen konstant gehalten werden. Dies kann beim Entstehen thermischer Abbauprodukte empfindlicher Wirkstoffe von Bedeutung sein.

3.2.3 Einfluss der Zuluftmenge auf die Wirbelschichtgranulation

Die Zuluftmenge wird nur in geringem Umfang als Prozessvariable zur Steuerung der freien Feuchte während der Granulation eingesetzt. Sie wird vielmehr so eingestellt, dass ein gleichmäßig wirbelndes Fließbett entsteht. Sinnvolle Variationen der Zuluftmenge sind somit bei gegebener Granulatorbeladung nur in engen Grenzen möglich.

Ein „gleichmäßig wirbelndes Fließbett" erkennt man an einer homogenen Fallbewegung des Pulvers im Schauglas.

Bei zu geringer Gasgeschwindigkeit der Zuluft reicht der Druckabfall des Gases in der Wirbelschicht (Δp) noch nicht aus, um die Gewichtskraft des Festbetts gemäß folgender Gleichung zu kompensieren [7]:

$$\Delta p = \frac{m \cdot g}{A}$$

($m \cdot g$ = Gewichtskraft des Festbetts, A = Fläche des Siebbodens)

Erst nach Überschreiten der minimalen Wirbelgeschwindigkeit beginnen die Pulverteilchen zu schweben und werden fluidisiert.

Bei zu hoher Gasgeschwindigkeit der Zuluft steigt das Prozessgas in sehr großen Blasen auf (brodelnde Wirbelschicht), wird das Pulverbett schichtenförmig nach oben gestoßen (stoßende Wirbelschicht) oder das Material schießt fontänenartig nach oben [8].

Bei zu feiner Partikelgröße des Pulvers kann es zunächst schwierig sein, ein gleichmäßig wirbelndes Fließbett zu erreichen, da die Zuluft entweder in Kanälen durch das Bett strömt oder die feinen Partikel in den Abluftfilter trägt [8].

3.3 Steuerung der Trocknungsphase der Wirbelschichtgranulation

Die Trocknungsphase der Wirbelschichtgranulation beginnt mit dem Ende des Einsprühens von Granulierflüssigkeit in das Pulverbett. Wie im Beispiel der Abb. 3-10 ersichtlich, sinkt durch den weiterhin anhaltenden Feuchteaustrag der Luftströmung die Produktfeuchte. Produkt- und Ablufttemperatur beginnen anzusteigen. Der Trocknungsprozess wird (meist unter Regelung einer eingestellten maximalen Produkttemperatur) fortgeführt, bis die Feuchtewerte das Limit unterschreiten.

Die Trocknungsgeschwindigkeit und somit die Prozesszeit wird von der Zulufttemperatur und von der häufig nicht regelbaren Feuchte der Zuluft [9] beeinflusst.

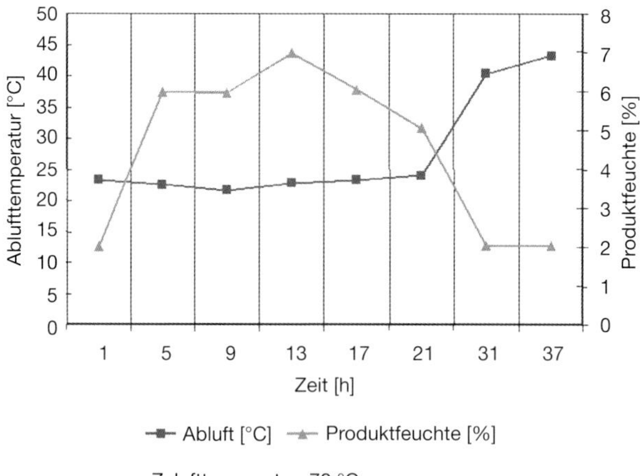

Abb. 3-10: Entwicklung von Produktfeuchte und Ablufttemperatur während und nach Beenden der Sprühphase der Wirbelschichtgranulation.

Das Feuchteniveau des hergestellten Granulats beeinflusst das nachfolgende Tablettierverhalten und im Falle empfindlicher Wirkstoffe die Stabilität des Produkts. Ferner ist zu berücksichtigen, dass bei länger anhaltender Trocknung ein Abreiben mechanisch labiler Granulate [10] oder ein thermischer Abbau empfindlicher Wirkstoffe eintreten kann.

3.4 Einfluss von Prozessvariablen der Wirbelschichtgranulation auf Tabletteneigenschaften

Der größte Anteil an Granulaten stellt ein Zwischenprodukt bei der Herstellung von Tabletten dar. Dabei beeinflussen die Variablen der Granulation maßgeblich Qualitätsattribute der daraus hergestellten Tabletten. Die Einflüsse sind teilweise formulierungsabhängig; dennoch können einige Zusammenhänge beispielhaft aufgezeigt werden.

Ein Teil der Beeinflussung von Tablettier- und Tabletteneigenschaften durch Granulationsbedingungen erfolgt über Unterschiede in der Granulatpartikelgröße. Als Faustregel hat dabei eine Vergröberung des Granulats im Allgemeinen zur Folge:

- Verbesserte Fließfähigkeit und tendenziell geringere Streuungen der Tablettenmasse im Tablettierprozess. Allerdings können grobe Wirbelschichtgranulate ausnahmsweise auch schlechter fließen als feine (Verhakungseffekt).
- Geringerer Bedarf an Schmiermittel und reduzierte Neigung zum Ansetzen des Granulats am Tabletttierwerkzeug.
- Geringere mechanische Festigkeit der Tabletten und kürzere Zerfallszeit (z. B. [12]).

Abb. 3-11 gibt hierzu ein Beispiel. Eine Granulatformulierung wurde unter ansonsten unveränderten Prozessvariablen bei einer Sprührate von 15 g/min und bei 25 g/min auf einem Labor-Wirbelschichtgranulator hergestellt. Aufgrund der erhöhten freien Feuchte während des Granulierprozesses war das bei 25 g/min hergestellte Granulat gröber. Das Presskraft-Tablettenbruchfestigkeitsprofil des gröberen Granulats liegt tiefer als das des feineren.

Eine andere wichtige Einflussmöglichkeit der Granulierbedingungen ist die Restfeuchte des Granulats. Eine zu geringe Restfeuchte kann beispielsweise zu unzureichender mechanischer Festigkeit der Tabletten führen. Eine zu hohe Restfeuchte kann zu einem Ansetzen des Granulats an den Tabletierwerkzeugen oder zu einer ebenfalls unzureichenden mechanischen Festigkeit der Tabletten führen.

Auch die Homogenität der Verteilung des Wirkstoffs im Granulat und nachfolgend die Einzeldosierungsgenauigkeit der Tabletten werden durch Variablen der Wirbelschichtgranulation bestimmt. Im Beispiel von Abb. 3-12 wurden mi-

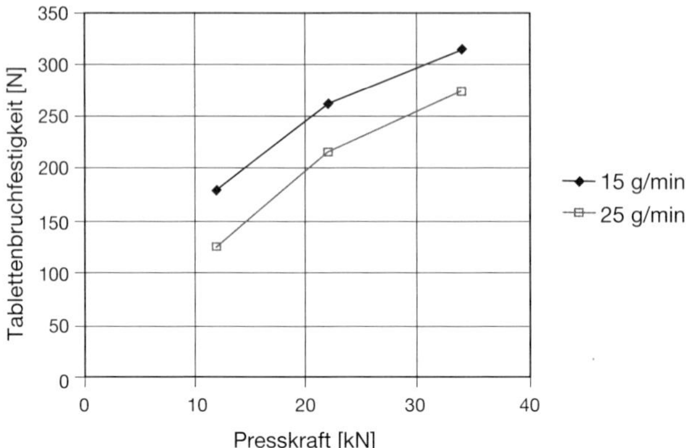

Abb. 3-11: Presskraft-Tablettenbruchfestigkeitsprofile eines Wirbelschichtgranulats, das bei unterschiedlichen Sprühraten der Granulationsflüssigkeit hergestellt wurde.

krofeiner Wirkstoff und gröbere Tablettierhilfsstoffe unter relativ trockenen Bedingungen in der Wirbelschicht granuliert. Die Bestimmung der Wirkstoffkonzentration in unterschiedlichen Korngrößenfraktionen des Granulats (Abb. 3-12) ergab, dass sich die Wirkstoffpartikel nur in unzureichendem Maße am Granulataufbau beteiligt haben. Als Folge ist der Wirkstoff im Feinanteil über- und im Grobanteil unterrepräsentiert – mit entsprechenden Risiken im Fall einer Entmischung während der Standzeit des Granulats oder während des Tablettierprozesses.

Als Feuchtgranulierverfahren hat die Wirbelschichtgranulation bedeutenden Einfluss auf die Freisetzung von Wirkstoffen geringer Wasserlöslichkeit. Insbesondere beim Einbringen des Wirkstoffs als Suspension in die Granulierflüssigkeit wird dessen Agglomeration und schlechter Benetzbarkeit entgegengewirkt. Im Vergleich zur Trockengranulation oder Direkttablettierung resultiert häufig eine deutlich erhöhte Freisetzungsgeschwindigkeit und Bioverfügbarkeit.

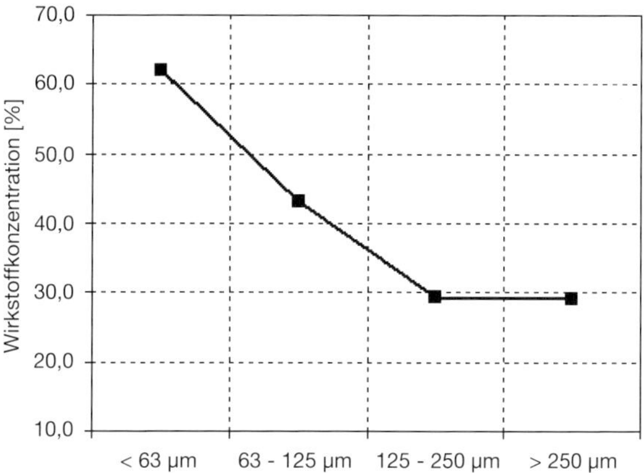

Abb. 3-12: Inhomogene Verteilung des Wirkstoffs auf die Korngrößenfraktionen eines Wirbelschichtgranulats.

3.5 Prozessentwicklung und Scale-up von Wirbelschichtgranulaten

Die erstmalige Wirbelschichtgranulation eines neuen Produkts wird sich zunächst an vergleichbaren Vorprodukten orientieren, erfordert aber dennoch eine Reihe experimenteller Durchläufe. Die Festsetzung der Prozessvariablen kann beispielsweise folgendermaßen erfolgen:

- Beladen des Wirbelschichtgranulators und Einstellen der Zuluftmenge mit dem Ziel eines gleichmäßig wirbelnden Fließbetts.
- Auswahl einer geeigneten Zulufttemperatur. Diese sollte hoch genug sein, um übliche Feuchteunterschiede der Zuluft zu nivellieren. Die Wasserdampfaufnahmefähigkeit von Luft steigt mit der Temperatur stark an, sodass es bei höherer Temperatur unerheblich ist, ob die Wasserbeladung der Zuluft gering oder relativ hoch war. Andererseits sollte die Zulufttemperatur im Labormaßstab nicht zu hoch gewählt werden, um für ein späteres Scale-up ausreichend Spielraum für die dabei notwendige Temperaturerhöhung zu wahren. Ein typischer Startwert für Laborgeräte mit Beladungen im Bereich 0,5 bis 5 kg ist beispielsweise 75 °C.
- Im Folgenden ist es erforderlich, einige Versuchsläufe durchzuführen, um bei mittlerem Sprühdruck eine geeignete Granulatfeuchte während der Granulation zu ermitteln. Indikatoren für eine eher zu geringe Granulatfeuchte sind neben den (formulierungsabhängigen) Feuchtemessdaten ein sehr feines Granulat oder das bevorzugte Auftreten eines feinen Wirkstoffs im Feinanteil des Granulats. Eine hohe Granulatfeuchte führt zu einem hohen Schüttvolumen, einem hohen Grobanteil im Granulat oder im Extremfall zu Schwierigkeiten, das Wirbelbett aufrechtzuerhalten.

- Entweder nachfolgend oder im Rahmen eines experimentellen Versuchsplans wird der Einfluss verschiedener Sprühdrucke zusammen mit der Sprührate untersucht.
- Schließlich werden unterschiedliche Trocknungsbedingungen und die Auswirkungen unterschiedlicher Granulatrestfeuchten untersucht.

Die so ermittelten Prozessvariablen sind allerdings nur für den Maßstab gültig, in dem sie ermittelt wurden. Bei Vergrößerung der Ansatzgröße auf Pilot- und Produktionsmaßstab müssen Änderungen der Einstellungen vorgenommen werden, um weiterhin Granulat mit weitgehend unveränderten Eigenschaften zu fertigen.

Der Grund hierfür kann aus Tab. 3-2 entnommen werden. Bei der hier dargestellten Vergrößerung des Maßstabs von 3 auf 300 kg kann aus baulichen Gründen die Siebbodenfläche von 0,031 m^2 nicht proportional auf 3,1 m^2 erhöht werden. Dementsprechend kann auch der Zuluftvolumenstrom nicht von 100 auf 10 000 m^3/h erhöht werden, da dies zu hohe Gasgeschwindigkeiten über dem Siebboden zur Folge hätte. Ähnlich verhält es sich mit der Anzahl Sprühdüsen, die nicht proportional von 1 auf 100 erhöht werden kann. Andererseits kann dennoch ein vergleichbares Produkt hergestellt werden, wenn die Tröpfchengröße der versprühten Granulierflüssigkeit während des Scale-up konstant gehalten und wenn die freie Feuchte während des Granulierprozesses unverändert belassen wird [13].

Maßstab	**Labor**	**Produktion**
Wirbelschichtgranulator		
Ansatzgröße (kg)	3	300
Siebbodenfläche (m^2)	0,031	1,04
Fluidisierluft		
Zulufttemperatur (°C)	52	100
Absolute Feuchte (g/kg)	10	10
Zuluftvolumenstrom (m^3/h)	100	2 800
Sprühdüsen		
Sprührate (g/min)	15	1 500
Düsenanzahl	1	6
Düsendurchmesser (mm)	0,8	2,5
Sprühdruck (bar)	2	5

Tab. 3-2: Anpassen von Sprühdruck und Zulufttemperatur beim Scale-up.

Da die pro Düse geförderte Granulierflüssigkeit im Großmaßstab ungleich höher ist als im Labormaßstab, muss die Menge an Sprühluft pro Düse (und somit der Sprühdruck) ebenfalls erhöht werden. Das Massenverhältnis von Sprühluft zu Granulierflüssigkeit und als Folge die Tröpfchengröße werden dadurch konstant gehalten.

Um die freie Feuchte während des Granulierprozesses trotz der unterproportional vergrößerten Siebbodenfläche und Zuluftvolumenstroms konstant zu halten, wird dagegen die Zulufttemperatur deutlich erhöht. Dabei wird auch verhindert, dass die relative Feuchte der Abluft zu hoch wird und an kalten Oberflächen Kondensation eintritt.

3.6 Formulierungen zur Wirbelschichtgranulation

Ein beispielhaftes Formulierungsschema für ein Wirbelschichtgranulat zur nachfolgenden Weiterverarbeitung zu Tabletten wurde bereits in Tab. 3-1 beschrieben. Typischerweise werden Wirkstoff, Tablettenzerfallsmittel und Füllmittel in der Vorlage verwirbelt und mit einer beispielsweise 4%igen Polymerlösung granuliert. Alternativ kann auch das Bindemittel in der Vormischung enthalten sein und mit Wasser granuliert werden [6]. Die Schmiermittelmenge der Nachmischung liegt häufig im Bereich 0,5 bis 1 %, muss aber jeweils individuell überprüft werden. Wichtige Einflussfaktoren auf die Eigenschaften des Granulats sind die Art der Wirkstoffeinarbeitung, die Bindemittelmenge, die Wassermenge und somit Bindemittelkonzentration sowie die Menge an Tablettenzerfallsmittel.

3.6.1 Art der Wirkstoffeinarbeitung in Wirbelschichtgranulate

Die gebräuchlichste Art der Wirkstoffeinarbeitung ist – wie im Formulierungsschema in Tab. 3-1 dargestellt – das pulverförmige Vorlegen im Granulator. Dadurch ergeben sich grundsätzlich Limitierungen des Verfahrens bei der Verarbeitung hoch konzentrierter Pulvermischungen mikrofeiner Wirkstoffe, die sich zunächst nicht oder nur unter Schwierigkeiten fluidisieren lassen und bei denen das Risiko hoher Verluste durch Austragen mit der Abluft besteht.

Für niedrig konzentrierte Pulvermischungen kann es dagegen vorteilhaft sein, den Wirkstoff der Bindemittellösung zuzufügen. Sofern die Mischwirkung des Wirbelbetts nicht ausreicht, kann dadurch eine sehr gute Homogenität der Wirkstoffverteilung im Granulat erreicht werden. Ferner besteht bei Wirkstoffen sehr geringer Wasserlöslichkeit die Möglichkeit, die Wirkstoffpartikel in der Granulierflüssigkeit mit Tensid und hydrophilem Polymer vorzubenetzen, wodurch die spätere Auflösungsgeschwindigkeit begünstigt wird. Sofern keine hohe Lösungs- oder Suspensionskonzentration erreicht werden kann, führt

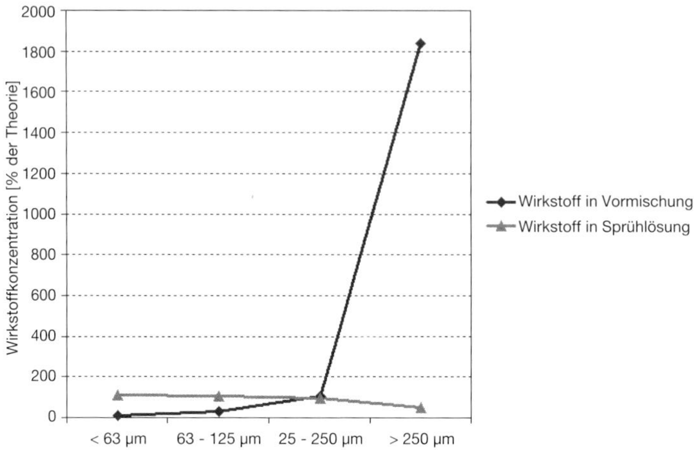

Abb. 3-13: Wirkstoffkonzentration in Korngrößenfraktionen eines Wirbelschichtgranulats nach Einbringen des Wirkstoffs in der Vormischung und in der Granulierflüssigkeit (die mittlere Konzentration des Wirkstoffs im Granulat ist 5%).

das Verfahren allerdings zu relativ langen Prozesszeiten. Beim Aufsprühen von Wirkstofflösungen muss ferner untersucht werden, in welcher polymorphen oder pseudopolymorphen Modifikation der Wirkstoff nach dem Trocknen im Granulat vorliegt.

Ein extremes Beispiel für die Verbesserung der Homogenität eines Wirbelschichtgranulats durch Aufbringen in der Granulierflüssigkeit zeigt Abb. 3-13. Wird der Wirkstoff zusammen mit der Vormischung vorgelegt, befindet er sich in diesem Beispiel überwiegend in der Grobfraktion des Granulats. Dies kann durch Aufsprühen mit der Granulierflüssigkeit verhindert werden.

3.6.2 Bindemittel in Wirbelschichtgranulaten

Art und Menge des Bindemittels (Klebstoff) in der Granulierflüssigkeit beeinflussen die Granulateigenschaften wesentlich. Dabei führt eine Erhöhung der in der Formulierung eingesetzten Bindemittelmenge zu gröberen Granulatpartikeln, einer erhöhten Festigkeit (verringerten Friabilität) des Granulats, einer erhöhten Granulatporosität, einer verbesserten Granulatfließfähigkeit und tendenziell einer verlängerten Tablettenzerfallszeit [5, 10–12, 14–16, 19]. Entgegen der allgemeinen Regel können durch erhöhte Bindemittelmengen erzielte gröbere Granulate u. U. schlechter fließen als feinere, da gröbere Wirbelschichtgranulate oft sehr irregulär geformt sind und sich beim Fließen „verhaken" [14].

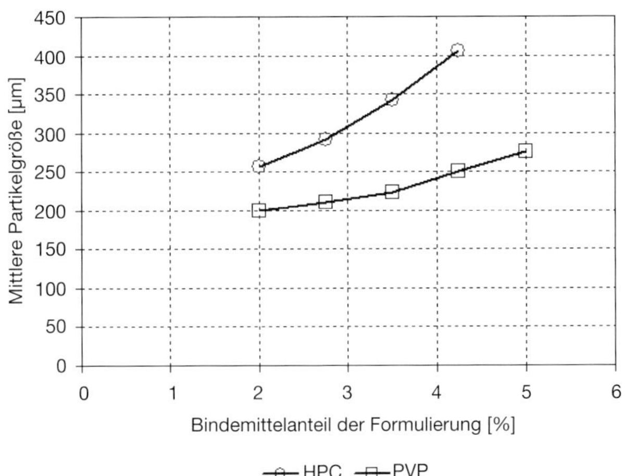

Abb. 3-14: Zunahme der Granulatpartikelgröße mit zunehmendem Bindemittelanteil der Formulierung (nach [14]).

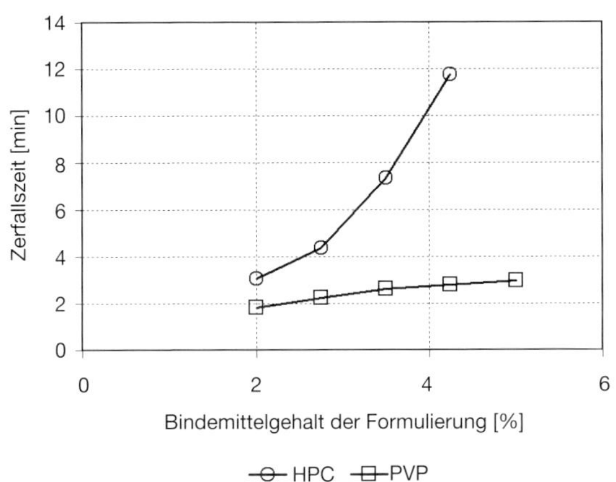

Abb. 3-15: Zunahme der Tablettenzerfallszeit mit zunehmendem Bindemittelanteil der Formulierung (nach [14]).

Besonders gebräuchliche Bindemittel sind niedrig viskose Hypromellose-Typen (HPMC, Hydroxypropylmethylcellulose) oder Povidon (PVP, Polyvinylpyrrolidon). Typische Einsatzstoffmengen sind dabei 2 bis 5 % HPMC oder 2 bis 10 % PVP (Konzentration jeweils bezogen auf Masse der unlackierten Tablette).

Die Beispiele der Abb. 3-14 und Abb. 3-15 zeigen die Vergröberung der Granulatpartikelgröße und Verlängerung der Zerfallszeit der daraus hergestellten Tabletten mit steigender Bindemittelmenge in der Formulierung.

3.6.3 Wassermenge in der Granulierflüssigkeit von Wirbelschichtgranulaten

Bei konstanter Bindemittelmenge einer Formulierung (bezogen auf die Masse der unlackierten Tablette) können unterschiedliche Granulierergebnisse erzielt werden, wenn die Wassermenge in der Granulierflüssigkeit variiert wird. Bei ansonsten unverändert belassenen Prozessvariablen führt eine hohe Wassermenge in der Granulierflüssigkeit zu einer erniedrigten Viskosität der Granulierflüssigkeit, zu feineren Tröpfchengrößen nach Versprühen und somit zu einem feineren Granulat. Auch die Klebewirkung der Bindemittellösung ist reduziert. Daher ist auch mit einer veränderten mechanischen Stabilität des Granulats [15] und abweichenden Schütt-/Stampfvolumina zu rechnen. Eine weitere Folge einer hohen Wassermenge in der Granulierflüssigkeit sind relativ lange Prozesszeiten, aber auch eine Tendenz zur Abnahme der Verteilungsbreite der Granulatpartikelgröße [16].

3.6.4 Tablettenzerfallsmittel in Wirbelschichtgranulaten

Die Menge an Tablettenzerfallsmittel einer schnell freisetzenden Tablette ergibt sich aus dem Zerfalls- und Freisetzungsverhalten der fertigen Tablette. Häufig lässt sich dabei ein Niveau definieren, von dem an eine weitere Erhöhung der Konzentration an Tablettenzerfallsmittel nicht mehr effektiv ist.

Eine weitere Variation ergibt sich durch die Möglichkeit, das Tablettenzerfallsmittel ausschließlich dem Granulat zuzusetzen oder auf Granulat und Nachmischung zu verteilen. In Abhängigkeit von der Formulierung kann die intra- und extragranuläre Verteilung Vorteile bei Tablettenzerfall oder Freisetzung des Wirkstoffs aus der Tablette haben. Sollte dies nicht der Fall sein, hat ein ausschließlich intragranulärer Zusatz Vorteile in der Homogenität und Fließfähigkeit der pressfertigen Mischung und führt zu einem tendenziell geringeren Schmiermittelbedarf.

3.7 Literatur

[1] Juslin L, Yliruusi J. Granule growth kinetics and attrition of granules made of different materials in a fluidized bed granulator; S.T.P. Pharma Sciences 6, 321–327 (1996)

[2] Schaefer T, Wørts O. Control of fluidized bed granulation II; Arch. Pharm. Chem. Sci. Ed. 5, 178–193 (1977)

[3] Abberger T. Zur Kinetik der Wirbelschichtgranulierung; Pharmazie 54, 611–613 (1999)

[4] Schaefer T, Wørts O. Control of fluidized bed granulation III; Arch. Pharm. Chem. Sci. Ed. 6, 1–13 (1978)

[5] Schaefer T, Wørts O. Control of fluidized bed granulation V; Arch. Pharm. Chem. Sci. Ed. 6, 69–82 (1978)

[6] Kokubo H, Sunada H. Effect of process variables on the properties and binder distribution of granules prepared in a fluidized bed; Chem. Pharm. Bull. 45, 1069–1072 (1997)

[7] Parikh DM, Bonck JA, Mogavero A. Batch Fluid Bed Granulation; in: Parikh DM, Handbook of Pharmaceutical Granulation Technology; Dekker, New York (1997)

[8] Parikh DM. Airflow in batch fluid-bed processing; Pharm. Technol. 15, 100–110 (1991)

[9] Greenhalgh D, Westrup J. Process control during fluid bed granulation - the importance of humidity control; J. Pharm. Pharmacol. 49 (Suppl. 4), 22 (1997)

[10] Schaefer T, Wørts O. Control of fluidized bed granulation IV; Arch. Pharm. Chem. Sci. Ed. 6, 14–25 (1978)

[11] Schinzinger O, Schmidt PC. Comparison of the granulation behavior of three different excipients in a laboratory fluidized bed granulator using statistical methods; Pharm. Dev. Technol. 10, 175–188 (2005)

[12] Merkku P, Lindqvist AS, Leiviskä K, Yliruusi J. Influence of granulation and compression process variables on flow rate of granules and on tablet properties, with special reference to weight variation; Int. J. Pharm. 102, 117–125 (1994)

[13] Rambali B, Baert L, Massart DL. Scaling up of the fluidized bed granulation process; Int. J. Pharm. 252, 197–206 (2003)

[14] Davies WL, Gloor WT Jr. Batch production of pharmaceutical granulations in a fluidized bed II; J. Pharm. Sci. 61, 618–622 (1972)

[15] Davies WL, Gloor WT Jr. Batch production of pharmaceutical granulations in a fluidized bed III; J. Pharm. Sci. 62, 170–171 (1972)

[16] Wan LSC, Heng PWS, Ling BL. Effect of polyvinylpyrrolidone solutions containing dissolved drug on characteristics of lactose fluidized bed granules; Int. J. Pharm. 141, 161–170 (1996)

[17] Ehlers H, Larjo J, Antikainen O, Räikkönen H, Heinämäki J, Yliruusi J. In situ droplet size and speed determination in a fluid-bed granulator, Int. J. Pharm. 391, 148–154 (2010)

[18] Hartung A, Knoell M, Schmidt U, Langguth P. Relevance of air to liquid mass ratio effect on final granule properties of an Enalapril maleate formulation, Drug Dev. Ind. Pharm. 38(1), 12–18 (2012)

[19] Otsuka T, Iwao Y, Miyagishima A, Itai S. Application of principal component analysis enables to effectively find important physical vaiables for optimization of fluid bed granulator conditions, Int. J. Pharm. 409, 81–88 (2011)

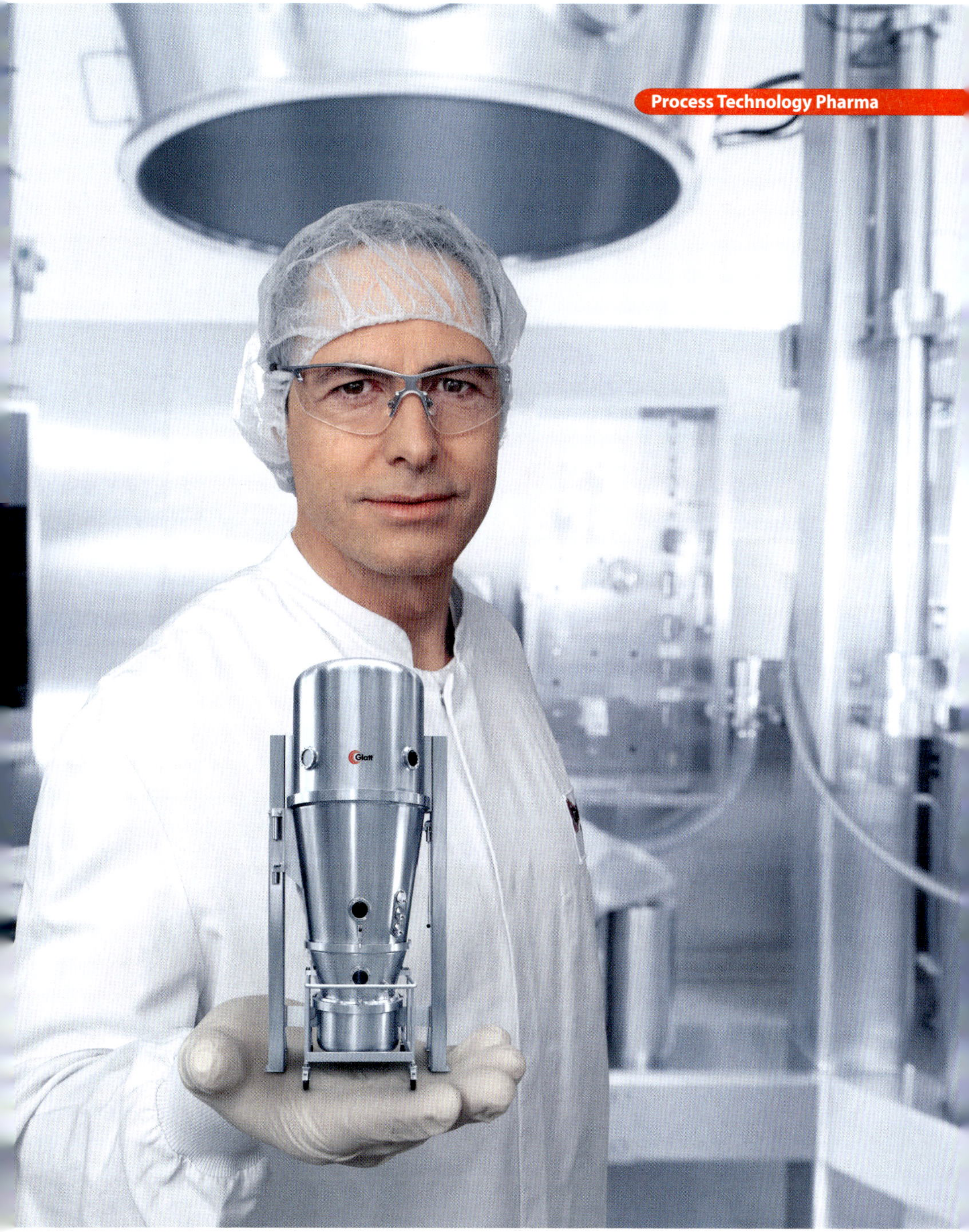

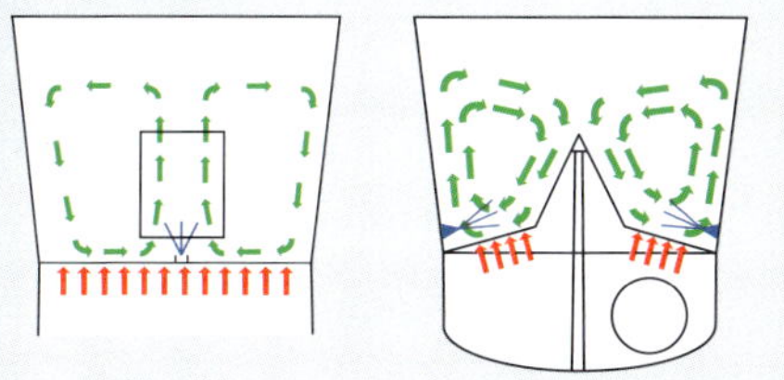

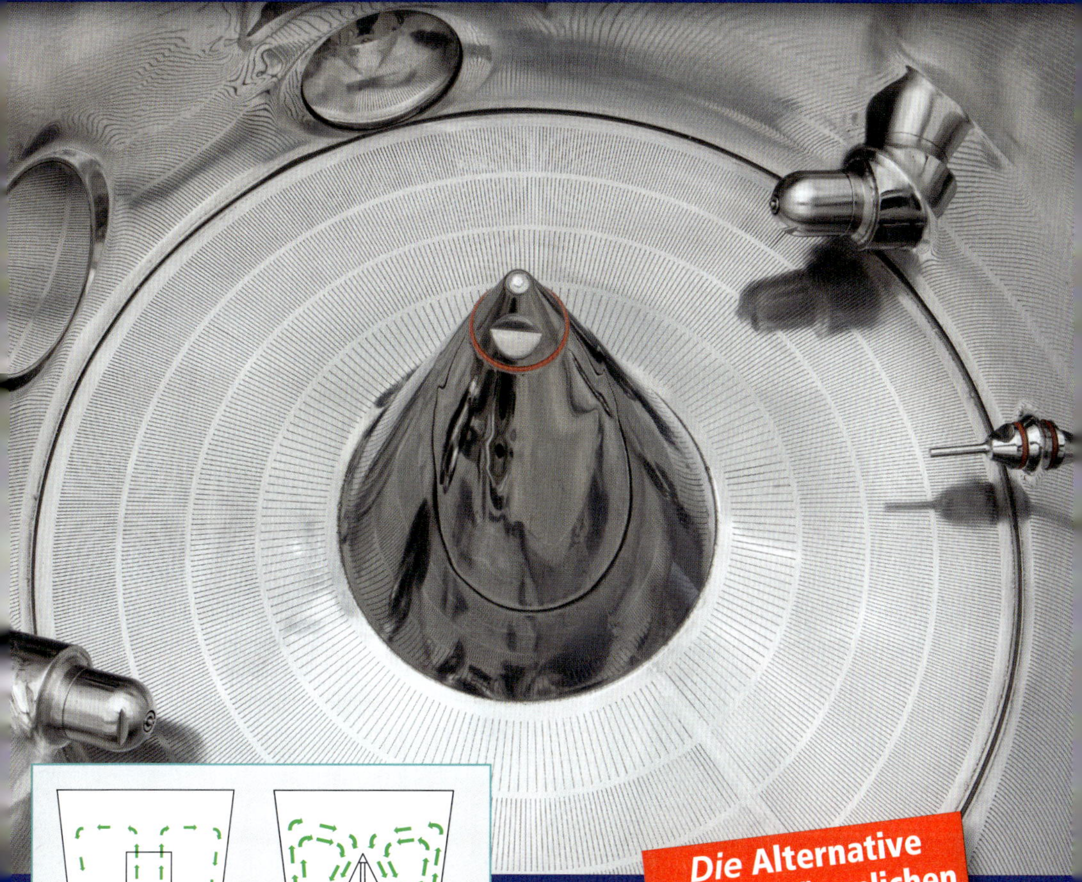

Mehr Flexibilität in Entwicklung und
Produktion durch „Rapid Change“

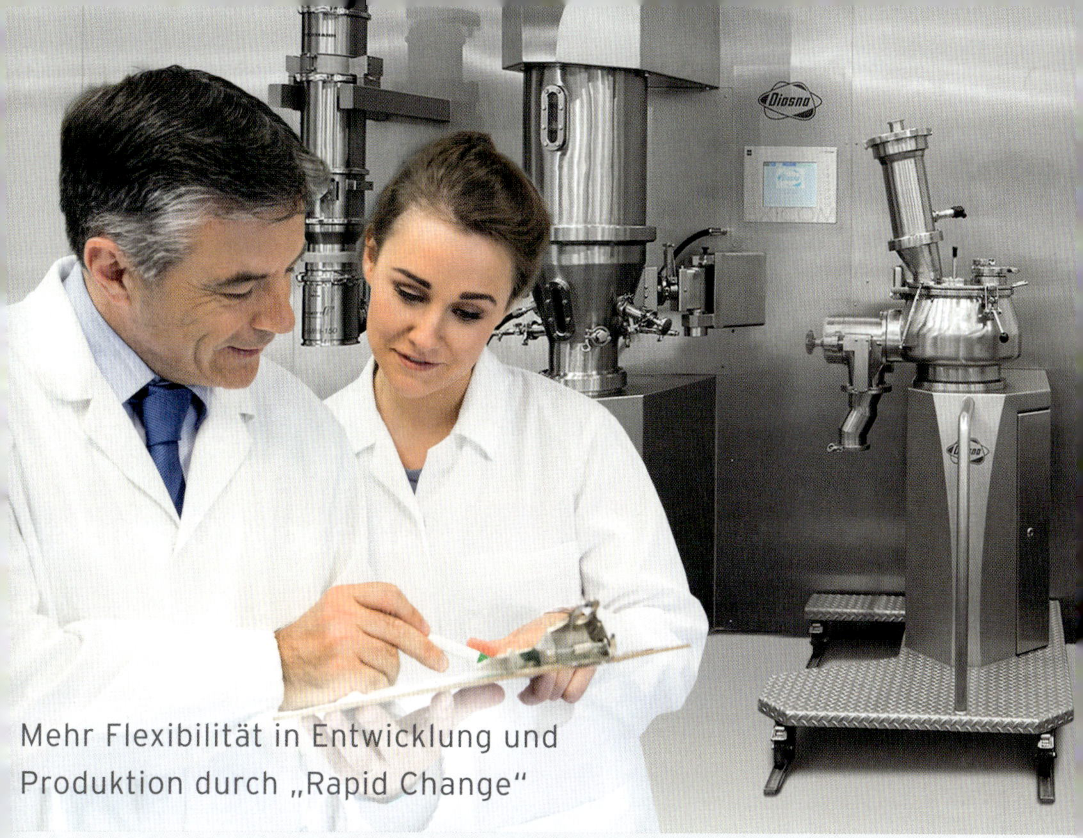

Kapitel 4

Mischergranulation

4.1 Beschreibung der Mischergranulation

Die Mischergranulation wird meist in Schnellmischern durchgeführt, die mit Rührerfrequenzen von beispielsweise 125 oder 250 Umdrehungen pro Minute das Produkt sehr intensiv mischen. Auf das bewegte Pulverbett wird die Granulierflüssigkeit aufgebracht. Das Granulat wird im Allgemeinen feucht gesiebt, getrocknet und nochmals gesiebt.

Abb. 4-1 zeigt schematisch den Aufbau eines Schnellmischers. Das Mischbehältnis kann wie in der Abbildung dargestellt konisch oder aber auch zylindrisch geformt sein und enthält als wesentliche Funktionsbestandteile den Mischerarm (Rührwerk) sowie den Zerhacker (Messerkopf).

Aufgrund der Geometrie der Mischerarme und des Mischbehältnisses wird das Gut nicht nur horizontal im Kreis bewegt, sondern erfährt wie in Abb. 4-2 dargestellt auch noch eine intensive vertikale Durchmischung. Durch die radiale Beschleunigung der Masse („Zentrifugalkraft") und die Gewichtskraft des darüber liegenden Materials wird dabei das feuchte Granulatkorn verdichtet. Dieser grundlegende Unterschied zur Wirbelschichtgranulation erklärt die häufig auch unterschiedlichen Granulateigenschaften.

Durch die Bewegung tritt Reibung zwischen den Partikeln untereinander und zwischen Haufwerk und Behälterwandung auf. Als Folge erwärmt sich das Produkt während des Prozesses. Beispielsweise sind Temperaturerhöhungen während einer Feuchtgranulation im Schnellmischer im Bereich von 20 bis 40° beschrieben [1, 15].

Würde eine Mischergranulation in einem Schnellmischer lediglich mit einem Rührwerk ausgeführt, bestünde das Risiko, dass sich wenige, sehr große Agglomerate oder pelletähnliche kugelförmige Granulate bildeten. Aus diesem Grund sind Schnellmischer mit einem hochtourig drehenden Zerhacker ausgerüstet, der solche zu groben Agglomerate kontinuierlich wieder zerteilt. Das

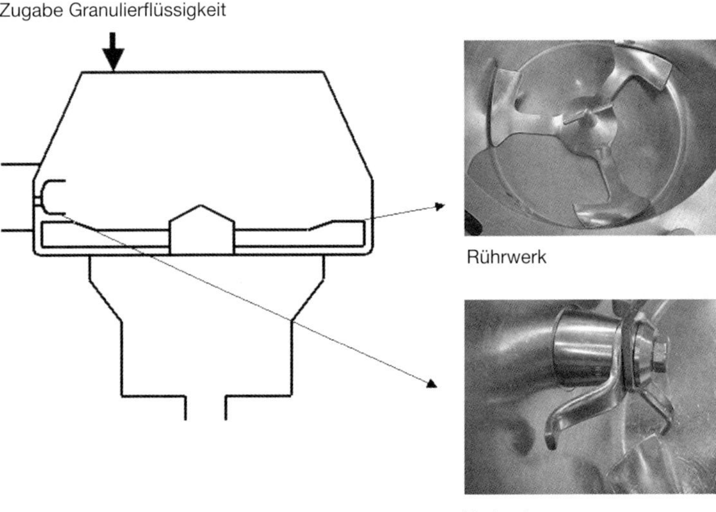

Abb. 4-1: Aufbau eines Mischergranulators (Schnellmischer).

Mischergranulat ergibt sich somit aus dem Zusammenspiel aufbauender Mechanismen (Agglomeratbildung mit und ohne Materialbrücke) und abbauender Mechanismen (Zerteilung durch Zerhacker, Zerbrechen, Abreiben).

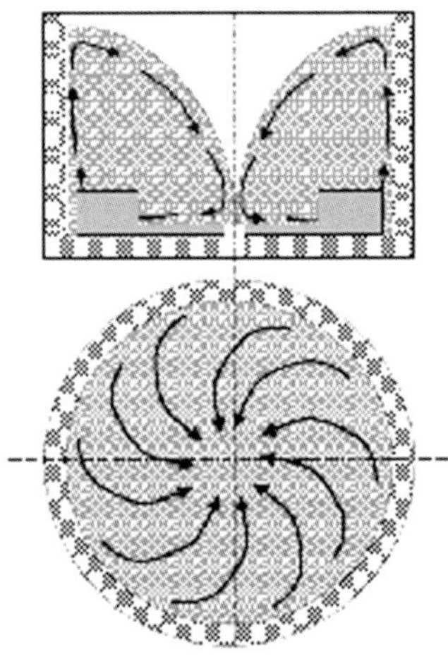

Abb. 4-2: Materialbewegung im Schnellmischer [30].

Tab. 4-1 zeigt ein typisches Beispiel einer pharmazeutisch eingesetzten Formulierung zur Mischergranulation. Zunächst werden die Bestandteile der Vorlage kurz trocken gemischt. Danach wird die Granulierflüssigkeit über einen Trichter, eine Pumpe oder eine Düse zudosiert, wodurch der Granulationsprozess gestartet wird. Nach vollständiger Zugabe wird die feuchte Masse durch fortgesetztes Mischen weiter granuliert. Dabei wird bei einigen Formulierungen eine Nachgranulation durch Zugabe von Wasser vorgesehen. Nach ausreichender Granulation wird bei der herkömmlichen Verfahrensweise das feuchte Granulat abgelassen und nachbearbeitet. In Eintopfsystemen erfolgt dagegen die Trocknung ebenfalls im Mischgranulator.

Das feuchte Sieben durch ein Raspelsieb (Abb. 4-3) stellt den ersten Nachbearbeitungsschritt dar. Bei dieser Passiersiebung wird das gesamte Granulat mit mechanischer Unterstützung durch die Raspelbohrungen gesiebt. Dabei werden noch vorhandene, grobe Granulatpartikel zerteilt und eine nachfolgende gleichmäßige Trocknung des Granulats ermöglicht.

Hilfsstoff	**Funktion**	**Anteil (%)** bezogen auf die trockene Tablette
Vorlage		
	Wirkstoff	36,3
Mikrokristalline Cellulose	Füllstoff	41,2
Laktose Monohydrat	Füllstoff	11,6
Croscarmellose Natrium	Tablettenzerfallsmittel	4,7
Granulierflüssigkeit		
Natriumlaurylsulfat	Netzmittel	0,5
Hypromellose (HPMC)	Bindemittel	2,4
Wasser	Lösungsmittel	35,3
Nachmischung		
Magnesiumstearat	Schmiermittel	0,9
Croscarmellose Natrium	Tablettenzerfallsmittel	2,4

Tab. 4-1: Beispiel einer Formulierung für die Mischergranulation.

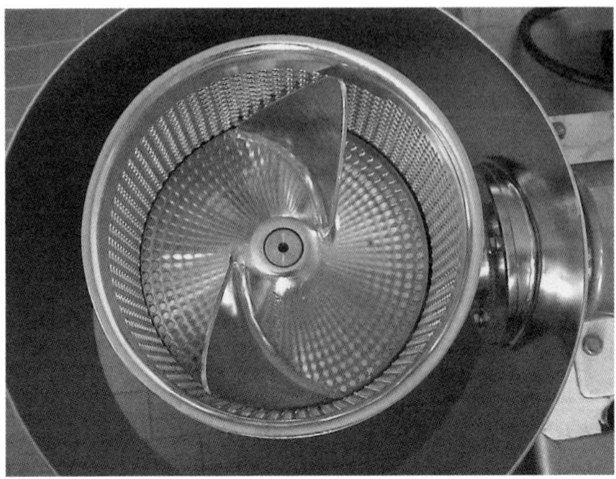

Abb. 4-3: Aufsicht auf ein Raspelsieb (Reibschnitzler) zur Feuchtsiebung von Mischergranulaten im Labormaßstab.

Das noch feuchte, gesiebte Granulat wird in einem zweiten Nachbearbeitungsschritt getrocknet. Hierzu werden meist Wirbelschichttrockner verwendet, deren Aufbau dem von Wirbelschichtgranulatoren ähnelt. Das getrocknete Granulat wird in einem dritten Nachbearbeitungsschritt trocken gesiebt. Hierzu werden Siebmaschinen mit oszillierenden Siebhilfen oder wegen der Gefahr des Siebbruchs zunehmend Siebbleche mit hochtourig rotierendem Rührwerk eingesetzt (Abb. 4-4).

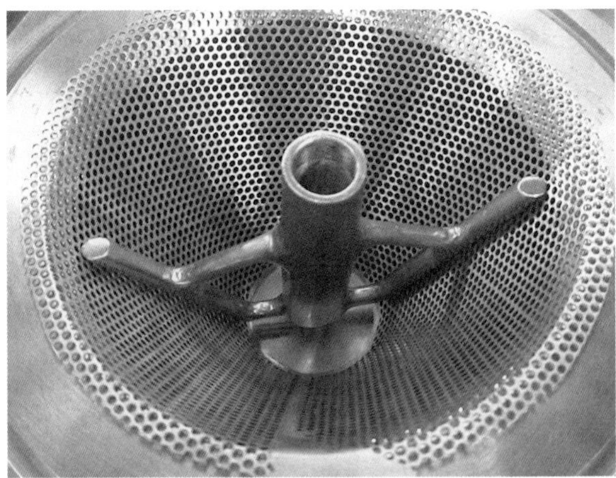

Abb. 4-4: Laborsiebanlage zum trockenen Sieben von Mischgranulaten mit hochtouriger Siebhilfe.

Die Zusammenschaltung der einzelnen Anlagenteile zur Mischergranulation in einem Produktionsbetrieb mit vertikalem Materialfluss zeigt Abb. 4-5. Vormischung und Granulierflüssigkeit werden in diesem Beispiel aus dem 3. Obergeschoss in den Mischgranulator im Zwischengeschoss zudosiert. Die Entleerung des Mischgranulators erfolgt über eine Raspel zur Feuchtsiebung in den Wirbelschichttrockner. Es folgen Nachmischen und Sieben auf dem 1. Obergeschoss.

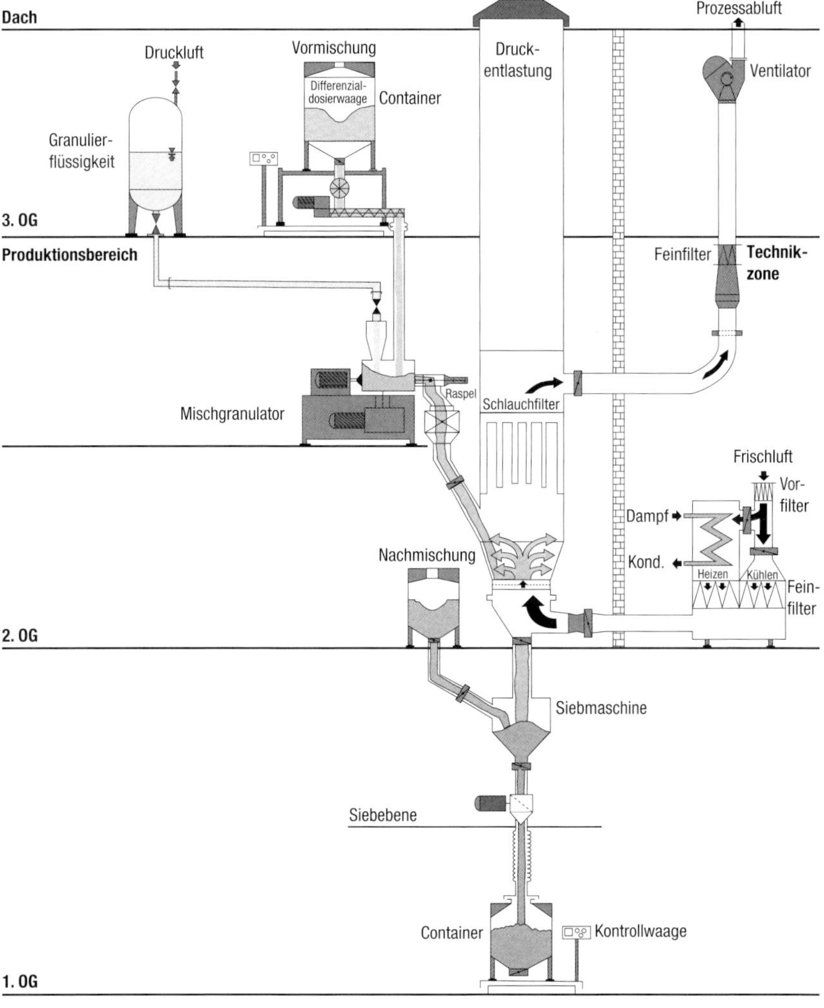

Abb. 4-5: Materialfluss bei der Mischergranulation in einem Produktionsbetrieb.

4.2 Steuerung der Mischergranulation

Bei gegebener Menge an Granulierflüssigkeit und an Wasser zur Nachgranulation wird das Granulierergebnis hauptsächlich von der Granulierzeit und der Mischerdrehzahl bestimmt (Abb. 4-6). Die Zugabegeschwindigkeit der Granulierflüssigkeit beeinflusst ebenfalls die Granulierzeit und somit das Granulierergebnis. Weitere Input-Prozessvariablen sind die Drehzahl des Zerhackers, der Beladungsgrad des Mischgranulators sowie die Art der Zugabe der Granulierflüssigkeit wie Einsprühen oder Zudosieren [32].

Der dadurch beeinflusste Prozessparameter, die Granulatkonsistenz, kann durch die Messung des Drehmoments des Mischerarms oder der Leistungsaufnahme des Mischermotors verfolgt werden, da mit fortschreitender Granulation die zunächst trockene Pulvermischung immer feuchter und bei Bewegung zähfließender wird.

4.2.1 Granulatkonsistenz als Prozessparameter

Mit zunehmendem Anteil der Granulierflüssigkeit in der Pulvermasse und zunehmender Bearbeitungszeit im Schnellmischer kommt es zu einer Erhöhung des Flüssigkeitssättigungsgrads des Haufwerks und zum fortschreitenden Granulataufbau. Ab einem bestimmten Punkt ist die Mischung „übergranuliert“, und es setzen aufgrund einer zu hohen Menge an Granulierflüssigkeit oder zu

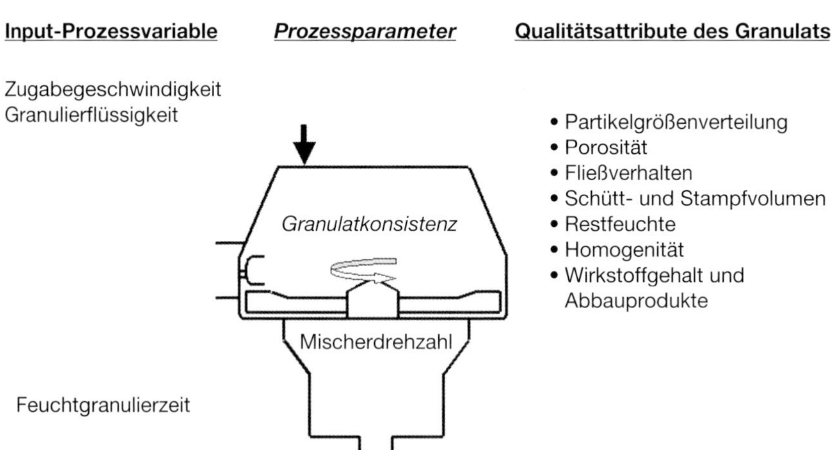

Abb. 4-6: Prozesssteuerung einer Mischergranulation.

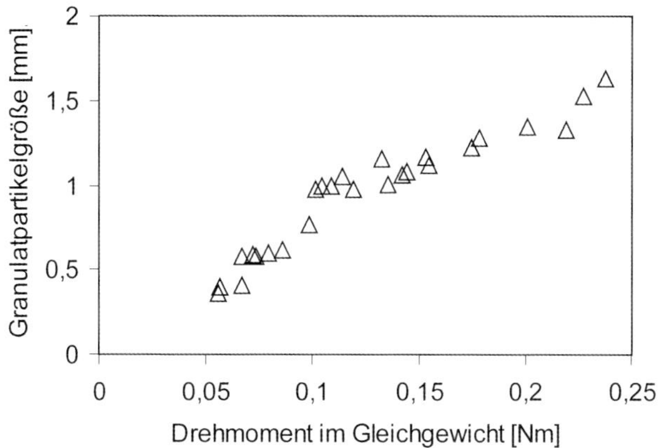

Abb. 4-7: Beispiel für den Zusammenhang zwischen Drehmoment des Mischgranulators bei Granulationsende und Partikelgröße d43 des Granulats (nach [10]).

langen Bearbeitungszeit nachteilige Einflüsse der Granulierung ein wie unzureichende Härte, Zerfall oder Wirkstofffreisetzung der daraus hergestellten Tabletten. Im Extremfall erreicht die Granuliermasse die Suspensionsphase und ist kaum noch weiterverarbeitbar.

Somit stellt sich bei der Neuentwicklung eines Mischgranulierprozesses, aber auch in der laufenden Produktion die Frage, wann der Granulierprozess abzubrechen ist und ab welchem Zeitpunkt die negativen Folgen einer weiteren Granulation überwiegen. Solange bei neuen Formulierungen noch keine Ergebnisse einer systematischen Untersuchung von Wassermenge-Granulierzeit-Kombinationen vorliegen, bietet die Einschätzung der Granulatkonsistenz eine gewisse Orientierung. So wird eine sinnvolle Einstellung der Wassermenge und Mischdauer im Bereich der „Schneeballkonsistenz" des Granulats erwartet (feuchtes Pulver lässt sich wie Schnee formen und zerbröselt beim Reiben zwischen den Fingern ohne zu schmieren).

Eine objektivere Messung der Granulatkonsistenz lässt sich durch Messen des Drehmoments des Rührerschafts (bei Laborgeräten) oder Messen der Leistungsaufnahme des Mischermotors erzielen [33]. Zu Beginn einer Mischergranulation ist der Widerstand der noch trockenen Pulvermischung gegen die Bewegung des Rührwerks noch gering. Mit fortschreitender Zugabe der Granulierflüssigkeit und mechanischer Bearbeitung steigt die Konsistenz des Haufwerks und somit der Widerstand gegen die Rührbewegung an. Dabei besteht für eine gegebene Rezeptur innerhalb pharmazeutisch üblicher Granulationsbedingungen ein Zusammenhang zwischen Drehmoment (bzw. Leistungsaufnahme) und der resultierenden Granulatpartikelgröße (Beispiel in Abb. 4-7).

Die Messung des Drehmoments oder der Leistungsaufnahme ist somit ein guter Indikator dafür, wie weit der Granulierprozess aufgrund der Zugabe der Granulierflüssigkeit und der Bearbeitung durch den Mischer vorangeschritten ist.

Wird eine Mischergranulation über alle Stufen möglicher Flüssigkeitssättigungsgrade durchgeführt, lassen sich unterschiedliche Phasen der Granulation aus den Leistungsaufnahmekurven konstruieren [3]. In der Praxis werden im Rahmen der Verfahrensentwicklung Versuchsgranulationen bis zu unterschiedlichen Leistungsaufnahmen oder Drehmomenten durchgeführt, abgebrochen und die Eigenschaften der entstehenden Granulate und der daraus hergestellten Tabletten bewertet.

4.2.2 Einfluss der Granulierzeit und Mischerdrehzahl

Bei festgelegter Menge an Granulierflüssigkeit stellen Zeitdauer und Intensität der mechanischen Bearbeitung die Hauptvariablen der Feuchtgranulation im Schnellmischer dar. Dies ergibt sich durch den Einfluss des Flüssigkeitssättigungsgrads auf den Granulataufbau (Kap. 1.5 Flüssigkeitssättigung). Durch die mechanische Bearbeitung sinkt das Hohlraumvolumen des Haufwerks, wodurch bei gegebenem Flüssigkeitsvolumen der Flüssigkeitssättigungsgrad ansteigt [2].

Dadurch ergibt sich auch, dass zunehmende Granulierzeit oder höhere Mischintensität nur effektiv sind, wenn die zu granulierende Pulvermasse einen ausreichenden Feuchtegehalt aufweist. Im Extremfall eines noch fast trockenen Produkts ist längeres Mischen beispielsweise völlig unwirksam. Abb. 4-8 zeigt den Einfluss der Granulierdauer auf die Leistungsaufnahme eines Mischgranulators bei unterschiedlichen Granulatfeuchten. Wird die Granulation auf niederem Feuchteniveau gefahren, stellt sich rasch ein Gleichgewicht ein und eine weitere mechanische Bearbeitung ist ineffektiv. Auf mittlerem Feuchteniveau steigt die Konsistenz des feuchten Granulats über etwa 5 Minuten an, danach wird ein Gleichgewicht erreicht. Bei sehr hohem Wasseranteil steigt die Granulatkonsistenz sehr rasch und stark an. Mit zunehmender Verdichtung reicht das Hohlraumvolumen nicht mehr zur Aufnahme der Granulierflüssigkeit aus und das Drehmoment fällt wieder ab. Das Produkt ist deutlich übergranuliert.

Als Folge zunehmender Granulation ändern sich Qualitätsattribute der erzeugten Granulate, insbesondere die Partikelgröße. Ein Beispiel zeigt Abb. 4-9. Bei allen drei Granulationen wurde die Granulierflüssigkeit zunächst über 22 Minuten zugegeben. Nachfolgend wurde entweder gar nicht, über 7 oder über 10 Minuten feucht geknetet. Die dargestellten Rückstandssummenkurven der Partikelgrößenverteilung zeigen eine deutliche Partikelvergröberung während der ersten 7 Minuten der Granulation, während weiteres Bearbeiten dann nur noch einen geringeren Einfluss auf die Partikelgrößenverteilung des Granulats hatte.

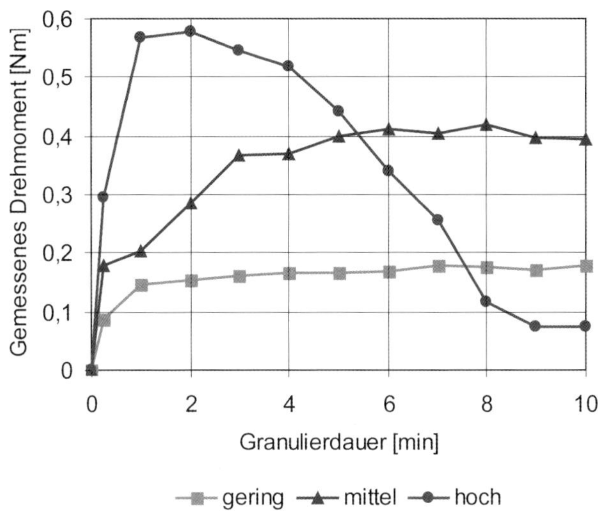

Abb. 4-8: Anstieg des Drehmoments eines Mischgranulators mit zunehmender Granulierdauer bei Anwesenheit unterschiedlicher Wassermengen (Laktose-Placebo-Granulat, nach [25]).

Zunehmende mechanische Energie lässt sich beim Granulieren im Schnellmischer anstatt über steigende Granulierzeit auch über eine höhere Drehzahl des Rührwerks einbringen. Im Beispiel der Abb. 4-10 führt die höhere Drehzahl des Rührwerks zu einer deutlich gröberen Partikelgrößenverteilung des Granulats.

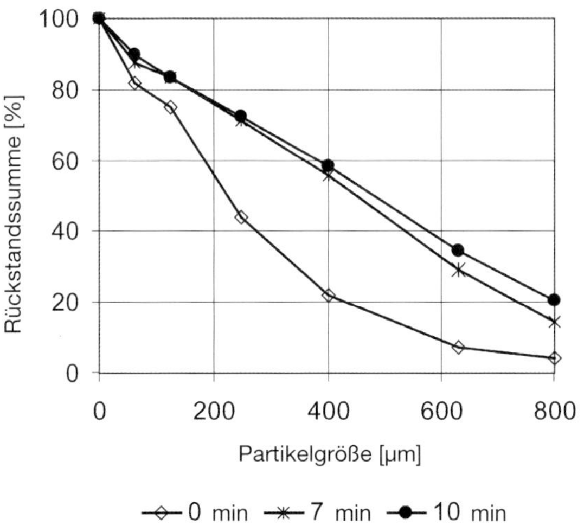

Abb. 4-9: Beispiel für den Einfluss der Granulierzeit auf die Partikelgrößenverteilung eines Granulats.

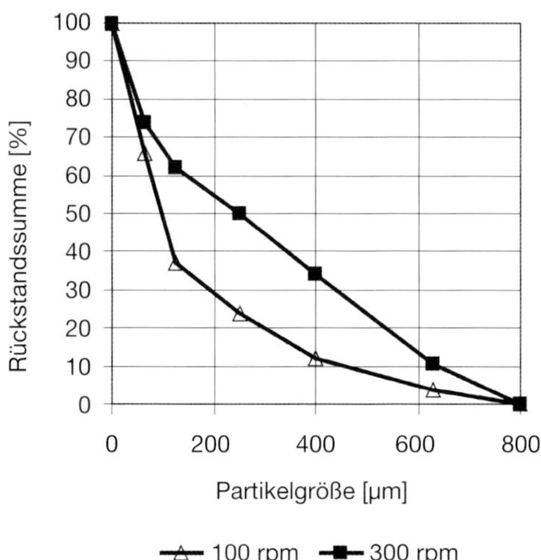

Abb. 4-10: Einfluss der Drehzahl des Rührwerks auf die Partikelgrößenverteilung eines Granulats.

Neben der Partikelgröße ändert sich mit zunehmender Granulation (Dauer, Intensität) auch die Porosität des entstehenden Granulats. Diese nimmt während der Mischergranulation deutlich ab, da sich Formulierungsbestandteile lösen und zu einem Auffüllen von Mikroporen führen können [13] oder Poren mechanisch verdichtet werden. Im weiteren Verlauf der Granulation ist durch die Bildung von Agglomeraten und Makroporen ein leichter Anstieg der Porosität möglich [12]. Abb. 4-11 zeigt das Porenvolumen und dessen Größenverteilung von zwei Granulaten gleicher Zusammensetzung, die unterschiedlich stark granuliert wurden. Die Porosität des länger und bei höherer Intensität granulierten Produkts ist deutlich geringer. Dem entspricht meist eine verschlechterte Verpressbarkeit zu Tabletten und verringerte Freisetzungsgeschwindigkeit des Wirkstoffs aus dem Granulat oder den daraus hergestellten Tabletten.

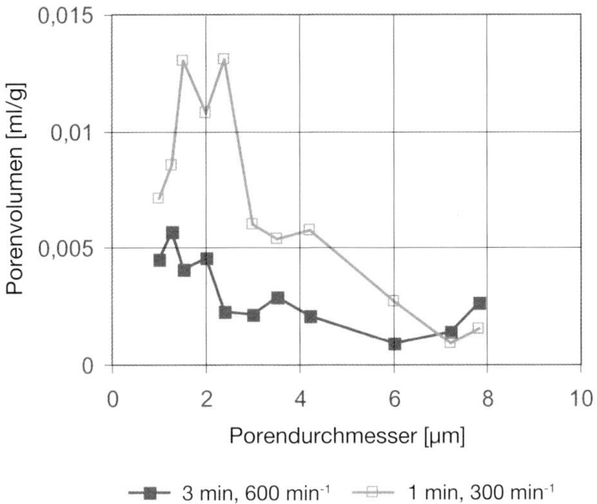

Abb. 4-11: Porenvolumenverteilung von zwei Granulaten, die durch unterschiedlich intensive Mischergranulation hergestellt wurden (nach [13]). Maximal erzielbare Tablettenhärten nach 1 min Granulierzeit bei 300 min^{-1}: 57,4 N, nach 3 min bei 600 min^{-1}: 28,7 N.

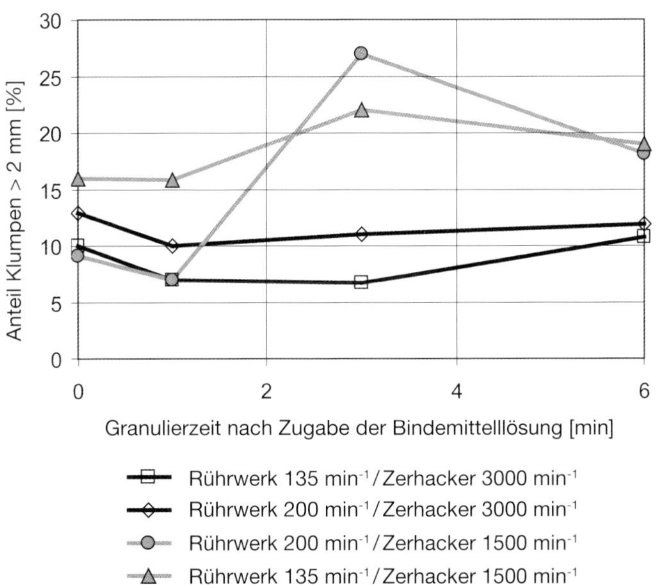

Abb. 4-12: Einfluss der Zerhacker-Drehzahl auf den Anteil an Klumpen > 2 mm einer Mischergranulation [1].

4.2.3 Einfluss der Zerhacker-Drehzahl

Ob und in welchem Umfang der Zerhacker Einfluss auf das Granulierergebnis nimmt, hängt völlig von den übrigen Bedingungen der Mischergranulation ab, beispielsweise dem Gerätetyp, dessen Beladung, Feuchtegehalt der Mischung oder der Drehzahl des Rührwerks [1]. Bei sehr starkem Granulataufbau (hohe Feuchte oder hohe Drehzahl des Rührwerks) bilden sich hohe Anteile grober Agglomerate, und der Einfluss des Zerhackers ist deutlich.

Ein Beispiel einer Granulation mit deutlichem Zerhackereinfluss zeigt Abb. 4-12. Aufgrund der übrigen Granulierbedingungen bilden sich bereits während der Zugabe der Granulierflüssigkeit über 10 Minuten etwa 10 bis 15 % grobe Agglomerate > 2 mm (Klumpen). Bei weiterer Granulation über 6 Minuten bleibt deren Anteil geringer, wenn der Zerhacker bei 3 000 anstatt mit 1 500 Umdrehungen pro Minute betrieben wird.

4.2.4 Einfluss der Nachbearbeitungsschritte auf das Ergebnis einer Mischergranulation

An die eigentliche Granulation im Schnellmischer schließen sich i. d. R. die Nachbearbeitungsschritte Feuchtsieben (Raspeln), Trocknen und Sieben an. In Abhängigkeit vom Produkt und Eigenschaften des erzeugten feuchten Granulats können Prozessvariablen der Nachbearbeitung das Granulationsergebnis noch modifizieren. Die wichtigsten Prozessvariablen der Nachbearbeitung sind in Abb. 4-13 schematisch dargestellt.

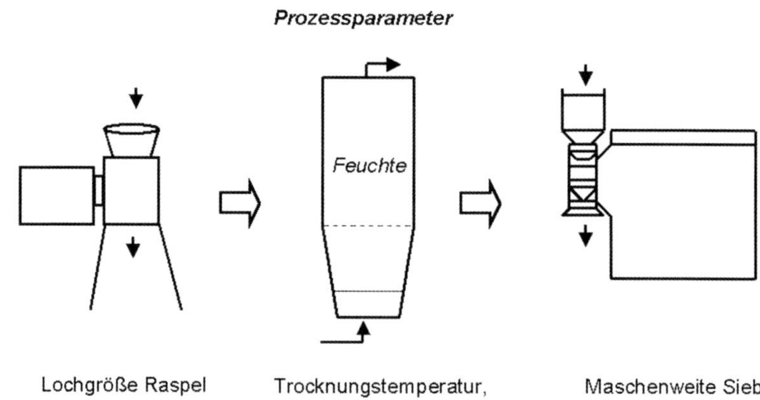

Abb. 4-13: Wichtige Prozessvariablen bei der Nachbearbeitung von Mischergranulaten.

Bei guter Abstimmung der Granulatpartikelgröße, der Lochgröße der Raspel und der Zuführgeschwindigkeit des feuchten Granulats in die Raspel sollte das Feuchtsieben keinen wesentlichen Einfluss auf die mittlere Partikelgröße des Granulats und Freisetzung des Wirkstoffs aus den fertigen Tabletten ausüben. Der Zweck dieses Prozessschritts sollte eher eine Sicherheitssiebung und das Zerteilen von wenigen groben Agglomeraten darstellen. Allerdings kann bei hoher Zufuhrgeschwindigkeit des feuchten Granulats und relativ kleiner Lochgröße der Raspel eine Nachverdichtung des feuchten Granulats eintreten, die sich auf die nachfolgende Wirkstofffreisetzung aus der Tablette ungünstig auswirken kann.

Während des Trocknungsprozesses im Wirbelschichttrockner ist das feuchte Granulat durch den erforderlichen Energieaufwand zum Verdampfen der Feuchtigkeit zunächst vor starker thermischer Belastung geschützt. Typische Werte der Produkttemperatur liegen beispielsweise in der Größenordnung von 30 °C. Gegen Ende nähert sich die Produkttemperatur langsam der Temperatur der Zuluft an, und das Risiko thermischer Zersetzung sehr empfindlicher Wirkstoffe steigt. Ferner bestimmt die Dauer der Trocknung und die Produkttemperatur beim Beenden des Trocknungsprozesses die Restfeuchte des Granulats. Diese wiederum beeinflusst Tablettiereigenschaften wie Deckeln, Ansetzen am Presswerkzeug oder mechanische Festigkeit der Tabletten sowie die Langzeithaltbarkeit des Endprodukts.

Der Einfluss der trockenen Siebung im Anschluss an die Granulattrocknung hängt sehr stark von der Granulatpartikelgröße und der Siebmaschenweite ab. Bei grober Siebmaschenweite hat diese lediglich den Charakter einer Sicherheitssiebung, um evtl. noch vorhandene grobe Agglomerate zu zerteilen. Bei feiner Siebmaschenweite kann diese aber auch den Charakter einer abbauenden Siebung annehmen. Ein derartiges Beispiel zeigen Abb. 4-14 und Abb. 4-15. Mit abnehmender Siebmaschenweite wurden feinere Partikelgrößenverteilungen des Granulats erzielt. Die feineren Produkte zeigen eine zunehmende Differenz zwischen Schütt- und Stampfvolumen und eine abnehmende Fließfähigkeit, ausdrückbar durch einen zunehmenden Carr-Index. Andererseits steigt die mechanische Festigkeit der hergestellten Tabletten (nicht dargestellt).

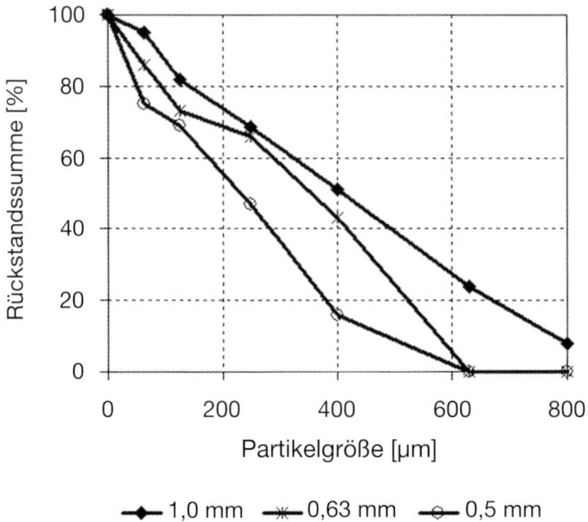

Abb. 4-14: Beispiel für die abnehmende Partikelgröße eines Schnellmischergranulats mit geringerer Maschenweite bei der Schlusssiebung.

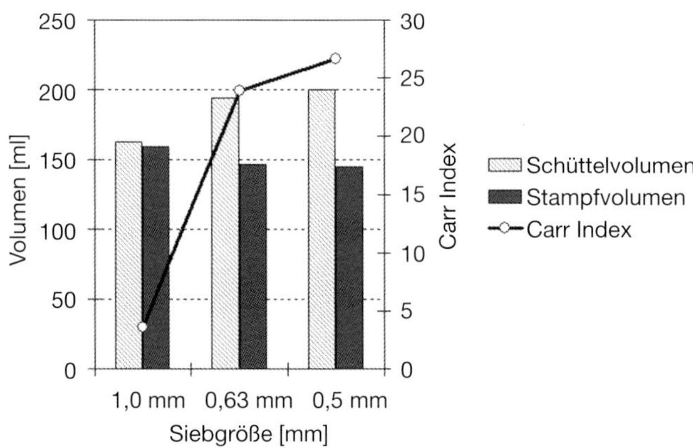

Abb. 4-15: Beispiel für die abnehmende Fließfähigkeit (zunehmender Carr-Index) eines Schnellmischergranulats mit geringerer Maschenweite bei der Schlusssiebung.

4.3 Einfluss von Prozessvariablen der Mischergranulation auf Tabletteneigenschaften

Der überwiegende Anteil der im Schnellmischer hergestellten Granulate stellt ein Zwischenprodukt zur Weiterverarbeitung zu Tabletten dar. Die üblicherweise untersuchten Qualitätsattribute der Schnellmischergranulate lassen dabei die Eigenschaften der späteren Tabletten nur teilweise erkennen. Im Folgenden sollen daher Einflüsse von Variablen der Granulation auf die wichtigsten Qualitätsattribute von Tabletten wie Bruchfestigkeit, Zerfall, Wirkstofffreisetzung und Gehaltseinheitlichkeit dargestellt werden.

4.3.1 Einfluss der Mischergranulation auf mechanische Eigenschaften und Zerfall von Tabletten

Den positiven Effekten einer Mischergranulation wie Verbesserung von Fließfähigkeit, Bewahren der Homogenität der Pulvermischung sowie der Erniedrigung des Schmiermittelbedarfs stehen tendenziell nachteilige Einflüsse auf andere Tabletteneigenschaften gegenüber. Bei Übergranulation besteht das Risiko ungünstiger Auswirkungen auf die mechanische Festigkeit, den Zerfall und die Wirkstofffreisetzung aus den Tabletten. Solche Nachteile resultieren dann aus der bei einer Mischergranulation eintretenden Granulatverdichtung und Abnahme der Granulatporosität.

Abb. 4-16 zeigt den nachteiligen Einfluss zunehmender Feuchtgranulierdauer auf die mechanische Festigkeit von Tabletten. Nach Zugabe der Granulierflüssigkeit wurde der Prozess beendet bzw. 1 oder 3 Minuten nachgranuliert. Dadurch sank die aus dem jeweiligen Granulat erzielbare maximale Bruchfestigkeit von Tabletten auf etwa ein Viertel. Die Ursache hierfür wird in der Abnahme der Porosität des Granulats gesehen [13]. Bei sehr schlecht tablettierbaren Wirkstoffen, wie z. B. Paracetamol, ist es möglich, dass durch die Granulation die Tablettierbarkeit überhaupt erst ermöglicht wird und mit zunehmender Granulierdauer dann zunehmende Bruchfestigkeit der Tabletten resultiert [27]. Ferner werden die mechanischen Eigenschaften der Tabletten durch die Restfeuchte des Schnellmischergranulats beeinflusst [34].

Ein Fallbeispiel für das Risiko übermäßiger Mischergranulation auf die Zerfallszeit von Tabletten zeigt Abb. 4-17. Eine konstante Formulierung (einschließlich der verwendeten Wassermenge) wurde 6,5, 8,5 und 11,5 Minuten durch Mischen granuliert. Die Granulate wurden jeweils bei mehreren Presskräften zu Oblongtabletten verpresst und Biegefestigkeit und Zerfallszeit der Tabletten bestimmt. Die Biegefestigkeits-Zerfallszeit-Diagramme zeigen beispielsweise für Tabletten mit einer Biegefestigkeit von etwa 20 bis 25 N eine Zerfallszeit von 3 Minuten nach kurzer Granulation, von 8 Minuten nach mittlerer und von 17 Minuten nach langer Granulationszeit. Sollte

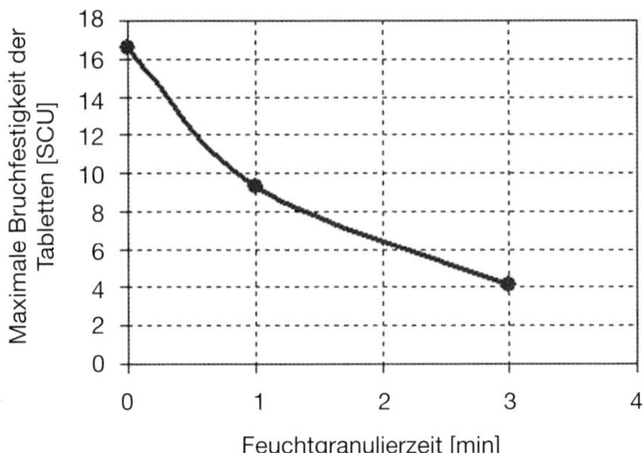

Abb. 4-16: Abnahme der maximal erzielbaren Tablettenbruchfestigkeit aus Schnellmischergranulaten, die zunehmend lange bearbeitet wurden (nach [13]; 1 SCU entspricht etwa 7 N).

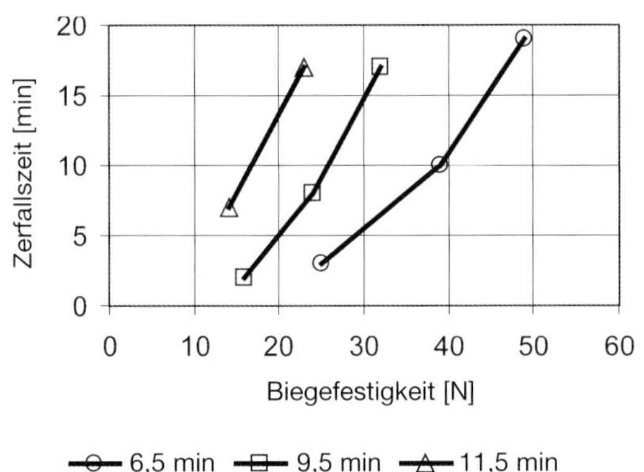

Abb. 4-17: Ungünstigere Lage des Biegefestigkeits-Zerfallszeit-Profils mit zunehmender Granulierdauer eines Mischergranulats.

somit versucht werden, das Defizit einer übergranulierten Mischung in der mechanischen Tablettenfestigkeit durch höhere Presskräfte beim Verpressen auszugleichen, können lange und nicht mehr akzeptable Tablettenzerfallszeiten resultieren.

4.3.2 Einfluss der Mischergranulation auf die Wirkstofffreisetzung aus Tabletten

Zunehmende Granulation im Schnellmischer kann tendenziell zu einer Verlangsamung der Freisetzung des Wirkstoffs aus der Tablette führen (Fallbeispiel in Abb. 4-18). So resultiert in diesem Beispiel durch eine Verlängerung der Granulierdauer von 2 auf 5 Minuten eine Abnahme der Wirkstofffreisetzung von 96 auf 80 % nach 15 Minuten.

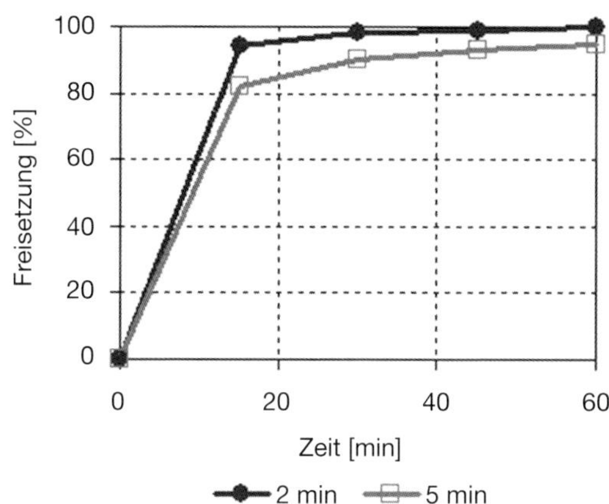

Abb. 4-18: Beispiel für den tendenziell ungünstigen Einfluss zunehmender Granulierdauer im Mischergranulator auf die Wirkstofffreisetzung aus den daraus hergestellten Tabletten.

Zur Verlangsamung der Wirkstofffreisetzung tragen eine verlängerte Zerfallszeit des Granulats oder der Tabletten sowie die zunehmend geringere Porosität bei [31]. In Einzelfällen wurde im weiteren Verlauf einer Mischergranulation ein Wiederansteigen der Freisetzungsrate beschrieben [4].

Um bei entsprechend sensiblen Produkten nachteilige Auswirkungen einer zu starken Granulation auf Bruchfestigkeit, Zerfall und Freisetzung zu vermeiden, eignet sich eine Überwachung der Leistungsaufnahme des Mischgranulators. Dabei wird in Versuchsläufen (unter Berücksichtigung eines Reservebereichs) ein oberer Grenzwert der Leistungsaufnahme definiert, der im Laufe der regulären Fertigung nicht überschritten werden darf.

4.3.3 Einfluss der Mischergranulation auf die Gehaltseinheitlichkeit von Tabletten

Die Gehaltseinheitlichkeit von Tabletten, die aus einem Mischergranulat hergestellt wurden, sollte im Regelfall höher als von Tabletten aus einer entsprechenden Direktmischung sein. Hierzu trägt zum einen die verbesserte Fließfähigkeit der granulierten Pressmischung und tendenziell höhere Einheitlichkeit der Tablettenmassen bei. Darüber hinaus werden beim Granulationsprozess Wirk- und Hilfsstoff aneinander fixiert, sodass eine Entmischung dieser Bestandteile erschwert ist. Die Mischhomogenität der granulierten Pressmischung sollte somit aufgrund des „eingefrorenen" Mischzustands besser sein als die einer Direktmischung.

Ob der Granulationsprozess in dieser Hinsicht erfolgreich war, lässt sich aus einer Bestimmung des Wirkstoffgehalts in Korngrößenfraktionen des Granulats abschätzen. Dabei sollte im Idealfall die Wirkstoffkonzentration in allen Korngrößenfraktionen gleich sein, sodass sich mögliche Entmischungsprozesse der unterschiedlich großen Granulatkörner nicht auf den Wirkstoffgehalt einer Tablette auswirken.

Die tatsächlichen Verhältnisse können von der Idealverteilung allerdings erheblich abweichen (Beispiel in Abb. 4-19). Das dort dargestellte Mischergranulat hat einen Feinanteil < 63 µm von 35 %, während sich die übrigen Granulatanteile auf die weiteren Korngrößenfraktionen etwa gleich verteilen. Eine Untersuchung der Wirkstoffkonzentration der einzelnen Fraktionen ergab,

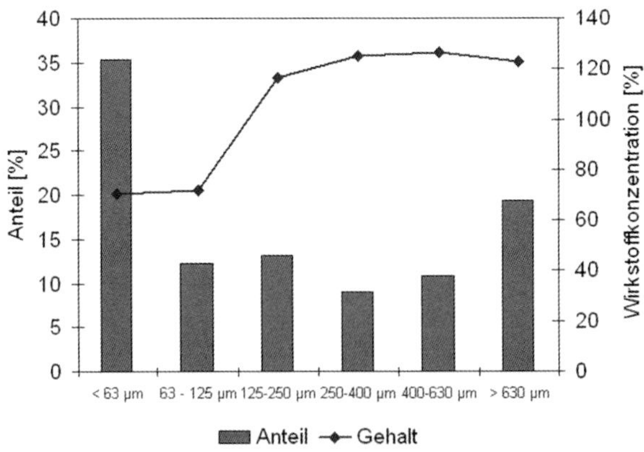

Abb. 4-19: Bevorzugte Aufnahme feinerer Partikel beim Granulataufbau durch Mischergranulation (nach [8], Partikelgröße der Einsatzstoffe als d_{43} angegeben).

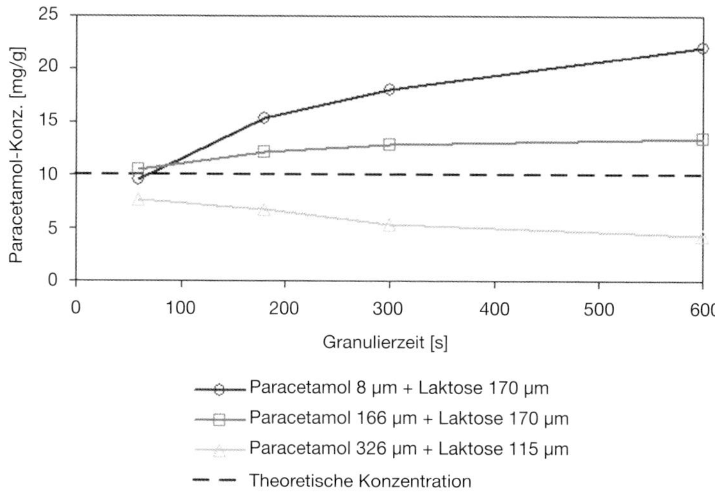

Abb. 4-20: Bevorzugte Aufnahme feinerer Partikel beim Granulataufbau durch Mischergranulation (nach [8], Partikelgröße der Einsatzstoffe als d_{43} angegeben).

dass der Wirkstoff in den Feinanteilen < 125 µm mit etwa 80 % des theoretischen Wertes unterrepräsentiert war, während die gröberen Granulatfraktionen einen hohen Wirkstoffanteil (120 % des theoretischen Wertes) aufwiesen. Ein derartiges Granulat hat das Potential zu schlechter Mischgüte und unzureichender Gehaltseinheitlichkeit.

Untersuchungen zur Homogenität der Wirkstoffverteilung in Mischergranulaten zeigen, dass sich im Allgemeinen die feineren Partikel einer Pulvermischung im Grobanteil des Granulats anreichern [6–8]. So zeigt Abb. 4-20 den Wirkstoffgehalt eines einzelnen Granulatkorns im Verlauf des Aufbaus eines Parazetamol-Laktose-Granulats. Ist die Partikelgröße des Paracetamols deutlich kleiner als die der Laktose, erfolgt eine bevorzugte Aufnahme des Wirkstoffs in das Granulatkorn. Ist die Partikelgröße des Paracetamols gröber als die der Laktose, resultiert der umgekehrte Effekt.

Bei annähernd gleicher Partikelgröße der Einsatzstoffe können auch Löslichkeitsunterschiede oder Prozessbedingungen zu einer ungleichmäßigen Verteilung des Wirkstoffs auf die Korngrößenfraktionen des Granulats führen [5, 35].

4.4 Formulierungen zur Mischergranulation

4.4.1 Bindemittel in Mischergranulaten

Formulierungen zur Granulation im Schnellmischer stellen in den meisten Fällen Klebstoffgranulate dar. Dabei werden hydrophile Polymere wie Povidon (Polyvinylpyrrolidon, PVP) oder Hypromellose (Hydroxypropylmethylcellulose, HPMC) als Bindemittel (Klebstoff) eingesetzt. Hierzu kann der Vormischung das Bindemittel als trockenes Pulver zugesetzt und lediglich mit Wasser granuliert werden [9]. Häufig wird jedoch eine Lösung des Bindemittels hergestellt und als Granulierflüssigkeit verwendet.

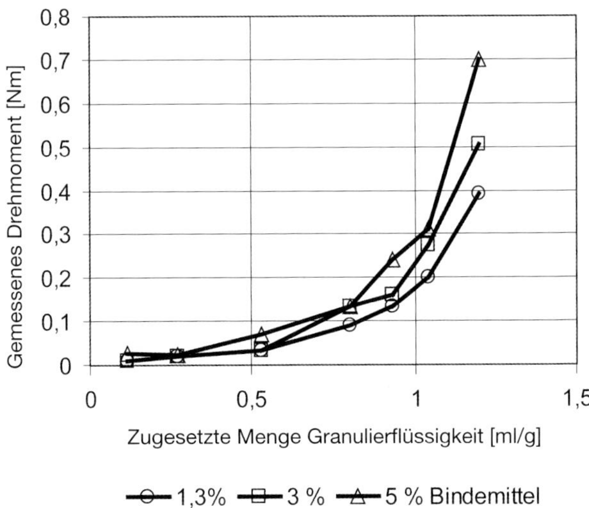

Abb. 4-21: Granulation von mikrokristalliner Cellulose mit unterschiedlichen Bindemittelmengen (nach [25]).

Einerseits führen steigende Bindemittelmengen durch eine Zunahme der interpartikulären Bindungen tendenziell zu einem schnelleren Granulataufbau. Dementsprechend ergeben sich im Beispiel der Abb. 4-21 die höchsten Drehmomentwerte für die Granulation mit dem höchsten Bindemittelanteil. Wird diese Kurve zu steil, ist der Granulataufbau zu rasch, und der Prozess ist nur noch schwer kontrollierbar. Andererseits kann bei einer zu geringen Bindemittelmenge eine zu lange Prozesszeit resultieren oder die gewünschte Granulatkonsistenz und davon abhängige Granulat- und Tabletteneigenschaften werden überhaupt nicht erreicht.

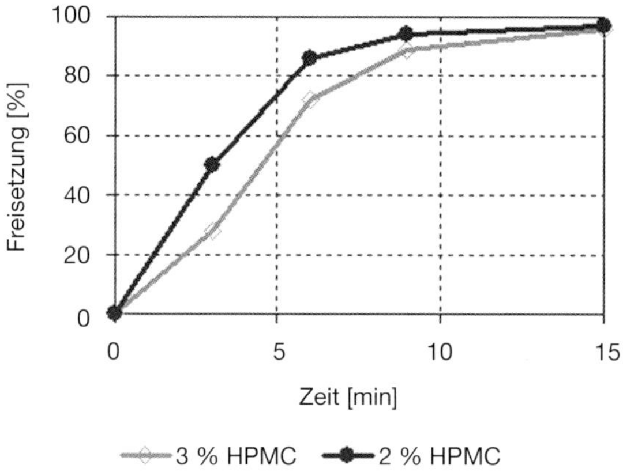

Abb. 4-22: Langsamere Freisetzung des Wirkstoffs aus Tabletten mit steigendem Bindemittelanteil im Mischergranulat.

Steigende Bindemittelmengen führen in einer Formulierung bei ansonsten unveränderten Variablen (insbesondere Wassermenge pro Tablette) zu steigender Granulatpartikelgröße, höherer Festigkeit und geringerem Abrieb des Granulats, aber auch zu langsamerem Zerfall der daraus hergestellten Tabletten und verzögerter Wirkstofffreisetzung [28, 29]. Die Änderung der Granulatpartikelgröße durch eine höhere Bindemittelmenge kann auch nur relativ gering ausgeprägt sein. Eine wesentlich effektivere Maßnahme zur Erhöhung der Granulatpartikelgröße ist dann eine Erhöhung des Flüssigkeitssättigungsgrades während der Granulation durch Erhöhung der Wassermenge.

Ein Beispiel für eine langsamere Wirkstofffreisetzung mit steigendem Bindemittelanteil ist in Abb. 4-22 dargestellt.

Bei konstanter Bindemittelmenge pro Tablette kann diese entweder als konzentrierte kleinvolumige Bindemittellösung oder als verdünnte großvolumige Bindemittellösung eingebracht werden. Durch eine Verdünnung steigt die zur Granulation eingesetzte Wassermenge pro Tablette, die Viskosität der Bindemittellösung sinkt und die Oberflächenspannung wird durch das hydrophile Polymer weniger stark reduziert. Der Gesamteffekt dieser Variation wird von der gestiegenen Wassermenge dominiert; es resultiert also eine gröbere Granulatpartikelgröße [28].

4.4.2 Wassermenge in der Granulierflüssigkeit von Mischergranulaten

Eine nahe liegende Möglichkeit zur Erhöhung des für die Mischergranulation entscheidenden Flüssigkeitssättigungsgrads ist der Zusatz von Wasser. Der Auswahl der geeigneten Wassermenge kommt daher bei der Verfahrensentwicklung einer Mischergranulation zentrale Bedeutung zu. Oftmals wird nach Zusatz der Klebstofflösung noch Wasser nachdosiert, bis der gewünschte Granulationsgrad erreicht ist.

Innerhalb sinnvoller und üblicher Feuchtebereiche einer Formulierung wirkt dabei eine Erhöhung der Wassermenge in Richtung höherer Granulatkonsistenz. Mit zunehmender Wassermenge steigen somit Drehmoment und Leistungsaufnahme des Mischergranulators, die Partikelgröße des Granulats wird gröber und das Granulat wird weniger porös. Die Wirkung auf Schütt- und Stampfdichte ist uneinheitlich, da einerseits die Porosität der Granulate mit zunehmender Wassermenge abnimmt, andererseits können die gröberen Granulatkörner sperriger sein und somit eine geringere Schüttgutdichte aufweisen. Ein Beispiel hierzu gibt Abb. 4-23.

Mit steigender Wassermenge beim Granulieren nehmen Partikelgröße und Fließfähigkeit des Granulats zu, allerdings mit Risiken für Tablettenhärte, -zerfall und -freisetzung. Ein Beispiel, in dem ein Teil dieses nachteiligen Einflusses deutlich wird, gibt Abb. 4-24. Die Pulvermasse wurde mit derselben Menge an Bindemittel granuliert, das aber entweder in 35 oder 45 % Wasser (bezogen auf die Pulvermenge) gelöst war. Die Bruchlast-Zerfalls-Profile deuten an, dass nach Anwendung der geringeren Wassermenge Tabletten höherer Bruchlast hergestellt werden konnten (bis zu 60 anstatt 25 N). Ferner zerfielen Tabletten vergleichbarer Härte nach Verwendung der höheren Wassermenge langsamer.

4.5 Scale-up der Mischergranulation

Die Granulation im Schnellmischer gilt als ein Verfahren, dessen Maßstabsvergrößerung (Scale-up) relativ schwierig und risikobehaftet sein kann. Das Hohlraumvolumen (und damit die für den Granulataufbau entscheidende Flüssigkeitssättigung) können sich im Verlauf einer Granulation im Großmaßstab andersartig verändern als bei einer kleinen Laborgranulation. Auch die dem Granulataufbau entgegen wirkenden Kräfte wie Abreiben oder Zerbrechen von Agglomeratkörnern stellen sich in einem großen Produktionsgranulator anders dar als im Kleinmaßstab.

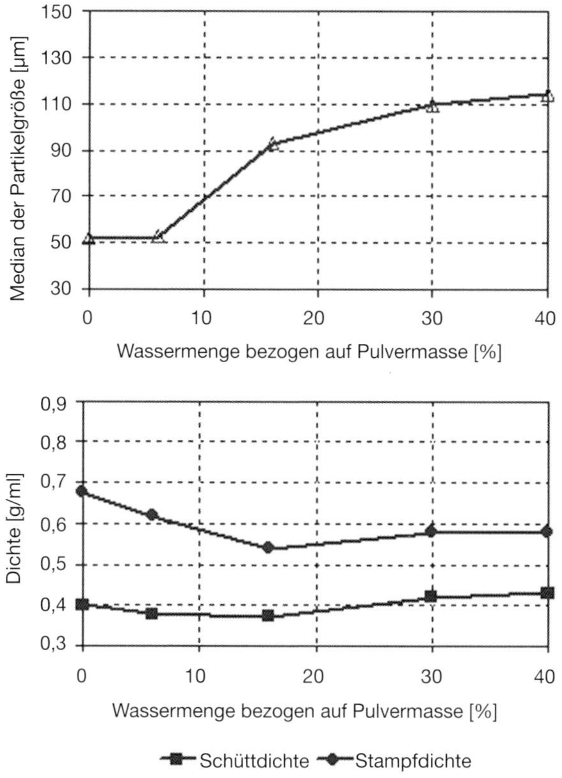

Abb. 4-23: Wirkung der Zunahme des Wasseranteils auf die Partikelgröße und Schütt-/Stampfdichten eines Mischergranulats (nach [11]).

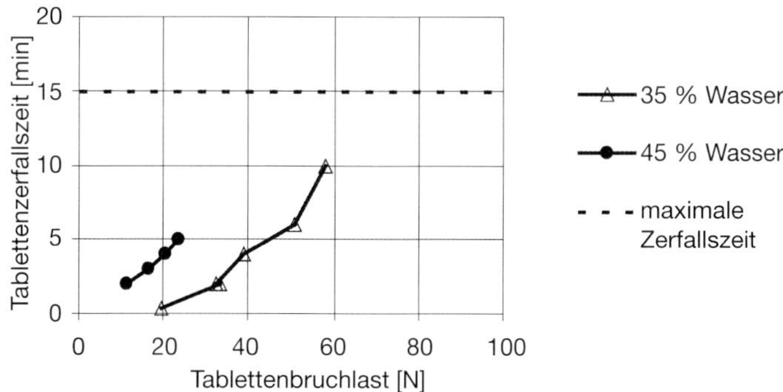

Abb. 4-24: Beispiel eines ungünstigeren Bruchlast-Zerfalls-Profils von Tabletten nach Anwendung zunehmender Wassermengen zur Granulation im Schnellmischer.

4.5.1 Ähnlichkeit der Geräte

Grundsätzlich hat die Bauform eines Mischergranulators Einfluss auf das Granulierergebnis [14,36]. Daher sollte das im Scale-up eingesetzte größere Gerät dem zuvor verwendeten kleineren Gerät *geometrisch ähnlich* sein. Hierzu gehört ein vergleichbares Verhältnis von Höhe zu Durchmesser des Pulverbetts sowie eine vergleichbare Froude-Zahl der Mischer:

$$Fr = \frac{RN^2}{g}$$

(Froude-Zahl, Verhältnis von Zentrifugal- zu Erdbeschleunigung, R = Radius des Rührwerks, N = Drehzahl des Rührwerks, g = Erdbeschleunigung)
oder:

$$\frac{R_1N_1^{\,2}}{g} \approx \frac{R_2N_2^{\,2}}{g}$$

(R_1, N_1 = Radius und Drehzahl des Rührwerks im einen Schnellmischer, R_2, N_2 im anderen)

4.5.2 Scale-up-Methodik bei Mischergranulation

Häufig sind die unterschiedlich großen Geräte der Serie eines Herstellers bereits unter den genannten Gesichtspunkten der Ähnlichkeit aufgebaut, allerdings mit einer Tendenz zu höheren Froude-Zahlen bei kleineren Geräten [22]. Im Rahmen des Scale-up sind dann die Granulierbedingungen im größeren Schnellmischer herauszufinden, die zum selben Flüssigkeitssättigungsgrad und somit Granulatkonsistenz führen wie zuvor im Kleinmaßstab. Dies sind insbesondere die erforderliche Wassermenge und Feuchtgranulierzeit.

In der Praxis werden hierzu meist Versuchsläufe mit mehreren Kombinationen aus Wassermenge und Granulierzeit im Großmaßstab durchgeführt. Die Granulatkonsistenz wird in Form der Leistungsaufnahme des Schnellmischers aufgenommen und die Eigenschaften resultierender Granulate und Tabletten werden bestimmt, beispielsweise die Granulatpartikelgröße, Fließfähigkeit, Tablettierbarkeit, Tablettenzerfall oder Wirkstofffreisetzung.

Anhaltspunkte für eine unzureichende Granulierung und somit der Notwendigkeit, bis zu höheren Leistungsaufnahmen zu granulieren, können dann beispielsweise sein:

schlechtes Fließen des Granulats, hohe Schwankungen der Tablettenmasse, Ansetzen am Tablettierwerkzeug.

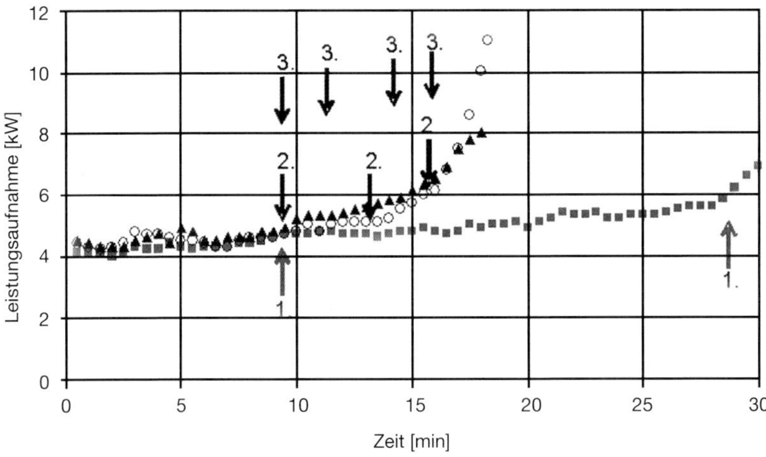

Abb. 4-25: Verlauf der Leistungsaufnahme eines Mischergranulators im Produktionsmaßstab in Abhängigkeit von Granulierdauer und Wasserzusätzen (Fa. Bayer HealthCare 2005). Zum Zeitpunkt 0 wurde 49 kg Granulierflüssigkeit zugesetzt, weitere Zusätze von Wasser sind durch Pfeile gekennzeichnet.

Umgekehrt sind Anhaltspunkte für eine zu starke Granulation und die Notwendigkeit, die Granulation bei geringeren Leistungsaufnahmen zu beenden:

lange Tablettenzerfallszeit, vergleichsweise geringe Tablettenhärte bei gegebenem Pressdruck, unzureichende Freisetzungsgeschwindigkeit des Wirkstoffs aus der Tablette.

Nachfolgend wird eine geeignete Wassermengen-Granulierzeit-Kombination und/oder Zielleistungsaufnahme für die Fertigung in der größeren Anlage festgelegt.

Ein Praxisbeispiel zeigt Abb. 4-25. In einem 600-Liter-Mischgranulator wurden 119 kg Pulver erstmals granuliert. Bei allen Läufen wurde zu Beginn 49 kg Klebstofflösung zugesetzt, danach wurde über unterschiedliche Zeiten und mit unterschiedlichen zusätzlichen Mengen an Wasser granuliert und die Leistungsaufnahme der Anlage aufgenommen. Beim ersten Durchgang wurden insgesamt noch 6 kg Wasser zugesetzt. Proben des Granulats, die vor Erreichen einer Leistungsaufnahme von 6 kW gezogen wurden, erwiesen sich als zu fein (Partikelgröße, Ansetzen beim Tablettieren). Außerdem war die Prozesszeit dieses Ansatzes zu lang. Beim zweiten Durchgang wurden insgesamt noch 10 kg

Wasser zugesetzt. Es folgte in der Schlussphase ein zu schneller und kaum noch kontrollierbarer Granulataufbau, ferner war das Pulver zu stark granuliert mit der Folge von Problemen der Wirkstofffreisetzung aus den daraus hergestellten Tabletten. Im dritten Durchgang wurden zunächst 9 kg Wasser und dann schrittweise Portionen von 0,5 kg Wasser zugesetzt und die Granulation bis zu einer Leistungsaufnahme von 8 kW durchgeführt. Das Granulat und die daraus hergestellten Tabletten entsprachen dann allen Anforderungen.

Als Alternative zum empirischen Ansatz ist die Errechnung der optimalen Leistungsaufnahme im Großmaßstab aus Daten des kleineren Maßstabs wissenschaftlich untersucht und beschrieben [16–20].

Eine weitere Alternative besteht in der externen Bestimmung der Konsistenz eines feuchten Granulats mit optimalen Eigenschaften im Kleinmaßstab, beispielsweise mit einem Rheometer oder einer Ringscherzelle. Im großen Maßstab wird die Granulation bis zum Erreichen derselben Granulatkonsistenz vorangetrieben [21,25,30].

4.5.3 Maßstabsabhängige Änderungen beim Scale-up der Mischergranulation

Die Frage „typischer" Veränderungen mit zunehmendem Maßstab einer Mischergranulation hängt davon ab, unter welchen Bedingungen die Mischergranulation im Kleinmaßstab durchgeführt wurde.

Im Allgemeinen wird jedoch davon ausgegangen, dass die Mischeffektivität mit zunehmendem Maßstab abnimmt [26]. Als Folge neigen Granulate aus größerem Maßstab eher dazu, feiner zu sein und eine breitere Partikelgrößenverteilung aufzuweisen [23, 24]. In diesem Fall muss zum Erreichen vergleichbarer Granulierergebnisse im Großmaßstab länger granuliert werden oder eine höhere spezifische Wassermenge (d. h. Wassermenge pro kg Pulver) eingesetzt werden.

Umgekehrt besteht aber auch die Möglichkeit, dass aufgrund des erhöhten Massendrucks in vertikaler Richtung eine stärkere Verdichtung des Granulats im Großmaßstab einsetzt und beispielsweise Probleme der Wirkstofffreisetzung aus den Tabletten resultieren.

4.6 Literatur

[1] Schaefer T, Bak HH, Jaegerskou A, Kristensen A, Svensson JR, Holm P, Kristensen HG. Granulation in different types of high speed mixers, Part 1; Pharm. Ind. 48, 1083–1089 (1986)

[2] Kristensen HG, Holm P, Jaegerskou A, Schaefer T. Granulation in high speed mixers, Part 4; Pharm. Ind. 46, 763–767 (1984)

[3] Bier HP, Leuenberger H, Sucker H. Determination of the uncritical quantity of granulating liquid by power measurements on planetary mixers; Pharm. Ind. 41, 375–380 (1979)

[4] Ertel KD, Zoglio MA, Ritschel WA, Carstensen JT. Physical aspects of wet granulation IV; Drug Dev. Ind. Pharm. 16, 963–981 (1990)

[5] Selkirk A. The effect of massing time on drug concentration in different sized granules; J. Pharm. Pharmacol. 26, 554–555 (1974)

[6] Vromans H, Poels-Janssen HGM, Egermann H. Effects of high-shear granulation on granulate homogeneity; Pharm. Dev. Technol. 4, 297–303 (1999)

[7] Van den Dries K, Vromans H. Relationship between inhomogeneity phenomena and granule growth mechanisms in a high-shear mixer; Int. J. Pharm. 247, 167–177 (2002)

[8] Van den Dries K, Vromans H. Experimental and modelistic approach to explain granulate inhomogeneity through preferential growth; Eur. J. Pharm. Sci. 20, 409–417 (2003)

[9] D'Alonzo GD, O'Connor RE, Schwartz JB. Effect of binder concentration and method of addition on granule growth in a high intensity mixer; Drug Dev. Ind. Pharm. 16, 1931–1944 (1990)

[10] Bouwman AM, Henstra MJ, Hegge JJME, Zhang Z, Ingram A, Seville JPK, Frijlink HW. The relation between granule size, granule stickiness, and torque in the high-shear granulation process; Pharm. Res. 22, 270–275 (2005)

[11] Miwa A, Yajima T, Itai S. Prediction of suitable amount of water addition for wet granulation; Int. J. Pharm. 195, 81–92 (2000)

[12] Zoglio MA, Carstensen JT. Physical aspects of wet granulation III; Drug Dev. Ind. Pharm. 9, 1417–1434 (1983)

[13] Badawy SIF, Menning MM, Gorko MA, Gilbert DL. Effect of process parameters on compressibility of granulation manufactured in a high-shear mixer; Int. J. Pharm. 198, 51–61 (2000)

[14] Schaefer T, Holm P, Kristensen HG. Comparison between granule growth in a horizontal and a vertical high speed mixer II; Arch. Pharm. Chem. Sci. Ed. 14, 17–29 (1986)

[15] Horsthuis GJB, van Laarhoven JAH, van Rooij RCBM, Vromans H. Studies on upscaling parameters of the Gral high shear granulation process; Int. J. Pharm. 92, 143–150 (1993)

[16] Leuenberger H. Scale-up of granulation processes with reference to process monitoring; Acta Pharm. Technol. 29, 274–280 (1983)

[17] Landin M, York P, Cliff MJ, Rowe RC, Wigmore AJ. Scale-up of a pharmaceutical granulation in fixed bowl mixer-granulators; Int. J. Pharm. 133, 127–131 (1996)

[18] Landin M, York P, Cliff MJ, Rowe RC, Wigmore AJ. The effect of batch size on scale-up of a pharmaceutical granulation in a fixed bowl mixer granulator; Int. J. Pharm. 134, 243–246 (1996)

[19] Faure A, Grimsey IM, Rowe RC, York P, Cliff MJ. Applicability of a scale-up methodology for wet granulation processes in Collete Gral high shear mixer-granulators; Eur. J. Pharm. Sci. 8, 85–93 (1999)

[20] Faure A, York P, Rowe RC. Process control and scale-up of pharmaceutical wet granulation processes: A review; Eur. J. Pharm. Biopharm. 52, 269–277 (2001)

[21] Faure A, Grimsey IM, Rowe RC, York P, Cliff MJ. Process control in a high shear mixer-granulator using wet mass consistency: The effect of formulation variables; J. Pharm. Sci. 88, 191–195 (1999)

[22] Levin M. Granulation: Endpoint determination and scale-up; Technical Information of Metropolitan Computing Corporation; http://www.mcc-online.com/granulation.htm Letzter Zugriff 10.05.2016

[23] Franke G, Steffens KJ. Scale up der Granulation im Schnellmischer; Pharm. Ind. 61, 861–865 (1999)

[24] Bock TK, Kraas U. Experience with the Diosna mini-granulator and assessment of process scalability; Eur. J. Pharm. Biopharm. 52, 297–303 (2001)

[25] Parker MD, Rowe RC, Upjohn NG. Mixer torque rheometry: A method for quantifying the consistency of wet granulations; Pharm. Technol. Int. 9, 50–64 (1980)

[26] Kristensen HG Particle agglomeration in high shear mixers; Powder Technol. 88, 197–202 (1996)

[27] Achanta AS, Adusumilli PS, James KW. Endpoint determination and its relevance to physicochemical characteristics of solid dosage forms; Drug Dev. Ind. Pharm. 23, 539–546 (1997)

[28] Chalmers AA, Elworthy PH. Oxytetracycline tablet formulations: Effect of variations in binder concentration and volume on granule and tablet properties; J. Pharm. Pharmacol. 28, 228–233 (1976)

[29] Cutt TC, Fell JT, Rue PJ, Spring MS. Granulation and compaction of a model system. I. Granule properties; Int. J. Pharm. 33, 81–87 (1986)

[30] Dammann A. Scale-up von Mischagglomerationsverfahren; Diplomarbeit, Institut für mechanische Verfahrenstechnik, Braunschweig (1999)

[31] Badawy SIF, Narang AS, LaMarche K, Subramanian G, Varia SA. Mechanistic basis for the effects of process parameters on quality attributes in high shear wet granulation. Int. J. Pharm. 439 324–333 (2012)

[32] Tan BMJ, Loh ZH, Soh JLP, Liew CV, Heng PWS. Distribution of a viscous binder during high shear granulation – sensitivity to the method of delivery and its impact on product properties, Int. J. Pharm. 460, 255–263 (2014)

[33] Hansuld EM, Briens L. A review of monitoring methods for pharmaceutical wet granulation, Int. J. Pharm. 472, 192–201 (2014)

[34] Kestur U, Desai D, Sharif S, Wong B, Guo H, Tang D, Chan S. Impact of moisture and magnesium stearate functionality on manufacturability of wet granulated metformin tablets, Pharm. Dev. Technol. DOI: 10.3109/10837450.2015.1116562

[35] Cavinato M, Andreato E, Bresciani M, Pignatone I, Bellazzi G, Franceschinis E, Realdon N, Canu P, Santomaso AC. Combining formulation and process aspects for optimizing the high-shear wet granulation of common drugs, Int. J. Pharm. 416, 229–241 (2011)

[36] Giry K, Viana M, Genty M, Louvet F, Wüthrich P, Chulia D. Comparison of single pot and multiphase granulation, Pharm. Dev. Technol. 14(2), 138–148 (2009)

Kapitel 5

Trockengranulation

5.1 Beschreibung der Trockengranulation

5.1.1 Allgemeines Funktionsprinzip von Walzenkompaktoren

Im Gegensatz zu den Feuchtgranulierverfahren in der Wirbelschicht oder dem Schnellmischer erlaubt die Trockengranulation das Granulieren eines Pulvers ohne Kontakt mit Wasser oder anderen Lösungsmitteln. Dabei wird das zu granulierende Pulver in einem Walzenkompaktor zu einem bandförmigen Komprimat (Schülpe) verdichtet, das nachfolgend durch eine Siebmühle auf Granulatgröße abgebaut wird.

Das allgemeine Funktionsprinzip ist für alle Walzenkompaktoren gleich. Darüber hinaus bestehen zwischen den Anlagen einzelner Hersteller einige Unterschiede in der Konstruktion, auf die ebenfalls eingegangen werden soll.

Die wesentlichen Bauteile eines Walzenkompaktors zeigt Abb. 5-1 am Beispiel eines Laborgeräts. Das zu granulierende Pulver wird aus einem Vorratsbehälter zugeführt. Da es naturgemäß schlechte Fließeigenschaften aufweist, wird es über eine Schnecke (F) gefördert. Das Material wird an eine Stopfschnecke (S) übergeben, welche das Pulver entlüftet und in den Spalt zwischen zwei gegenläufigen Kompaktierwalzen (K) einbringt. Die Stopfschnecke sorgt für eine konstante Produktzufuhr in den Walzenspalt und wird auch als Dosierschnecke bezeichnet. Der Kompaktierdruck zwischen den Walzen wird dabei häufig als spezifische Walzkraft bezogen auf die Walzenbreite angegeben, also beispielsweise 6 kN/cm.

Wie Abb. 5-2a zeigt, verlässt das Material den Spalt als Schülpe. Die Schülpe oder grobe Schülpenbruchstücke gelangen dann in die Siebmühle (M) unterhalb der Walzen (Abb. 5-1 und Abb. 5-2b). Dort wird es durch das rotierende oder oszillierende Mahlwerkzeug gebrochen und durch das Sieb befördert. Das Sieb kann dabei bereits die Endmaschenweite aufweisen (beispielsweise 1,25 mm) oder nur der groben Vorzerkleinerung dienen (beispielsweise 3 mm). Im zweiten Fall wird dann separat durch ein Sieb mit Endmaschenweite gesiebt. Dabei können neben Maschendrahtsieben auch andere Siebtypen verwendet werden [30, 31].

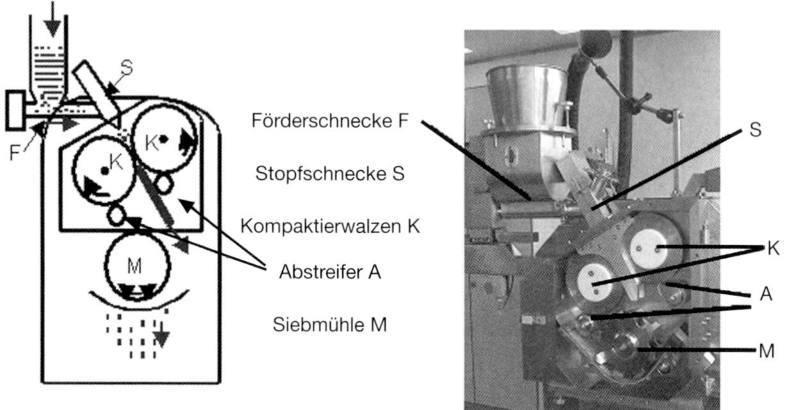

Abb. 5-1: Aufbau eines Walzenkompaktors.

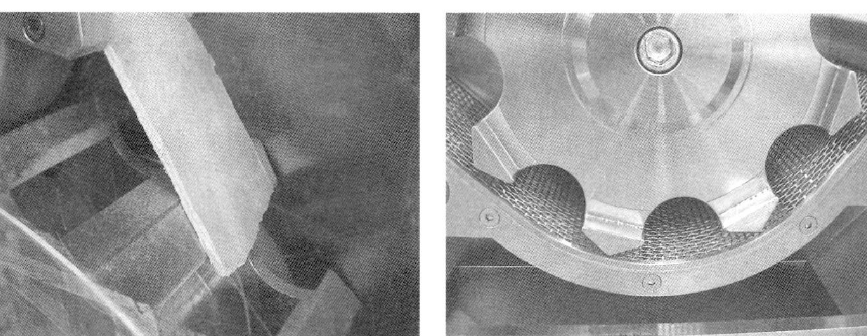

Abb. 5-2: Teilansichten eines Walzenkompaktors: links: Schülpe beim Verlassen des Walzspalts, rechts: Siebmühle.

Im Gegensatz zur Feuchtgranulation in der Wirbelschicht oder im Schnellmischer beinhaltet die Trockengranulation keine ausreichende Mischung der zu granulierenden Pulverbestandteile. Der Trockengranulation wird daher immer ein Mischschritt in einem Freifall- oder Zwangsmischer vorgeschaltet. Pulveragglomerate können durch Scherkräfte im Bereich der Pulverzuführung zerteilt werden [24] oder es kann auch ein Siebschritt zur Materialvorbereitung erforderlich sein.

Schmiermittel werden auch bei Trockengranulaten überwiegend nachträglich, also zum fertigen Granulat als Nachmischung zugesetzt (s. auch Kap. 5.5.3). Gelegentlich wird ein kleiner Anteil des Schmiermittels bereits der Vormischung zugesetzt, um ein zu starkes Anhaften der Pulvermischung an den Walzen zu verhindern.

Das resultierende Flussdiagramm eines Gesamtprozesses vom Pulver zur fertigen Tablette über den Weg der Trockengranulation zeigt Abb. 5-3.

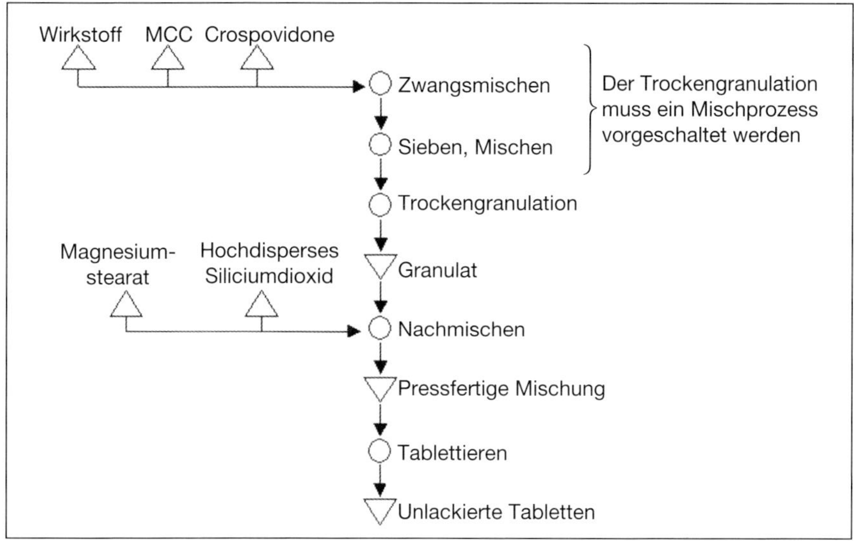

Abb. 5-3: Flussdiagramm einer Tablettenfertigung mit Trockengranulation der Einsatzstoffe.

5.1.2 Unterschiedliche Bauart von Walzenkompaktoren

Neben der in Abb. 5-1 dargestellten geneigten Zuführrichtung des Pulvers arbeiten andere Systeme mit horizontaler oder vertikaler Pulverzuführung (Abb. 5-4) [25]. Bei horizontaler Produktzuführung ist das unerwünschte Vorbei- oder Durchrieseln nicht kompaktierten Materials weitgehend verhindert, während die vertikale Zuführung entsprechende Dichtungssysteme benötigt.

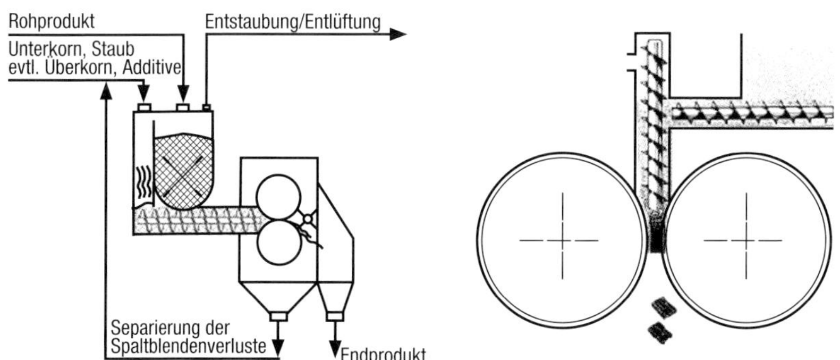

Abb. 5-4: Horizontale und vertikale Pulverzuführung in Walzenkompaktoren (nach [22, 23]).

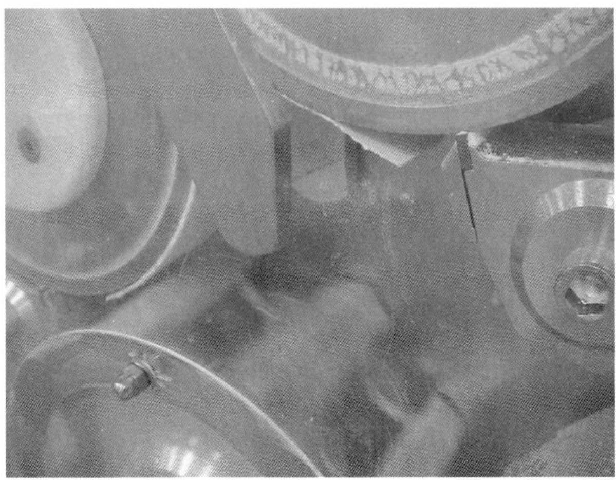

Abb. 5-5: Abstreifer zur Entfernung anhaftenden Materials von der Walzenoberfläche.

Bei vertikalen Systemen werden die Produktzufuhr und das Einziehen in den Pressspalt durch die Schwerkraft unterstützt. Ein Liegenbleiben von Pulver im Einzugsbereich und lokales Erwärmen durch die Walzenrotation sind dabei weniger wahrscheinlich.

Für eine reproduzierbare Trockengranulation muss das Pulver im Bereich der Stopfschnecke entlüftet werden. Hierzu besitzen einige Anlagen Sinterfilter im Bereich der Produktzuführung oder komplette Entlüftungssysteme durch Anlegen von Vakuum.

Eine weitere Schwierigkeit kann bei der Trockengranulation dadurch entstehen, dass sich die Schülpe abhängig von Materialeigenschaften auch teilen und an der Walzenoberfläche anhaften kann. In diesem Fall können schwächer geriffelte Walzen verwendet werden oder das Produkt wird durch Abstreifer von der Walzenoberfläche abgeschabt (Abb. 5-5). Bei stark adhäsiven Pulvern oder bei Walzenkompaktoren, die keinen Abstreifer besitzen, muss dem zu granulierenden Pulver ein Trennmittel zugesetzt werden. Die Bildung eines dickeren Belages auf der Walzenoberfläche ist unerwünscht, da dieses Material unkontrolliert mehrfach verpresst wird und sich die Prozessvariable „Spaltbreite zwischen den Walzen" in unkontrollierter Weise verringert.

Beim Zerkleinern der Schülpe oder von Schülpenbruchstücken in der Siebmühle entstehen nicht nur Granulatkörner des gewünschten Korngrößenbereichs, beispielsweise zwischen 100 und 500 µm. Wie die Partikelgrößenverteilung in Abb. 5-6 zeigt, muss nach Trockengranulation mit einem relativ hohen

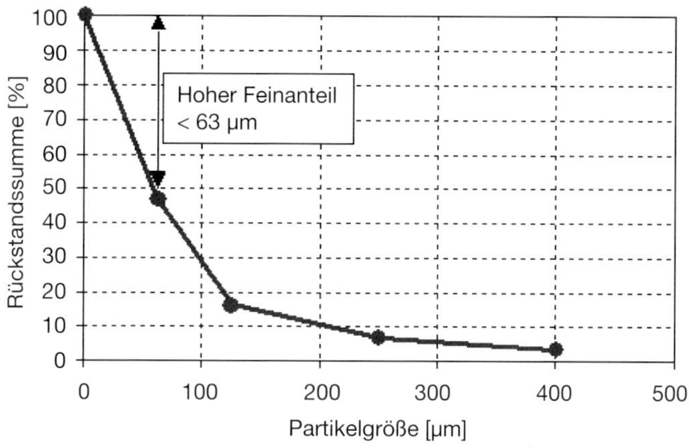

Abb. 5-6: Beispiel für die Partikelgrößenverteilung eines Trockengranulats mit hohem Feinanteil.

Feinanteil im Korngrößenbereich < 63 µm gerechnet werden. Dieser kann durch die Auswahl optimaler Verfahrensparameter und teilweise durch Zusatz von Trockenbindemitteln minimiert werden, stellt aber eine der grundsätzlichen Schwierigkeiten des Verfahrens dar.

Eine verfahrenstechnische Möglichkeit zur Minimierung des Feinanteils (sowie zu grober Anteile) stellt das Absieben dar. Zu feines oder zu grobes Korn wird anschließend verworfen oder in den Trockengranulierprozess rückgeführt. Entsprechende Anlagen sieben im Anschluss an die Trockengranulierung kontinuierlich ab und fördern Überkorn und Unterkorn wieder in den Zuführbehälter. Im pharmazeutischen Bereich müssen jedoch folgende Schwierigkeiten berücksichtigt werden [1]:

Wenn der Wirkstoffgehalt in den einzelnen Korngrößenfraktionen des Granulats unterschiedlich ist, resultieren Über- oder Untergehalte, die nach Mischen des Granulats bestimmt und ausgeglichen werden müssen [2].

Im Falle einer Rückführung kann in Abhängigkeit von der Menge an Über- und Unterkorn das Produkt unterschiedlich häufig rezirkuliert und komprimiert werden. Hilfs- und Wirkstoffe, die mehrfach den Prozess des Kompaktierens und Vermahlens durchlaufen haben, ergeben zunehmend Tabletten geringerer Bruchfestigkeit [3].

Unterschiedliche technische Lösungen existieren für die seitliche Abdichtung des Pulvers im Einzugs- und Pressbereich der Walzen. Diese wird durch Abdichtplatten („Herzstück", Abb. 5-7) und durch die Verwendung von Walzen

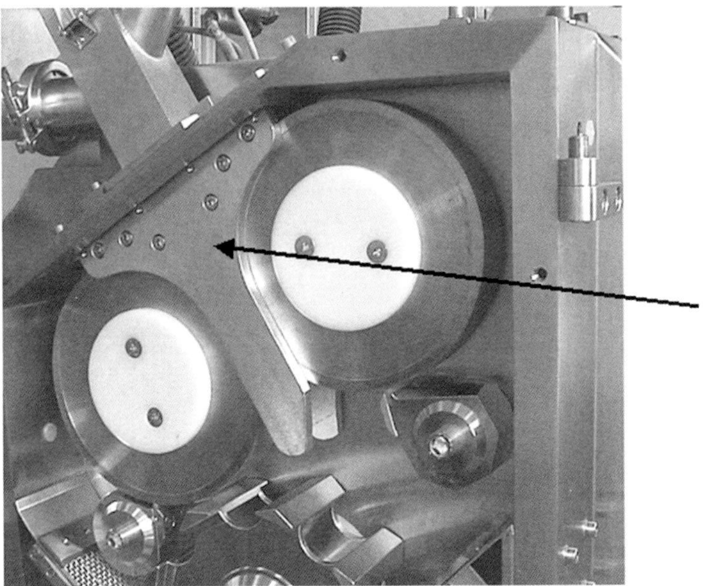

Abb. 5-7: Seitliche Abdichtung des Pulvers im Walzgranulator.

mit abdichtendem Kragen bewirkt. Dabei kommen der Abdichtung zwei Funktionen zu. Zum einen wird das Vorbeirieseln nicht kompaktierten Pulvers minimiert; zum anderen wird ein Ausweichen des Pulvers unter dem Druck der rotierenden Walzen verhindert, wodurch die Schülpe im Randbereich weicher, also weniger stark kompaktiert würde.

Die Regelung des Walzgranulierprozesses ist bei den einzelnen Systemen unterschiedlich.

Häufig ist eine der beiden Walzen fest und die andere beweglich gelagert und der Walzdruck wird über die bewegliche Walze hydraulisch gesteuert. Daneben sind dann die Umdrehungszahl der Walzrollen und die Drehzahlen der beiden zuführenden Dosierschnecken einstellbar. Bei einem derartigen System ergibt sich die Spaltbreite zwischen den Walzen als Resultierende dieser Einzeleinstellungen [4, 5].

Eine andere Möglichkeit ist, dass neben dem Walzdruck auch die Spaltbreite geregelt ist. Dabei passt das System die Umdrehungszahl der zuführenden Dosierschnecken so an, dass die Vorgaben für den Walzdruck (oder die spezifische Walzkraft), die Umdrehungszahl der Walzrollen und die Spaltbreite eingehalten werden [6, 7, 8].

Teilweise werden auch wahlweise entweder Walzenpresskraft oder die Walzenspaltbreite als Führungsgröße verwendet und die jeweils anderen Betriebsparameter nachgeregelt.

Die Art der Prozessregelung beeinflusst auch die im Rahmen der Verfahrensentwicklung noch frei wählbaren Variablen.

5.2 Steuerung der Trockengranulation

Die wesentlichen Prozessvariablen sind das Ausmaß der Verdichtung des Pulvers zwischen den Walzen und damit die Porosität der Schülpe sowie die Maschenweite des Siebes der Siebmühle.

Wie Abb. 5-8 zeigt, beeinflussen die eingestellte Kompaktierkraft und Spaltbreite sowie in geringerem Ausmaß die Walzgeschwindigkeit den Grad der Verdichtung und somit die Dichte und Porosität der Schülpe [26, 27]. Bei Anlagen, in denen die Spaltbreite zwischen den Walzen nicht geregelt ist, wird an Stelle der Spaltbreite die Umdrehungsgeschwindigkeit der Zuführschnecke(n) als Prozessvariable aufgeführt.

Ferner können die Art der Walzenoberfläche, der verwendete Siebtyp oder Art und Bewegung des Mahlwerkzeugs das Granulierergebnis beeinflussen.

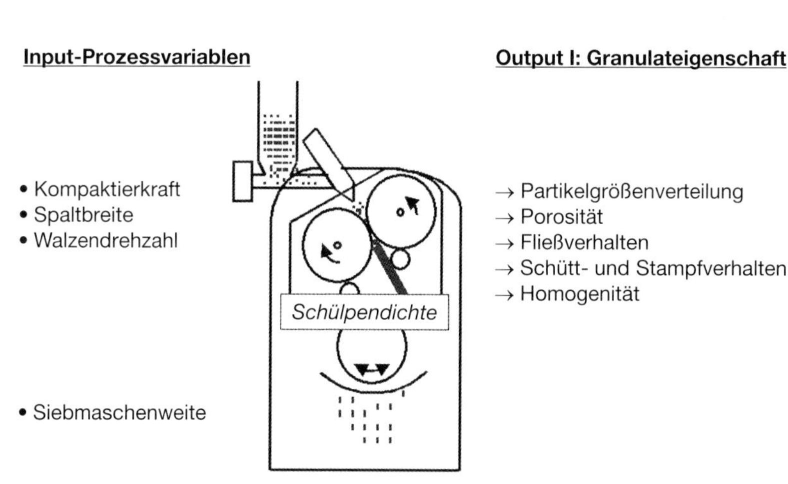

Abb. 5-8: Prozessvariablen der Trockengranulation.

5.2.1 Einfluss der Walzkraft und Spaltbreite

Wie die Partikelgrößenverteilungen von Trockengranulaten in Abb. 5-9 zeigen, führen höhere Walzkräfte zu gröberen Granulaten. Die Einstellbarkeit einer gewünschten Partikelgrößenverteilung wird jedoch dadurch begrenzt, dass auch nach Anwendung sehr hoher Walzkräfte beim Zerkleinern im Sieb Feinanteil entsteht. Selbst bei einer optimierten Rezeptur mit HPC als Trockenbindemittel musste bei einer Walzkraft von 5 KN/cm ein Feinanteil < 75 µm von 37 % in Kauf genommen werden. Die Anwendung höherer Walzkräfte führte dann zu anderen Nachteilen wie einer unebenen Tablettenoberfläche oder Verfärbungen [29].

Der Walzdruck ist über die Breite der Schülpe nicht einheitlich und fällt zum Randbereich hin immer mehr oder weniger stark ab. Daher ist die Dichte der Schülpe im Randbereich immer etwas geringer als im Kernbereich [28].

Einen vergleichbaren Einfluss auf die Partikelgrößenverteilung eines Trockengranulats hat die Wahl der Spaltbreite zwischen den Walzen. Mit abnehmender Spaltbreite bezieht sich die eingebrachte mechanische Energie auf immer weniger Material zwischen den Walzen, und die Verdichtung nimmt zu. Der im Beispiel der Abb. 5-10 gezeigte Einfluss der Spaltbreite auf die Partikelgrößenverteilung zeigt die Analogie zur Erhöhung der Walzkraft.

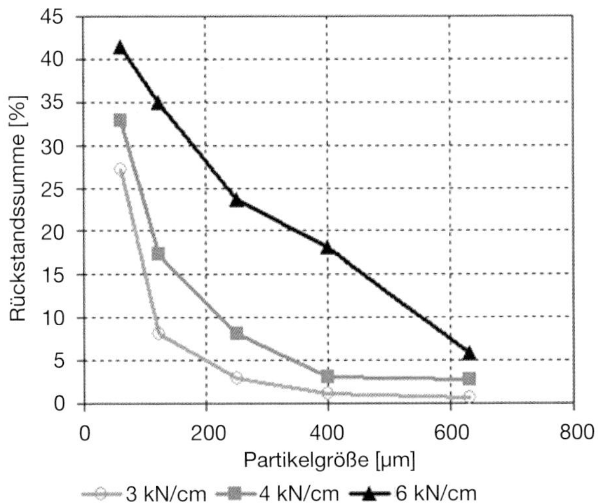

Abb. 5-9: Einfluss der Walzkraft auf die Partikelgrößenverteilung eines Trockengranulats (Spaltbreite wurde unverändert belassen).

Bei Walzenkompaktoren ohne Regelung der Spaltbreite ergeben sich bei höherem Walzdruck ebenfalls gröbere und mechanisch festere Granulate. An die Stelle der (direkt nicht regelbaren) Spaltbreite tritt dann eine Abhängigkeit von der Umdrehungszahl der Förderschnecke. Abb. 5-11 zeigt als Beispiel den Einfluss unterschiedlicher Walzkräfte und Umdrehungszahlen der Förderschnecke auf die Friabilität eines Granulats aus α-Laktose-Monohydrat. Die Friabilität des Granulats sinkt erwartungsgemäß mit steigendem Walzdruck. Dabei steigt die Granulatpartikelgröße an (nicht gezeigt). Mit höherer Drehzahl der Förderschnecke steigt die Spaltbreite zwischen den Walzen, die Kompaktierung ist weniger stark, die Friabilität steigt an und die Granulatpartikelgröße nimmt ab. Allerdings ist für andere Materialien auch ein umgekehrter Effekt beschrieben [4].

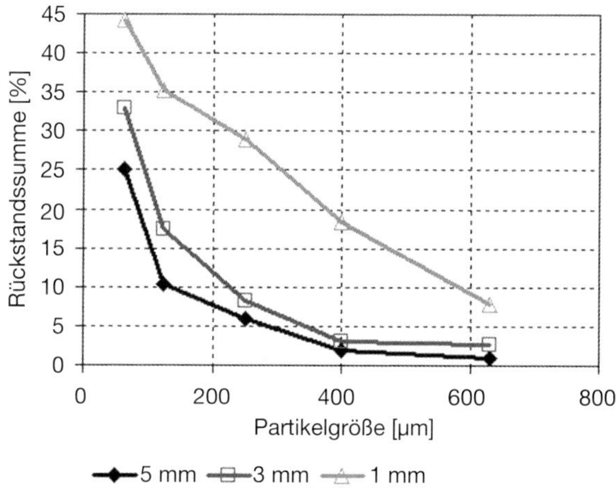

Abb. 5-10: Einfluss der Spaltbreite auf die Partikelgrößenverteilung eines Trockengranulats (Walzkraft wurde unverändert belassen).

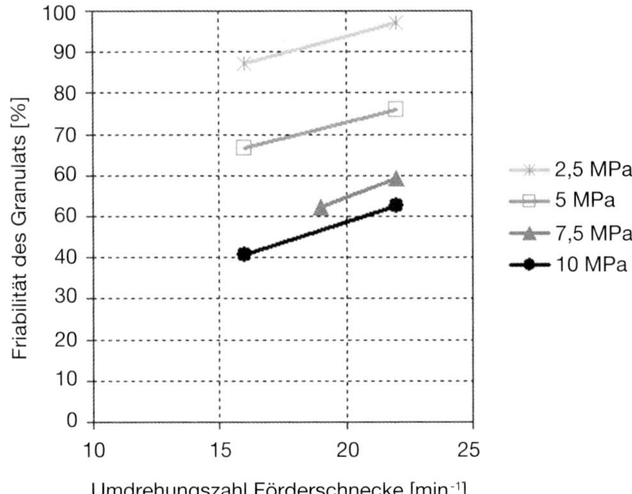

Abb. 5-11: Friabilität von Laktose-Walzgranulaten in Abhängigkeit vom Walzdruck und der Umdrehungsgeschwindigkeit der Förderschnecke (nach [5], Messung der Friabilität in einem normierten Abriebtest, Umdrehungszahl der Walzen konstant bei 12 min^{-1} und der Stopfschnecke konstant bei 1000 min^{-1}).

5.2.2 Einfluss der Walzendrehzahl

Ähnlich der Tablettiergeschwindigkeit beeinflusst die Walzendrehzahl die Druckhaltezeit auf das komprimierte Pulver. Insbesondere bei Formulierungen mit Bestandteilen plastischer Verformbarkeit führt somit eine höhere Walzendrehzahl zu einer weniger festen Schülpe, die bei der nachfolgenden Siebmahlung stärker zerkleinert und somit etwas feiner wird. Neben der Granulatpartikelgröße und -festigkeit (Bruchwiderstand und Abrieb) verändert sich auch die Dichte von Trockengranulaten mit der Walzendrehzahl. Dabei führt eine höhere Drehzahl zu einer etwas geringeren Dichte [9], da die Zeitdauer der Komprimierung des Materials kürzer wird.

Das Ausmaß, in dem die Walzendrehzahl Granulateigenschaften beeinflusst, ist unterschiedlich [4, 10, 11]. Dabei spielen unterschiedliche Eigenschaften von Formulierungen und die unterschiedliche Regelung von Walzenkompaktoren eine Rolle.

Hierzu zwei Fallbeispiele.

Abb. 5-12 zeigt die Partikelgrößenverteilung eines Granulats, das in einem Walzenkompaktor mit Regelung der Spaltbreite bei zwei unterschiedlichen Walzendrehzahlen gefertigt wurde. Es ist für das langsamer gewalzte Produkt ein geringfügig höherer Grobanteil zu erkennen.

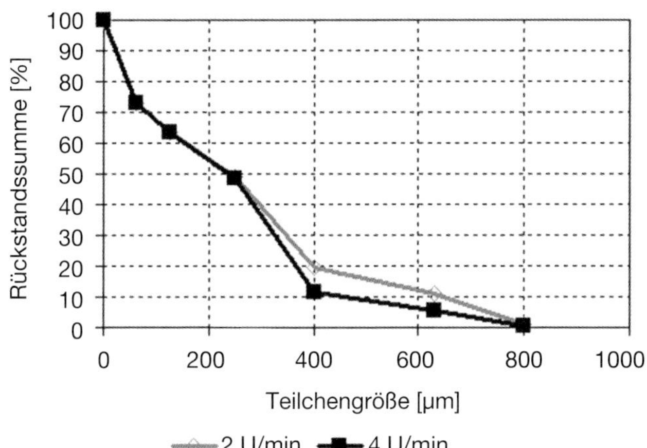

Abb. 5-12: Einfluss der Walzendrehzahl auf die Partikelgrößenverteilung eines Trockengranulats (Spalt-geregelter Walzenkompaktor).

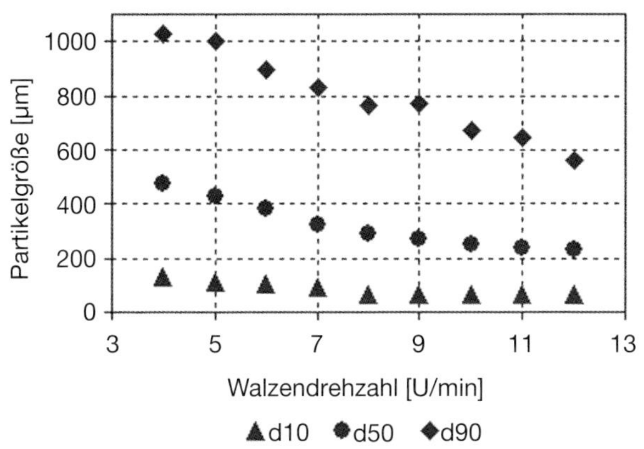

Abb. 5-13: Einfluss der Walzendrehzahl auf die Partikelgrößenverteilung eines Trockengranulats aus mikrokristalliner Cellulose [12].

Abb. 5-13 zeigt die Abnahme der Partikelgröße eines Trockengranulats aus mikrokristalliner Cellulose mit zunehmender Walzendrehzahl. Das Granulat wurde in einem Walzenkompaktor ohne Spaltbreitenregelung bei unveränderter Drehzahl der zuführenden Schnecken gefertigt. Auch hier ergibt sich bei höherer Walzendrehzahl das feinere Trockengranulat.

5.2.3 Einfluss der Siebmaschenweite auf das Ergebnis der Trockengranulation

Neben dem Ausmaß der Verdichtung ist die Maschenweite der Siebmühle und somit der Umfang der Zerkleinerung der Schülpe die zweite Hauptvariable bei der Steuerung des Trockengranulierprozesses. Wie zu erwarten, führt dabei eine feinere Siebmaschenweite zu einer feineren Partikelgrößenverteilung (Beispiel in Abb. 5-14). Im Rahmen der Prozessentwicklung können somit unterschiedliche Walzkraft-Siebmaschenweite-Kombinationen getestet werden, beispielsweise eine starke Verdichtung in Kombination mit einer feinen Vermahlung oder eine geringe Verdichtung in Kombination mit einem schwächeren Abbau in der Siebmühle.

Ein Beispiel des kombinierten Einflusses der drei wichtigsten Variablen des Trockengranulierprozesses auf die Granulatpartikelgröße zeigt Abb. 5-15. Jede der Variablen Walzkraft, Spaltbreite und Siebmaschenweite wurde auf zwei Niveaus untersucht und die mittlere Granulatpartikelgröße in Form eines Quaderdiagramms dargestellt. Das gröbste Granulat (201 µm) ergab sich bei Anwendung der höheren spezifischen Walzkraft, der gröberen Siebmaschenweite und der kleineren Spaltbreite. Umgekehrt ergab sich das feinste Granulat (165 µm) bei Anwendung der geringeren spezifischen Walzkraft, der feineren Siebmaschenweite und der größeren Spaltbreite. Allerdings war der Einfluss der Spaltbreite in diesem Experiment gering und nicht ganz einheitlich.

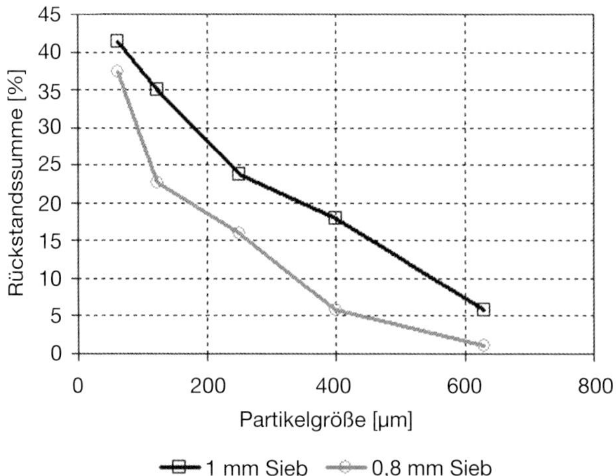

Abb. 5-14: Einfluss der Maschenweite der Siebmühle auf die Partikelgrößenverteilung eines Trockengranulats.

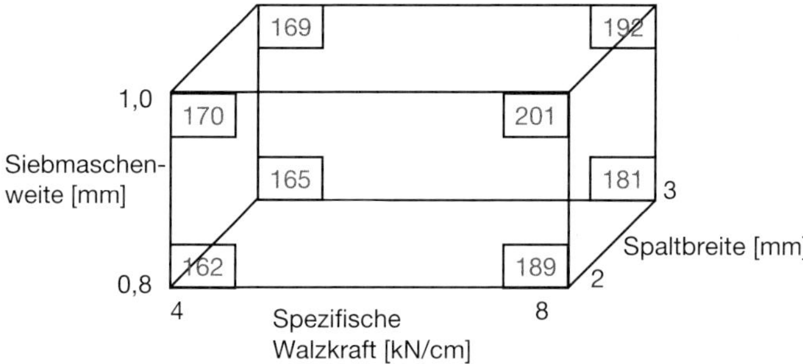

Abb. 5-15: Einfluss von Prozessvariablen auf die mittlere Partikelgröße eines Trockengranulats [7] (Angabe der resultierenden mittleren Partikelgröße als Zahlen in den Eckpunkten des Versuchsraums in µm).

5.2.4 Einfluss der Produktfeuchte

Der Feuchtegehalt des zu granulierenden Produkts wird meist nicht zur Steuerung der Trockengranulation eingesetzt, kann aber als Störgröße Bedeutung haben. Die Pulvermischung der Abb. 5-16 wurde bei relativen Umgebungsfeuchten von 20 oder 60% equilibriert und anschließend jeweils einer Walzgranulation unter ansonsten gleichen Bedingungen unterzogen. Da die Haftkräfte im sehr trockenen Produkt geringer sind, resultieren feinere Granulatpartikel. Grundsätzlich kann dieser Einfluss auch zur Prozesssteuerung in einem Verfahren der kontrollierten Pulverbefeuchtung verwendet werden [13, 32–34].

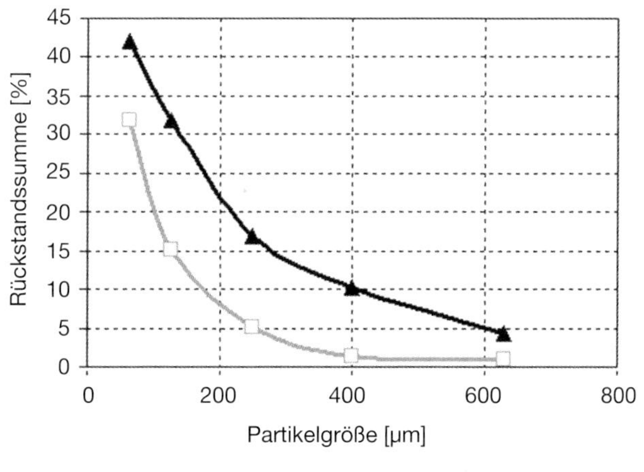

Abb. 5-16: Beispiel des Einflusses der Produktfeuchte auf das Ergebnis (Partikelgrößenverteilung) einer Trockengranulation.

5.3 Einfluss von Prozessvariablen der Trockengranulation auf Tabletteneigenschaften

5.3.1 Einfluss der Trockengranulation auf die Tablettenbruchfestigkeit

Die Bruchfestigkeit von Tabletten eines Trockengranulats ist grundsätzlich geringer als nach Verpressen des entsprechenden nicht granulierten Pulvers (z. B. [14]). Zur Ursache dieses Effekts gibt es unterschiedliche Vorstellungen.

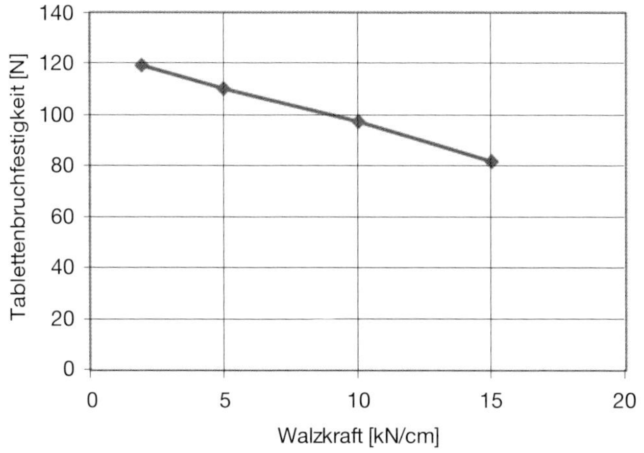

Abb. 5-17: Abnehmende Tablettenbruchfestigkeit mit steigender Walzkraft bei Herstellung des Trockengranulats.

Früher ging man im Sinne einer Materialermüdung von einem „Verbrauch" der Pulvereigenschaft aus, unter Pressdruck ein stabiles Komprimat zu bilden. Neuere Untersuchungen legen nahe, dass die verringerte Tablettenbruchfestigkeit nur eine Folge der Partikelvergröberung durch die Trockengranulation darstellt [15]. Da gröbere Partikel weniger Möglichkeiten zur interpartikulären Verzahnung haben, würde dies dann zu Tabletten geringerer mechanischer Festigkeit führen.

Der nachteilige Einfluss der Vorkompaktierung im Rahmen der Trockengranulation nimmt mit steigendem Walzdruck zu. Dies wird im Beispiel der Abb. 5-17 deutlich: Die bei gleicher Tablettierpresskraft erzielte Bruchfestigkeit sinkt in diesem Beispiel von 120 N nach Granulation bei 2 kN/cm auf etwa 80 N nach Granulation bei 15 kN/cm.

Bei gegebener Walzkraft hängt die erzielbare Tablettenbruchfestigkeit ferner von der Maschenweite der Siebmühle ab. In feinerem Material bestehen mehr Möglichkeiten zu interpartikulärer Bindung. Folglich weisen entsprechende Tabletten eine höhere Bruchfestigkeit auf (Beispiel in Abb. 5-18).

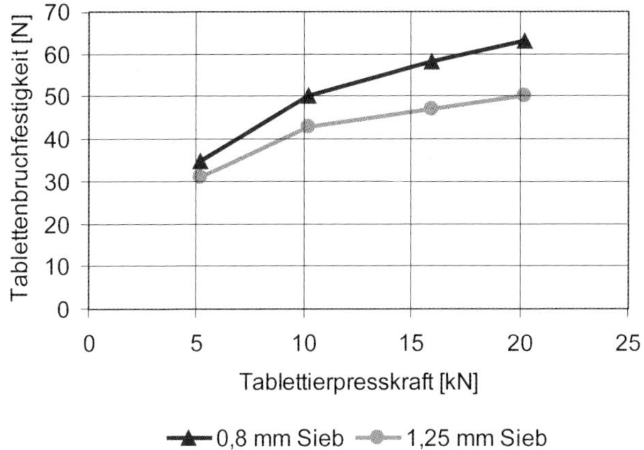

Abb. 5-18: Höhere Tablettenbruchfestigkeit mit feinerer Maschenweite der Siebmühle bei Trockengranulation.

5.3.2 Einfluss der Trockengranulation auf die Einheitlichkeit der Masse von Tabletten

Die Einheitlichkeit der Masse von Tabletten hängt von Variablen der Tablettierung wie Rührflügeleinstellung oder Tablettiergeschwindigkeit, aber auch von der Granulatfließfähigkeit ab. Diese wird bei der Trockengranulation aufgrund des hohen Feinanteils meist weniger stark verbessert als bei Feuchtgranulaten.

Dennoch lässt sich bei Trockengranulaten eine Tendenz zu verbesserter Fließfähigkeit mit steigendem Walzdruck bei Granulation und somit steigender Granulatpartikelgröße beobachten. Ein entsprechendes Beispiel ist in Abb. 5-19 dargestellt.

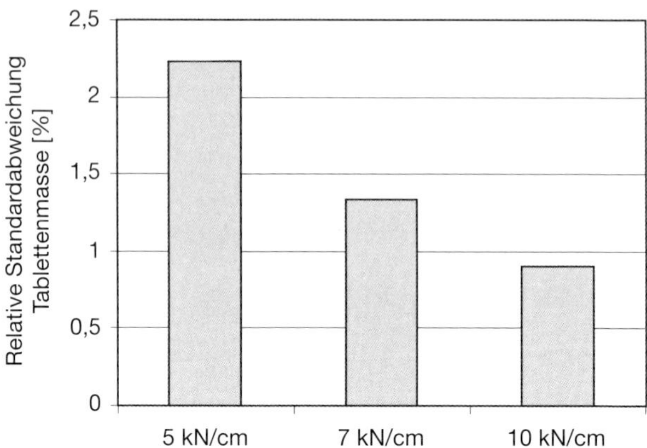

Abb. 5-19: Tendenz zu erhöhter Einheitlichkeit der Tablettenmasse (niedrige relative Standardabweichung) mit zunehmender Walzkraft bei ansonsten unveränderten Prozessvariablen.

5.3.3 Einfluss der Trockengranulation auf die Einzeldosierungsgenauigkeit von Tabletten

Die Einzeldosierungsgenauigkeit von Tabletten wird durch die Einheitlichkeit der Masse (s. vorheriges Kapitel) und der Gleichmäßigkeit der Verteilung des Wirkstoffs im Pulver oder Granulat bestimmt. Primär wird diese Mischgüte durch das vorgelagerte Mischverfahren bestimmt. Die Bedeutung einer Trockengranulation liegt jedoch darin, den einmal erreichten Mischzustand zu fixieren und durch eine Bindung von Wirkstoff an Hilfsstoffe Entmischungstendenzen vorzubeugen.

Dies wird aus dem Beispiel der Abb. 5-20 deutlich. Nach bloßer Mischung der Rezepturbestandteile besteht die Tablettiermischung aus Partikeln der Korngrößenklassen bis zu 250 µm. Dabei befindet sich der Wirkstoff in überproportionaler Menge im Feinanteil < 63 µm (Wirkstoffkonzentration ist 120 % des theoretischen Wertes). Es besteht somit ein deutliches Risiko, dass bei Entmischung entsprechend der Korngröße Übergehalte bei solchen Tabletten auftreten, die aus etwas mehr Feinanteil verpresst werden. Nach der Trockengranulation sind die Unterschiede in der Wirkstoffkonzentration der einzelnen Korngrößenklassen verringert, sodass bei eintretender Entmischung wesentlich geringere Auswirkungen auf den Wirkstoffgehalt einer Tablette zu erwarten sind.

Direkttablettiermischung:

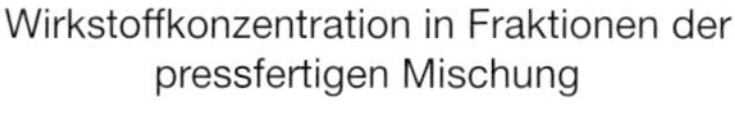

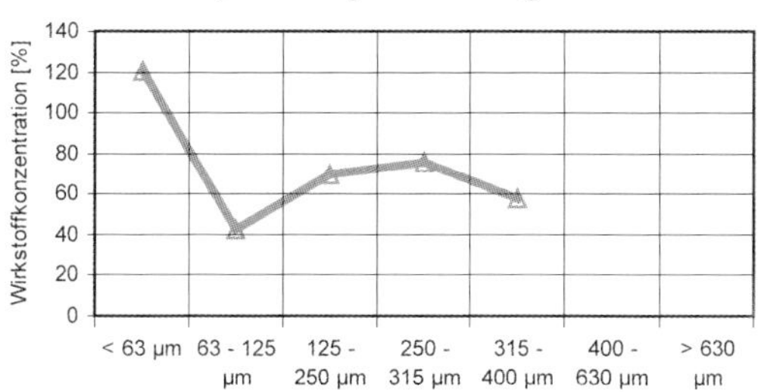

Anteil der Fraktionen in der Mischung

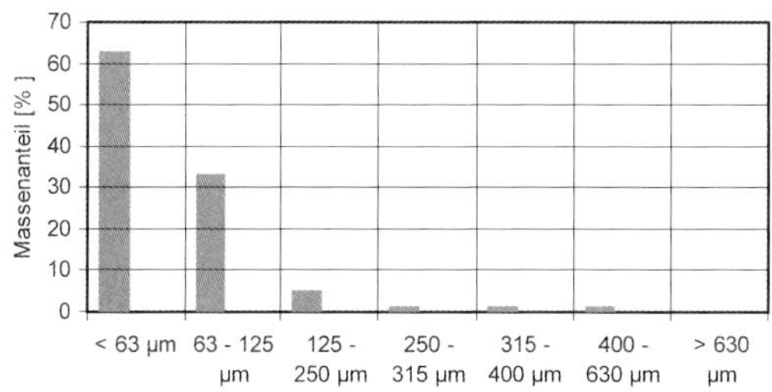

Trockengranulat:

Wirkstoffkonzentration in Fraktionen der pressfertigen Mischung

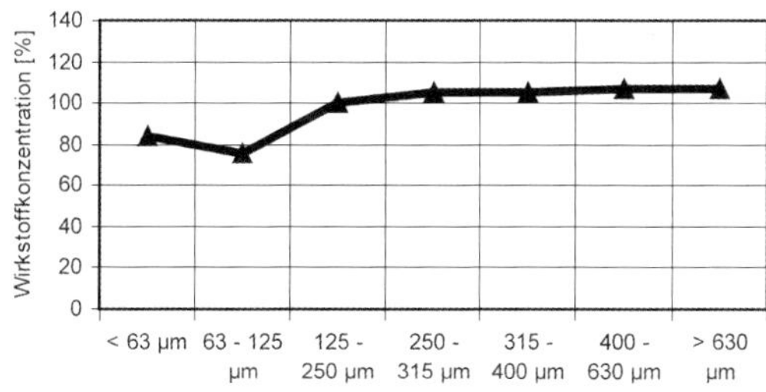

Anteil der Fraktionen in der Mischung

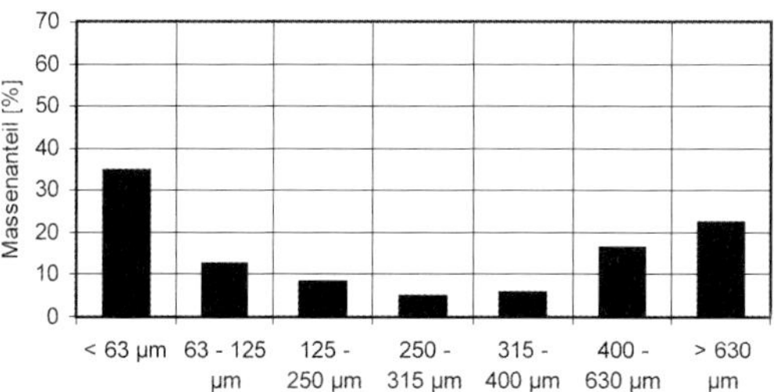

Abb. 5-20: Zunahme der Einheitlichkeit der Wirkstoffkonzentration in verschiedenen Korngrößenklassen durch Trockengranulation.

5.4 Scale-down und Scale-up der Trockengranulation

In der Anfangsphase der Entwicklung neuer Wirkstoffe stehen teilweise nur sehr geringe Wirkstoffmengen zur Verfügung, die zum Betrieb eines Walzenkompaktors nicht ausreichen. In diesen Fällen ist ersatzweise auch eine Trockengranulation auf einer Exzentertablettenpresse möglich (Scale-down). Hierzu wird das Pulver unter Verwendung sehr großer Stempelformate verpresst, zerkleinert, gesiebt und nach Zusatz der Nachmischung erneut zu Tabletten verpresst. Der für das erste Verpressen notwendige Pressdruck muss anhand eines oder mehrerer, möglichst ähnlicher Modellwirkstoffe ermittelt werden. Soll das spätere Trockengranulat kein Schmiermittel in der Granulatinnenphase enthalten, muss das Tablettierwerkzeug beim ersten Verpressen beispielsweise durch manuelles Einpinseln der Stempel mit Magnesiumstearat extern geschmiert werden. Bei Handeinwaage des zu granulierenden Pulvers in die Matrize der Exzentermaschine erlaubt das Verfahren das trockene Granulieren bereits von wenigen hundert Milligramm Pulver.

Die Maßstabsvergrößerung (Scale-up) gilt bei der Trockengranulation als relativ unkritisch. Im einfachsten Fall wird dabei lediglich die Breite der Walze vergrößert (beispielsweise von 5 cm auf 10 cm) und die Prozesszeit des kontinuierlichen Prozesses verlängert. Da die spezifische Walzkraft (in kN/cm), die Spaltbreite und die Maschenweite der Siebmühle unverändert belassen werden, resultiert ein praktisch unverändertes Produkt. Lediglich mögliche Randeffekte (beispielsweise ein geringerer Pressdruck am Rand der Walze) oder ein Anteil an Material, der ohne Kompaktierung an den Walzen vorbeirieselt, können Unterschiede verursachen. Insgesamt müssen das Scale-up oder Transferprozesse so geführt werden, dass die Porosität der Schülpen unverändert bleiben [35].

Sofern beim Scale-up die Umdrehungszahl der Rollen erhöht wird, ist eine etwas schwächere Kompaktierung möglich. Bei Anlagen, in denen darüber hinaus die Spaltbreite nicht geregelt ist und eine Anpassung der Drehzahlen der Zuführschnecken erforderlich ist, sind weiter gehende Untersuchungen notwendig [16].

5.5 Formulierungen zur Trockengranulation

5.5.1 Art des Füllmittels

Die Art des Füllmittels beeinflusst stark die mechanischen Eigenschaften der aus dem Trockengranulat hergestellten Tablette.

Bei Verwendung eines Trockengranulats als Zwischenprodukt unterliegt das Pulver einer doppelten Kompression: erstens bei der Kompaktierung auf der Walze und zweitens beim Verpressen zu Tabletten. Daraus ergibt sich im Vergleich zu einer Direktverpressung eine reduzierte Tablettenbruchfestigkeit. Bei manchen Wirkstoffen ist das doppelte Verpressen auch ein Nachteil bei der Wirkstofffreisetzung, da die Porosität des Granulats abnimmt und Wasserzutritt sowie Wirkstoffauflösung behindert sind.

Als stärker anfällig gegenüber abnehmender mechanischer Festigkeit nach Walzen, Zerkleinern und Verpressen eines Pulvers gelten plastisch verformbare Hilfsstoffe wie mikrokristalline Cellulose. Spröd brechende Hilfsstoffe wie Calciumhydrogenphosphat können bei erneutem Verpressen durch weitere Fragmentation neue Bindungsstellen aufbauen und mechanisch feste Formlinge bilden. Dies ist in Abb. 5-21 dargestellt. Die Abnahme der mechanischen Festigkeit eines Komprimats durch Mahlen und erneutes Verpressen ist bei mikrokristalliner Cellulose (Abb. 5-21 links) stärker ausgeprägt als bei Calciumhydrogenphosphat (Abb. 5-21 rechts). Andererseits befindet sich die mechanische Festigkeit der Komprimate aus mikrokristalliner Cellulose von vornherein und auch noch nach dem zweiten Verpressen auf einem wesentlich höheren Niveau.

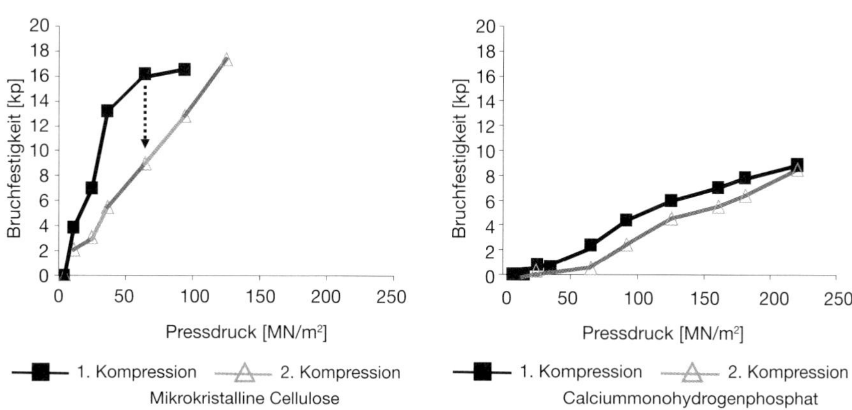

Abb. 5-21: Mechanische Festigkeit von Komprimaten nach dem ersten Verpressen (geschlossene Quadrate) sowie nach Vermahlen und erneutem Verpressen (offene Dreiecke), nach [17].

Bei der Formulierungsauswahl muss somit der Umfang der beabsichtigten wiederholten Komprimierung (Walz- und Tablettierdruck) berücksichtigt werden [18]. Eine Möglichkeit ist dabei, plastisch verformbare und spröd brechende Wirk- und Hilfsstoffe zu kombinieren [17, 18]. Ein Beispiel einer entsprechenden Formulierung zur Walzgranulierung gibt Tab. 5-1.

Hilfsstoff	Menge	Eigenschaft
Sildenafilcitrat (entspr. 100 mg Sildenafil)	140,4 mg	Wirkstoff
Mikrokristalline Cellulose		plastisch verformbar
Wasserfreies Calciumhydrogen-phosphat		spröd brechend
Croscarmellose Natrium		Tablettenzerfallsmittel
Magnesiumstearat		Schmiermittel
Gesamt (unlackierte Tablette)	ca. 600 mg	

Tab. 5-1: Beispiel einer Formulierung für die Trockengranulation [19].

5.5.2 Partikelgröße des Füllstoffs

Ein Teil des bei einer Trockengranulation anfallenden Feinanteils liegt fast in der Partikelgröße des Primärkorns vor. Daher kommt der Auswahl der Partikelgröße des Füllstoffs erhebliche Bedeutung zu. Grobe Füllstoffe führen zu grobkörnigerem Feinanteil und tragen somit zu einem verbesserten Fließverhalten des Trockengranulats bei. Andererseits kann durch die Auswahl eines sehr grobkörnigen Füllstoffs der Teilchengrößenunterschied zu einem mikrofeinen Wirkstoff sehr groß werden. Es besteht dann erhebliche Entmischungsgefahr.

Ein Fallbeispiel zur Bedeutung der Partikelgrößenauswahl des Füllstoffs bei Trockengranulation geben Abb. 5-22 und Abb. 5-23. Bei diesem Produkt wurde der mikrofeine Wirkstoff (6,2 % der Formulierung) unter Verwendung von mikrokristalliner Cellulose (70 % der Formulierung) als Füllstoff trocken granuliert und zu Tabletten verpresst. Der gröbere und besser fließfähige Hilfsstoff führte in diesem Beispiel sowohl bei einer Tablettiergeschwindigkeit von 50 000 als auch 100 000 Tabletten pro Stunde zu tendenziell einheitlicheren Tablettenmassen (Abb. 5-22). Jedoch deutet die Zunahme der Streuung der Gehaltseinzelwerte auf zunehmende Entmischung von mikrofeinem Wirk- und grobem Füllstoff hin (Abb. 5-23).

5.5.3 Intra- und extragranuläre Formulierungsbestandteile

Nicht alle Bestandteile einer späteren Tablettenformulierung müssen bereits der Pulvermischung zugesetzt und auf dem Walzenkompaktor granuliert werden. Es besteht auch die Möglichkeit, bestimmte Hilfsstoffe erst dem fertigen Trockengranulat als Nachmischung zuzusetzen (extragranuläre Formulierungsbestandteile).

Dies ist häufig der Fall bei hochdispersem Siliciumdioxid als Zusatz zur Verbesserung der Pulverfließfähigkeit und bei Magnesiumstearat als Tablettenschmiermittel. Hochdisperses Siliciumdioxid als fließfördernder Hilfsstoff ist in Pulvermischungen zur Walzgranulierung häufig nicht nötig, da die meisten Walzenkompaktoren für die Verarbeitung schlecht fließender Pulvermischungen gut ausgerüstet sind (Auflockerer im Pulvervorrat, Schneckenzuführungen). Für eine Erhöhung der Fließfähigkeit der Tablettiermischung ist hochdisperses Siliciumdioxid in der Nachmischung dagegen effektiver untergebracht. Zur Frage eines intra- oder extragranulären Zusatzes von Schmiermitteln wie Magnesiumstearat oder Talkum bestehen dagegen unterschiedliche Sichtweisen [20]. Ein intragranulärer Zusatz verhindert das unerwünschte Anhaften von Pulver an der Walzenoberfläche und kann bei der Verarbeitung von Pflanzenextrakten unumgänglich sein [21]. Andererseits besteht das Risiko einer zu weitgehenden Belegung der Pulveroberfläche mit Schmiermittel (Überschmieren) mit nachteiligen Auswirkungen auf Bruchfestigkeit und Zerfall der Tablette sowie die Wirkstofffreisetzung. Bei vielen Wirkstoffen erwies sich ein Zusatz von Schmiermittel vor dem Walzen als nicht notwendig.

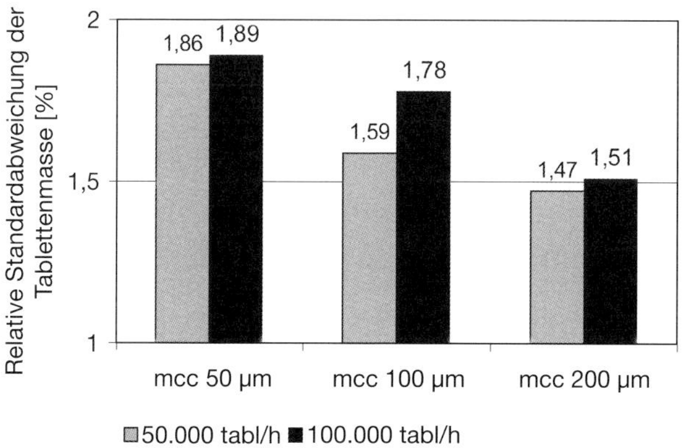

Abb. 5-22: Trend zu einheitlicherer Tablettenmasse bei Verwendung eines gröberen und besser fließfähigen Füllstoffs bei Trockengranulation.

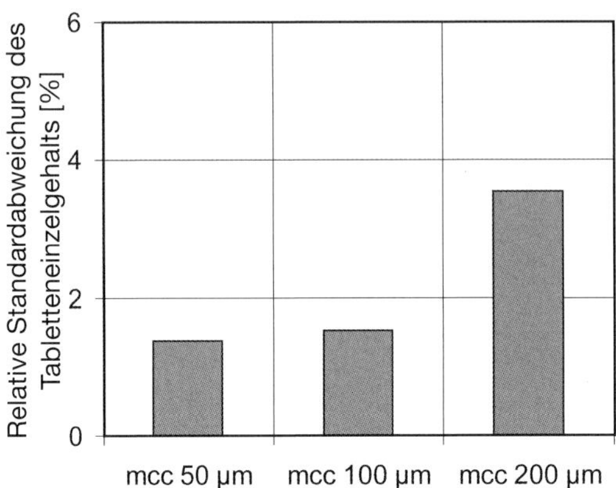

Abb. 5-23: Trend zu schlechterer Mischgüte eines Walzgranulats bei Verwendung eines gröberen und besser fließfähigen Füllstoffs (Wirkstoff ist mikrofein, mcc = mikrokristalline Cellulose der angegebenen mittleren Partikelgröße).

Bei zu geringer Bruchfestigkeit der Tabletten kann eine Abhilfemaßnahme auch darin bestehen, einen Teil des Füllstoffs erst der Nachmischung zuzusetzen [20]. Dadurch wird der nachteilige Einfluss der doppelten Verpressung teilweise vermieden. Dagegen muss allerdings ein ungünstiger Einfluss auf die Fließfähigkeit und Gehaltseinheitlichkeit der Tablettiermischung abgewogen werden [15].

5.5.4 Zusatz von Trockenbindemitteln

Im Regelfall benötigen Formulierungen zur Trockengranulation im Gegensatz zu den meisten Rezepturen für Feuchtgranulate kein Bindemittel. Dieser Aspekt fördert tendenziell kurze Tablettenzerfallszeiten und eine rasche Wirkstofffreisetzung aus der Tablettenformulierung.

Pulvermischungen, die sich nur schlecht trocken granulieren lassen und deren Granulat einen hohen Feinanteil aufweist, kann jedoch versuchsweise ein Trockenbindemittel wie Povidon (PVP, Polyvinylpyrrolidon), Copovidon oder HPC zugesetzt werden [25, 29]. Die Wirksamkeit dieser Zusätze muss in Zusammenhang mit der jeweiligen Formulierung und den angewandten Verfahrensbedingungen (beispielsweise der relativen Feuchte des zu granulierenden Pulvers) untersucht und beurteilt werden.

5.6 Literatur

[1] Kleinebudde P. Roll compaction/dry granulation: pharmaceutical applications; Eur. J. Pharm. Biopharm. 58, 317–326 (2004)

[2] Sheskey PJ, Cabelka TD, Robb RT, Boyce BM. Use of roller compaction in the preparation of controlled-release hydrophilic matrix tablets containing methylcellulose and hydroxypropylcellulose polymers; Pharm. Technol. 18 (9), 132–150 (1994)

[3] Sheskey PJ, Cabelka TD. Reworkability of sustained-release tablet formulations containing HPMC polymers; Pharm. Technol. 16 (6), 60–74 (1992)

[4] Inghelbrecht S, Remon JP, de Aguiar PF et al. Instrumentation of a roll compactor and the evaluation of the parameter settings by neural networks; Int. J. Pharm. 148, 103–115 (1997)

[5] Inghelbrecht S, Remon JP. The roller compaction of different types of lactose; Int. J. Pharm. 166, 135–144 (1998)

[6] Shlieout G, Lammens RF, Kleinebudde P. Dry granulation with a roller compactor, Part I; Pharm. Technol. Eur. 12 (11), 24–35 (2000)

[7] Rambali B, Baert L, Jans E, Massart DL. Influence of the roll compactor parameter settings and the compression pressure on the buccal bio-adhesive tablet properties; Int. J. Pharm. 220, 129–140 (2001)

[8] Shlieout G, Lammens RF, Kleinebudde P, Bultmann M. Dry granulation with a roller compactor, Part II; Pharm. Technol. Eur. 14 (9), 32–39 (2002)

[9] Gupta A, Peck GE, Miller RW, Morris KR. Effect of the variation in the ambient moisture on the compaction behavior of powder undergoing roller-compaction and on the characteristics of tablets produced from the post-milled granules; J. Pharm. Sci. 94, 2314–2326 (2005)

[10] Heng PWS, Chan LW, Liew CV, Chee SN, Soh JLP, Ooi SM. Roller compaction of crude plant material: Influence of process variables, polyvinylpyrrolidone, and co-milling; Pharm. Dev. Technol. 9, 135–144 (2004)

[11] Weyenberg W, Vermeire A, Vandervoort J, Remon JP, Ludwig A. Effects of roller compaction settings on the preparation of bioadhesive granules and ocular minitablets; J. Pharm. Biopharm. 59, 527–536 (2005)

[12] Miller RW, Gupta A. Roller compaction: A PAT application using near-infrared in-process mapping, monitoring and characterization; Am. Pharm. Rev. 7 (1), 69–103 (2004)

[13] Inghelbrecht S, Remon JP. Reducing dust and improving granule and tablet quality in the roller compaction process; Int. J. Pharm. 171, 195–206 (1998)

[14] Sheskey PJ, Hendren J. The effects of roll compaction equipment variables, granulation technique, and HPMC polymer level on a controlled-release matrix model drug formulation; Pharm. Technol. 23 (3), 90–106 (1999)

[15] Sun C, Himmelspach MW. Reduced tabletability of roller compacted granules as a result of granule size enlargement; J. Pharm. Sci. 95, 200–206 (2006)

[16] Sheskey P, Pacholke K, Sackett G, Maher L, Polli J. Effect of process scale-up on robustness of tablets, tablet stability, and predicted in vivo performance; Pharm. Technol. 24 (11), 30–52 (2000)

[17] Kochhar SK, Rubinstein MH, Barnes D. The effects of slugging and recompression on pharmaceutical excipients; Int. J. Pharm. 115, 35–43 (1995)

[18] Inghelbrecht S, Remon JP. Roller compaction and tableting of microcrystalline cellulose/drug mixtures; Int. J. Pharm. 161, 215–224 (1998)

[19] European Agency for the Evaluation of Medicinal Products. European public assessment report Viagra; September 1998

[20] He X. Application of roller compaction in solid formulation development; Am. Pharm. Rev. 6 (3), 26–33 (2003)

[21] Von Eggelkraut-Gottanka SG, Abed SA, Müller W, Schmidt PC. Roller compaction and tabletting of St. John's wort plant dry extract using a gap width and force controlled roller compactor, Part I; Pharm. Dev. Technol. 7, 433–44 5 (2002)

[22] Alexanderwerk. Beschreibung Roller Compactor; http://www.alexanderwerk.de Letzter Zugriff 10.05.2016

[23] Fitzpatrick. Broschüre RC-5/09 Roll Compaction; Fitzpatrick Europe N. V., Sint-Niklaas, Belgien (2016)

[24] Hoffmann M, Wray PS, Gamble JF, Tobyn M. Investigation into process-induced de-aggregation of cohesive micronized API particles; Int. J. Pharm. 493, 341–346 (2015)

[25] Teng Y, Qiu Z, Wen H. Systematical approach of formulation and process development using roller compaction; Eur. J. Pharm. Biopharm. 73, 219–229 (2009)

[26] Gamble JF, Tobyn M, Dennis AB, Shah T. Roller compaction: Application of an in-gap ribbon porosity calculation for the optimization of downstream granule flow and compactability characteristics; Pharm. Dev. Technol. 15(3), 223–229 (2010)

[27] Lim H, Dave VS, Kidder L, Lewis EN, Fahmy R, Hoag SW. Assessment of the critical factors affecting the porosity of roller compacted ribbons and the feasibility of using NIR chemical imaging to evaluate the porosity distribution; Int. J. Pharm. 410, 1–8 (2011)

[28] Zhang J, Pei C, Schiano S, Heaps D, Wu CY. The application of terahertz pulsed imaging in characterizing density distribution of roll-compacted ribbons; Eur. J. Pharm. Biopharm. (2016), http://dx.doi.org/10.1016/j.ejpb.2016.01.012http://www.sciencedirect.com/science/article/pii/S0939641116000369 Letzter Zugriff 10.05.2016

[29] Dalziel G, Nauka E, Zhang F, Kothari S, Xie M. Assessment of granulation technologies for an API with poor physical properties; Drug Dev.Ind. Pharm. 39(7), 985–995 (2013)

[30] Samanta AK, Wang L, Ng KY, Heng PWS. Energy-based analysis of cone milling process for the comminution of roller compacted flakes; Int. J. Pharm. 462, 108–114 (2014)

[31] Sakwanichol J, Puttipipatkhachorn S, Ingenerf G, Kleinebudde P. Roll Compaction/dry granulation: Comparison between roll mill and oscillating granulator in dry granulation; Pharm. Dev. Technol. 17(1), 30–39 (2012)

[32] Wu CY, Hung WL, Miguélez-Moran AM, Gururajan B, Seville JPK. Roller compaction of moist pharmaceutical powders; Int. J. Pharm. 391, 90–97 (2010)

[33] Ullah I, Wang J, Chang SY, Wiley GJ, Jain NB, Kiang S. Moisture-activated dry granulation – part I: A guide to excipient and equipment selection and formulation development; Pharm. Technol. 33(11), 62–70 (2009)

[34] Ullah I, Jain NB, Chang SY, Wang J, Kiang S, Guo H. Moisture-activated dry granulation – part II: The effects of formulation ingredients and manufacturing-process variables on granulation quality attributes; Pharm. Technol. 33(12), 42–49 (2009)

[35] Boersen N, Belair D, Peck GE, Pinal R. A dimensionless variable for the scale up and transfer of a roller compaction formulation; Drug Dev. Ind. Pharm. 42(1), 60–69 (2016)

Kapitel 6

Auswahl eines Granulierverfahrens

6.1 Bevorzugte Einsatzgebiete der einzelnen Granulierverfahren

Die am häufigsten angewandten Granulierverfahren im Rahmen der Herstellung von Tabletten sind die Feuchtgranulation in der Wirbelschicht oder im Schnellmischer sowie die Trockengranulation. Dabei führen in vielen Fällen mehrere dieser Verfahrenswege zum Ziel eines gut fließenden und homogenen Granulats mit ausgezeichneten Tablettiereigenschaften. Dennoch sind bei der Auswahl des Granulierverfahrens einige Kriterien nützlich, die im Folgenden dargestellt werden.

Insbesondere sollte das anzuwendende Granulierverfahren auf die Dosis und die physikalisch-chemischen Eigenschaften des Wirkstoffs abgestimmt sein.

So hat eine Feuchtgranulation in der Wirbelschicht sicherlich Vorteile bei Wirkstoffen, die schlecht tablettierbar sind, d. h. beim Verpressen auf einer Tablettenmaschine nur Tabletten unzureichender mechanischer Festigkeit ergeben. Durch die Wirbelschichtgranulation können oftmals poröse Agglomerate erzeugt werden, die nach dem Verpressen Tabletten mit höherer Bruchfestigkeit und geringerem Abrieb ergeben als nach dem Verpressen der entsprechenden nicht granulierten Pulvermischung (Direkttablettierung) [1]. Eine starke Feuchtgranulation im Schnellmischer hat in diesem Zusammenhang den Nachteil abfallender Porosität und in der Folge reduzierter mechanischer Festigkeit der Tabletten; noch ungünstiger ist im Allgemeinen eine Trockengranulierung mit dem nachteiligen Effekt einer Vorkompaktierung.

Die hohe Porosität von Wirbelschichtgranulaten kann ferner von Vorteil sein, wenn Wirkstoffe geringer Wasserlöslichkeit und geringer Lösungsgeschwindigkeit zu granulieren sind. Die Benetzung des Wirkstoffs kann dabei noch weiter verbessert werden, wenn dieser aus wässriger Suspension aufgesprüht wird und dabei mit Tensiden und wasserlöslichen Polymeren benetzt wurde.

Die Verfahrensgrenzen der Wirbelschichtgranulation werden dagegen erreicht, wenn mikrofeine Wirkstoffe in hoher Dosierung zu granulieren sind oder wenn es sich um spezifisch leichte Wirkstoffe sehr niedriger Schüttdichte handelt. In beiden Fällen kann ein gleichmäßig wirbelndes Fließbett zunächst nicht aufgebaut werden und es besteht das Risiko erheblicher Ablagerungen von Wirkstoff am Abluftfilter oder der Behälterinnenwandung. Dies schließt die Anwendung des Wirbelschichtverfahrens nicht in jedem Fall völlig aus, da sich mit zunehmendem Granulataufbau doch noch ein gleichmäßiges Wirbelbett aufbauen kann, stellt aber durchaus einen Verfahrensnachteil dar. Mikrofeine Wirkstoffe in hoher Dosierung werden daher häufig im Schnellmischer granuliert. Eine weitere Stärke der Schnellmischergranulation stellt ferner die Möglichkeit dar, in der Verfahrensvariante „Eintopfgranulation" hoch wirksame oder hoch toxische Wirkstoffe bei minimaler Umweltexposition granulieren zu können. Dabei entfällt insbesondere die Belegung großflächiger Abluftfilter eines Wirbelschichtgranulators oder -trockners mit toxischen Stäuben, die Anzahl kontaminierter Geräte ist minimal und es kann automatisiert gereinigt werden (CIP, Cleaning In Place).

Das klassische Einsatzgebiet der Trockengranulierung sind stark feuchte- und hitzeempfindliche Wirkstoffe wie Penicilline oder Cephalosporine. Daneben ist das Granulierverfahren besonders kostengünstig, da Befeuchtung und kostenintensive Trocknung entfallen, das Verfahren aus wenigen Prozessschritten besteht und schnell und kontinuierlich bei geringem Raumbedarf durchgeführt werden kann. Es wird daher auch für unkritische Granulieraufgaben eingesetzt.

Neben Wirkstoffeigenschaften spielen auch betriebliche Gründe bei der Auswahl des Granulierverfahrens eine Rolle. Hierzu zählen die Verfügbarkeit entsprechender Anlagen oder das betriebliche Know-how auf bestimmten Verfahrensgebieten.

Als weitere Alternative kann auch der Verzicht auf eine Granulation (Direkttablettierung) erwogen werden. Dem offensichtlichen Vorteil eines besonders einfachen Prozesses stehen Risiken in der Homogenität und Einzeldosierungsgenauigkeit der Tabletten, die Notwendigkeit eines höheren Schmiermittelanteils und der höhere Preis für direkt tablettierbare Hilfsstoffe gegenüber.

Insgesamt sind nur wenige der genannten Kriterien zwingend und erlauben nur die Anwendung eines einzigen Granulierverfahrens. Die Verfahrensauswahl stellt eher eine Ermessensentscheidung dar, die in unterschiedlichen Firmen oder Regionen dann auch unterschiedlich ausfallen kann.

6.2 Literatur

[1] Santl M, Ilic I, Vrecer F, Baumgartner S. A compressibility and compactibility study of real tableting mixtures: The impact of wet and dry granulation versus a direct tableting mixture; Int. J. Pharm. 414, 131–139 (2011)

Kapitel 7

Spezielle Granulierverfahren

7.1 Eintopfgranulieren

Lange Zeit wurden Planetenmischer zur Befeuchtung von Granulaten eingesetzt. Bei diesen Mischern sorgt ein Planetengetriebe für eine Bewegung des gesamten Mischwerkzeugs entlang einer wandnahen Kreisbahn. Die Granulate wurden in Trockenschränken getrocknet. Dabei wurden verhältnismäßig große Mengen an Granulierflüssigkeit benötigt und die Granulierzeiten waren entsprechend lang. Für den Prozess war viel Handarbeit nötig und das Produkt war lange offen zugänglich. Nach dem Trocknen musste das Granulat durch Absieben noch egalisiert werden. Die Teilchengrößenverteilung war i. d. R. breit.

In den späten 50er Jahren des 20. Jahrhunderts wurden Wirbelschichttrockner eingeführt, die zu einer wesentlich kürzeren Trocknungszeit führten. Andere Nachteile des bestehenden Prozesses blieben erhalten. Mitte der 60er Jahre wurden die Wirbelschichtgeräte auch zum Granulieren benutzt und nicht nur zum Trocknen. Dadurch wurde die Staubexposition deutlich verringert. Es wurde weniger Granulierflüssigkeit benötigt und die Teilchengrößenverteilung der entstehenden Produkte wurde enger. In den 70er Jahren wurden die Schnellmischer eingeführt. Gegenüber den Planetenmischern konnten die Menge an Granulierflüssigkeit und die Granulierzeit deutlich reduziert werden. Schnellmischer werden meistens mit Siebeinrichtungen und Wirbelschichttrocknern kombiniert. In den 80er Jahren schließlich wurden die ersten Eintopfgranuliersysteme eingeführt. Hierbei handelt es sich um modifizierte Schnellmischer.

In konventionellen Schnellmischern können die Ausgangsstoffe gemischt, befeuchtet und feuchtgemischt werden. Gegenüber konventionellen Schnellmischern können Eintopfgranuliersysteme zusätzlich zum Trocknen der Granulate benutzt werden. Falls erforderlich können danach zusätzlich weitere Komponenten wie Gleit- oder Schmiermittel zum Tablettieren untergemischt werden. Somit können zahlreiche Prozessschritte in einem Gerät durchführt werden, ohne das Produkt in ein anderes Gerät zu überführen. Zusätzlich sind die Eintopfgranuliersysteme typischerweise mit einem ‚Cleaning-in-Place'-Rei-

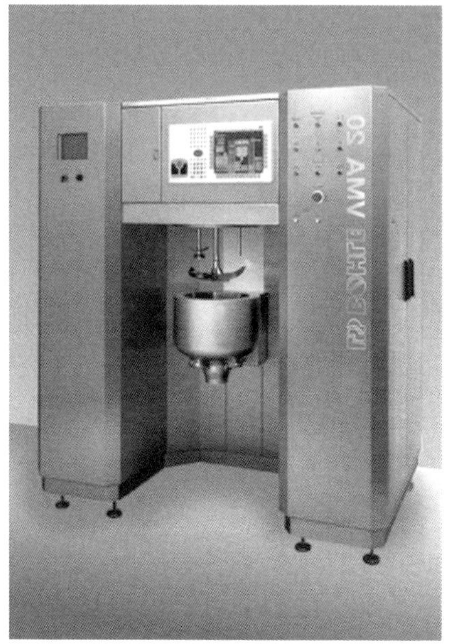

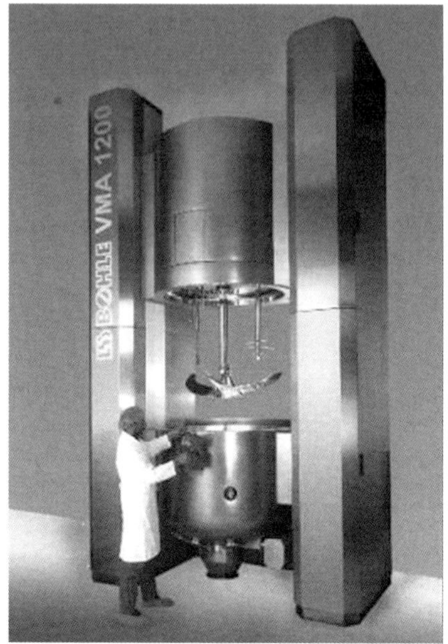

Abb. 7-1: Eintopfgranuliersysteme mit Produktbehältern von 20 und 1200 Litern (Quelle: L.B. Bohle).

nigungssystem ausgestattet. Das erlaubt eine vollständige automatische Reinigung des Geräts nach Entnahme des Produkts ohne Handarbeit von Mitarbeitern. Beispiele für Eintopfgranuliersysteme sind in zwei Größen in Abb. 7-1 dargestellt.

Im Grunde können alle beschriebenen Verfahrensschritte auch in einer Wirbelschichtapparatur durchgeführt werden. Wirbelschichtgeräte sind also auch als Eintopfgranuliersystem zu gebrauchen. Allerdings hat sich der Begriff nur für die modifizierten Schnellmischer durchgesetzt.

In Abb. 7-2 und Abb. 7-3 sind Schemata für Eintopfgranuliersysteme gezeigt. Neben dem Rührwerk und dem Zerhacker, die auch in konventionellen Schnellmischern vorhanden sind, gibt es noch zahlreiche weitere Einbauten. Behälter und Deckel sind beheizbar. Im Deckel gibt es eine Sprühdüse, über die die Granulierflüssigkeit eingedüst werden kann, eine Vakuumleitung, einen Fühler für die Produkttemperatur sowie einen Mikrowellen- oder Infrarotwellengenerator. Die Ausgangsstoffe können per Vakuum über einen seitlichen Einlass in das Gerät eingesaugt werden. Das Produkt wird durch einen Auslass im Boden abgelassen. Durch den Boden des Geräts kann zusätzlich Luft durch Filter in den Behälter eingelassen werden. Ähnliche Einbauten finden sich in vielen Eintopfgranuliersystemen.

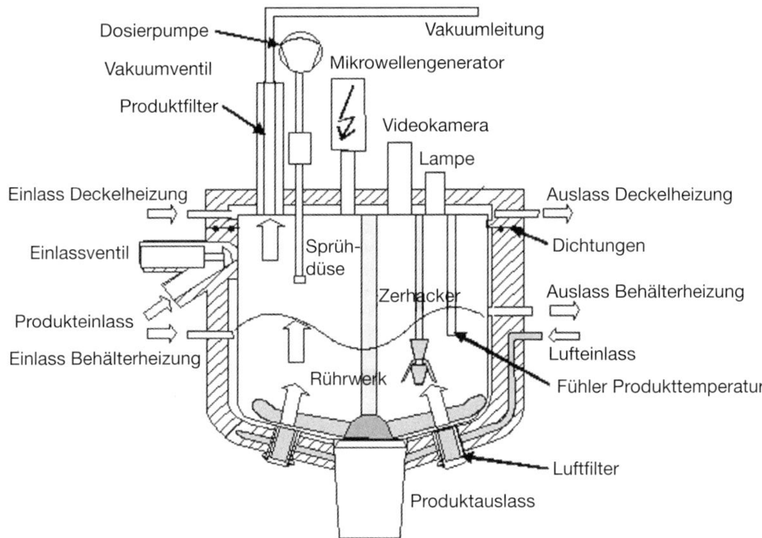

Abb. 7-2: Eintopfgranuliersystem (Quelle: modifiziert nach L.B. Bohle).

Bei den Eintopfgranuliersystemen entfällt der Schritt der Nasssiebung zwischen dem Feuchtmischen und dem Trocknen. Daher gibt es keine Möglichkeit, größere Klumpen in diesem Zwischenschritt zu zerkleinern. Die Prozesse müssen von vornherein so ausgelegt sein, dass die gewünschte Korngrößenverteilung zuverlässig hergestellt werden kann. Durch die Form des Behälters und die Gestaltung der Mischwerkzeuge werden Totzonen vermieden. Das begünstigt ebenfalls eine abschließende Reinigung des Geräts. Die Granulierflüssigkeit wird über die Düsen gleichmäßig verteilt, damit es nicht zu lokalen Überfeuchtungen kommt.

Die Trocknungsdauer hängt von vielen Größen ab. Wichtig sind der Füllgrad des Behälters, die Feuchte im Gut, die Einbringung der Energie in das Gut, der Unterdruck während der Trocknung und der Abtransport des entstandenen Dampfes aus dem Behälter. Die Dichte und Größe der Granulate sowie deren Oberfläche sind ebenfalls bedeutsam für die Trocknung.

Bei der Trocknung der Granulierflüssigkeit muss der entstehende Dampf aus dem Gerät entfernt werden, damit der Trocknungsvorgang nicht zum Erliegen kommt. Das geschieht über eine Vakuumleitung. Der Druck kann auf ca. 30 bis 100 mbar eingestellt werden. Die zur Verdunstung oder Verdampfung notwendige Energie kann über die beheizbaren Behälter- und Deckelwände in das Produkt gebracht werden. Eine so ausgeführte Vakuumtrocknung kann lange dauern. Im Vergleich zu einer Granulierzeit von ca.

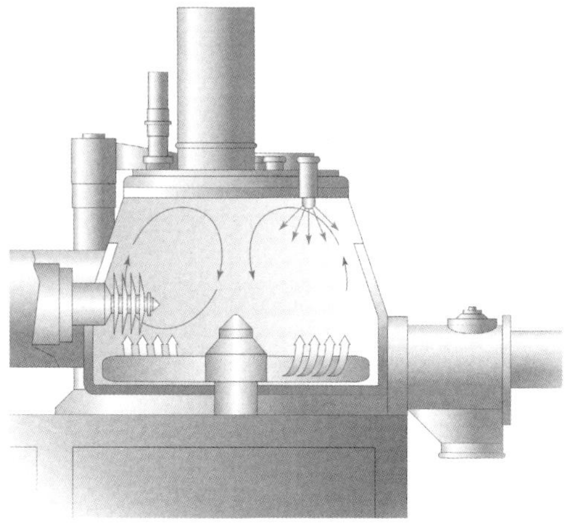

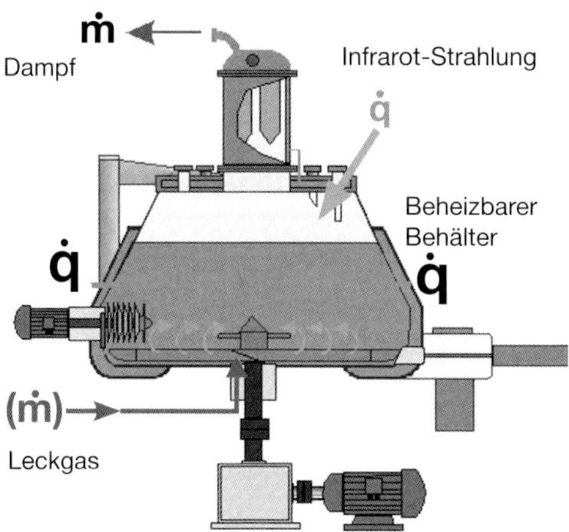

Abb. 7-3: Eintopfgranuliersystem (Quelle: modifiziert nach Fa. Glatt).

15 Minuten kann die Trocknungszeit bis zu 300 Minuten betragen. Damit ist die Wirtschaftlichkeit des Prozesses in Frage gestellt. Es werden zusätzliche Methoden eingesetzt, welche die Trocknungsdauer deutlich reduzieren können. Während der Trocknung wird das Produkt in Intervallen behutsam bewegt. Das kann durch langsame Rührbewegungen oder durch ein Schwenken des Produktbehälters geschehen. Eine weniger schonende Produktbewegung kann insbesondere bei annähernd trockenen Produkten zu einem Abbau der entstandenen Granulatkörner führen.

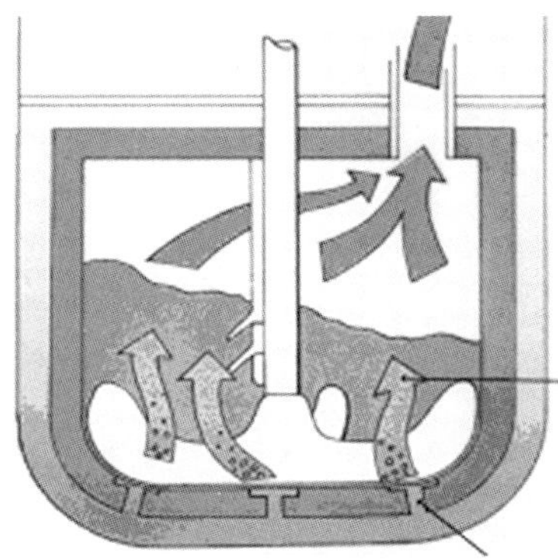

Abb. 7-4: Prinzip der Leckgasströmung (Quelle: Fa. GEA).

Andererseits kann der Trocknungsprozess durch die Produktbewegung deutlich beschleunigt werden, da neue Oberflächen geschaffen werden und die Wärme von der Behälterwand besser auf das Produkt übertragen wird.

Der Abtransport des entstandenen Dampfes kann durch eine Leckgasströmung beschleunigt werden. Durch einen Lufteinlass im Boden wird Luft in das Gerät gelassen und dadurch der eingestellte Druck im Behälter erhöht. Die Vakuumpumpe stellt den gewünschten Druck wieder her. Dadurch kommt es zu einer Luftströmung durch das Produkt, wodurch der entstehende Dampf mittransportiert wird (Abb. 7-4). Der beschleunigte Abtransport des Dampfes durch die Leckgasströmung sowie die bessere Wärmeübertragung von der Behälterwand auf das Produkt verkürzen die Trocknungsdauer (Abb. 7-5, Abb. 7-6).

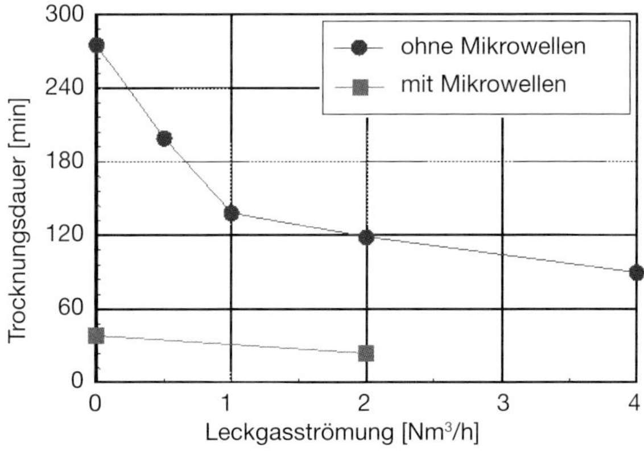

Abb. 7-5: Einfluss der Leckgasströmung auf die Trocknungsdauer (Quelle: L.B. Bohle).

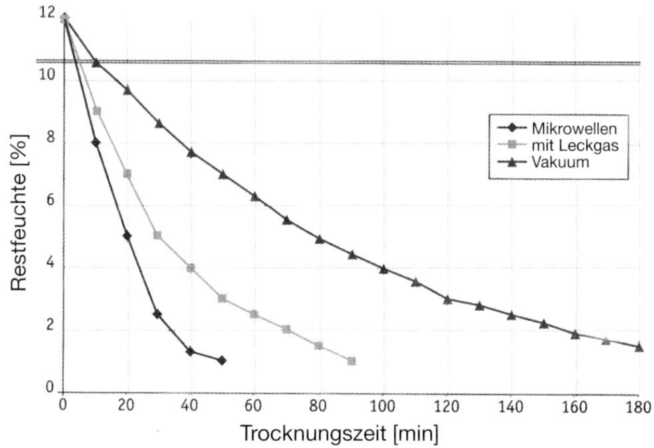

Abb. 7-6: Abhängigkeit des Trocknungsverlaufs von der Methode [1].

Eine zusätzliche Verkürzung der Trocknungszeit lässt sich durch die Verwendung einer Strahlungstrocknung erzielen. In den Eintopfgranuliersystemen der unterschiedlichen Hersteller werden dazu entweder Mikrowellen- oder Infrarotstrahlen eingesetzt. Beide Methoden verkürzen den Trocknungsprozess deutlich (Abb. 7-5 und Abb. 7-6) [1].

Eintopfgranuliersysteme sind i. d. R. mit einer Prozesssteuerung ausgestattet, die eine Programmierung des gesamten Prozesses erlaubt. Ein Beispiel für eine Bildschirmoberfläche ist in Abb. 7-7 dargestellt.

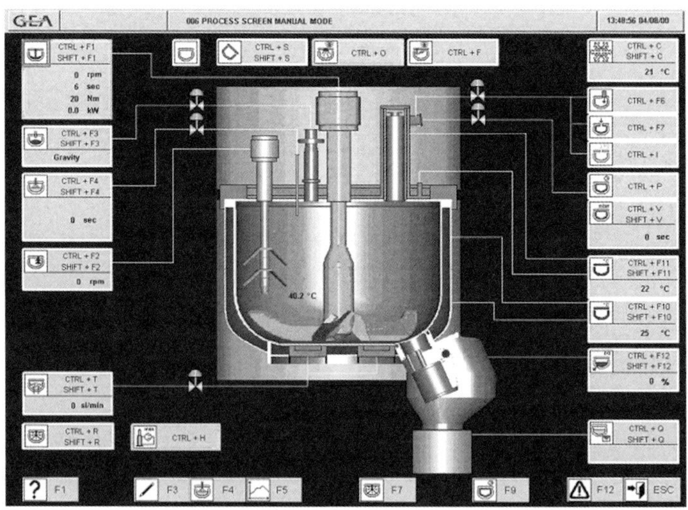

Abb. 7-7: Bildschirmoberfläche eines Eintopfgranuliersystems (Quelle: Fa. GEA).

Durch den weitgehend geschlossenen Prozess eignen sich die Eintopfgranuliersysteme besonders für hochaktive Wirkstoffe wie Hormone oder Zytostatika. Die Mitarbeiter sind vor den giftigen Stäuben geschützt. Eintopfgranuliersysteme sind auch flexibel für spezielle Prozesse wie die Schmelzgranulierung, die Pelletierung oder die Herstellung von Brausegranulaten einsetzbar. Nachteilig sind die hohen Investitionskosten, die höheren Ansprüche an die Prozesse sowie die langen Trocknungszeiten.

7.2 Kontinuierliche Verfahren

7.2.1 Übersicht

Zahlreiche Verfahren stehen für die kontinuierliche Granulierung zur Verfügung:

- Extrudieren
- Walzenkompaktieren/Trockengranulieren
- Kontinuierliche Wirbelschichtgranulation
- Wirbelschicht-Sprühagglomeration
- Sprühtrocknung mit integriertem Fließbett

Hier werden nur einige Verfahren beschrieben. Weitergehende Übersichten finden sich beispielsweise in den Büchern von Pietsch [2] und Uhlemann/Mörl [3]. Zu den kontinuierlichen Granulierverfahren gehört das Verfahren Walzenkompaktieren/Trockengranulieren, das bereits in Kap. 5 beschrieben wurde, und das Extrudieren, das in Kap. 8 behandelt wird.

7.2.2 Kontinuierliche Wirbelschichtgranulation

Die kontinuierliche Wirbelschichtgranulation oder Fließbettagglomeration ist im Bereich der Lebensmittelindustrie etabliert und wird für Produkte in großem Maßstab benutzt. Inzwischen stehen die Anlagen auch für pharmazeutische Zwecke zur Verfügung. Der Aufbau einer Anlage ist schematisch in Abb. 7-8 dargestellt und der Prozessverlauf in Abb. 7-9. Im Unterschied zu herkömmlichen Wirbelschichtapparaturen ist die Prozesskammer nicht rund, sondern länglich aufgebaut.

Die Ausgangsstoffe werden auf der einen Seite der Apparatur kontinuierlich aufgegeben. Das Produkt verlässt das Gerät auf der anderen Seite. Der Transport des Produkts erfolgt über eine Vibrationsbewegung der Apparatur oder eine gerichtete Luftführung. Das Produkt wird von der erwärmten Zuluft aufgewirbelt. Das Gerät ist in einzelne Zonen aufgeteilt, die jeweils separat

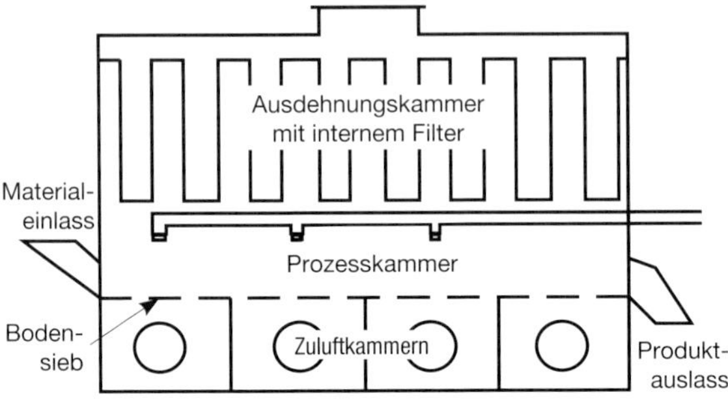

Abb. 7-8: Aufbau einer Anlage zur kontinuierlichen Wirbelschichtagglomeration (Quelle: modifiziert nach Fa. Glatt).

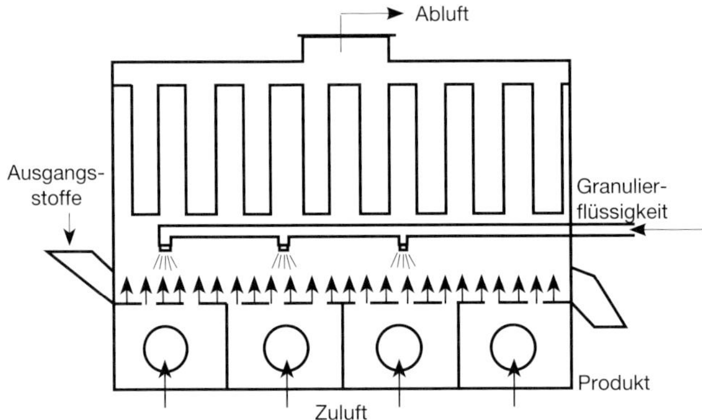

Abb. 7-9: Prozess der kontinuierlichen Wirbelschichtgranulation (Quelle: modifiziert nach Fa. Glatt).

mit Zuluft versorgt werden und einzeln temperiert werden können. Den Zonen können Sprüheinrichtungen zugeordnet sein. In den ersten Zonen wird die Granulierflüssigkeit aufgesprüht. Die letzte Zone dient der Trocknung des Granulats. Die Abluft wird wie üblich über ein Filter nach oben abgeführt.

In diesen Geräten können unterschiedliche Prozessschritte wie Granulieren, Trocknen, Abkühlen oder Überziehen durchgeführt werden. Eine Kombination mehrerer Prozesse ist möglich.

Eine andere Methode der kontinuierlichen Wirbelschichtgranulation ist in Abb. 7-10 dargestellt. Das Gerät ist analog zu einer konventionellen Wirbelschichtapparatur aufgebaut. In zwei Punkten gibt es wesentliche Unterschiede. Zusätzlich zur kontinuierlichen Zufuhr der Granulierflüssigkeit gibt es die Möglichkeit einer kontinuierlichen Zufuhr von festen Ausgangsmaterialien. Außerdem können Granulate einer vorgegebenen Größe über einen Windsichter im Boden der Apparatur abgelassen werden.

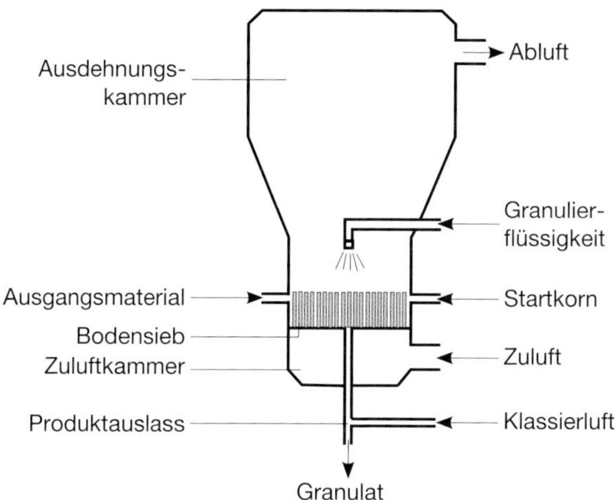

Abb. 7-10: Kontinuierliche Wirbelschicht-Sprühagglomeration (Quelle: modifiziert nach Fa. Glatt).

Zu Beginn des Prozesses wird Startkorn vorgelegt. Dann werden kontinuierlich sowohl festes Ausgangsmaterial als auch die Granulierflüssigkeit in den Prozess eingebracht. Das Ausgangsmaterial lagert sich dem Startkorn auf oder bildet neue Keime, die weiter wachsen können. Der offene Produktauslass wird von unten mit Klassierluft durchströmt. Nur Granulate einer bestimmten Größe können aufgrund ihrer Masse entgegen der Klassierluft den Produktauslass passieren. Feinere Partikel werden von der Klassierluft in den Prozess zurückgeführt. Die Wirbelschicht-Sprühagglomeration benötigt eine Anlaufphase, bis ein Gleichgewicht zwischen dem eingebrachten und dem ausgetragenen Material erreicht ist. Danach kann der Prozess über lange Zeit betrieben werden. Ausführliche Informationen zum Verfahren der Wirbelschicht-Sprühagglomeration finden sich im Buch von Uhlemann/Mörl [3]. Die entstehenden Granulate sind oftmals kugelförmig.

7.2.3 Sprühtrocknung mit integrierter Wirbelschicht

Ein Schema für eine Sprühtrocknung mit integrierter Wirbelschicht zeigt Abb. 7-11.

Das Granulat wird aus einer Lösung oder Suspension hergestellt. Die flüssige Ausgangszubereitung wird in einem Sprühtrockner im Gegenstrom zerstäubt und zu kleinen Partikeln getrocknet. Die Partikel werden in einem Zyklon aus der Abluft abgeschieden und in den Sprühtrockner zurückgeführt. Dort treffen die trockenen Partikel auf neue Tropfen und können weiter agglomerieren. Ab einer bestimmten Größe werden die Partikel nicht mehr im Gegenstrom aus dem Sprühtrockner entfernt. Die großen Agglomerate reichern sich im unteren Teil der Apparatur an, wo sie in der integrierten Wirbelschicht getrocknet und anschließend ausgeschleust werden.

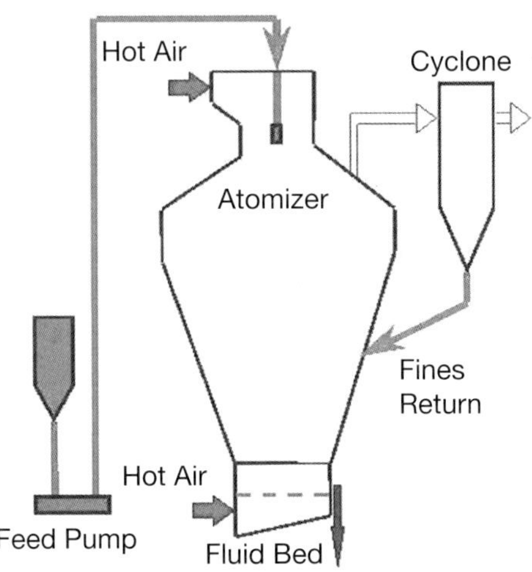

Abb. 7-11: Sprühtrocknung mit integrierter Wirbelschicht (Quelle: Fa. GEA).

7.3 Organisches Wirbelschichtgranulieren

Das organische Wirbelschichtgranulieren hat bei der Herstellung fester Lösungen als Alternative zur häufig angewandten Sprühtrocknung eine gewisse Bedeutung erlangt. Dabei wird ein Füllstoff mit der gemeinsamen Lösung des Wirkstoffs und eines Polymers in einem organischen Lösungsmittel granuliert.

7.3.1 Feste Lösungen

Löslichkeit und Lösegeschwindigkeit eines weitgehend wasserunlöslichen Wirkstoffs können verbessert werden, wenn dieser von seiner ursprünglich kristallinen Form in eine metastabile amorphe Form überführt wird [4, 5]. Bei Anwendung des Verfahrens der Lösemittelabdampfung wird hierfür der Wirkstoff zusammen mit einem geeigneten stabilisierenden Polymer zunächst in eine Lösung in einem organischen Lösungsmittel überführt. Diese Lösung wird dann auf einen inerten Trägerstoff aufgebracht und das Lösungsmittel verdampft. Die typische Zusammensetzung einer festen Lösung ist in Tab. 7-1 beschrieben.

Bestandteil (Beispiel)	Funktion	Menge (Teile)
	Wirkstoff	10
PVP	stabilisierendes Polymer	30
Aceton	Lösemittel (verdampft im Verlauf des Prozesses)	300
Mannitol	inerter Träger	30

Tab. 7-1: Zusammensetzung einer festen Lösung.

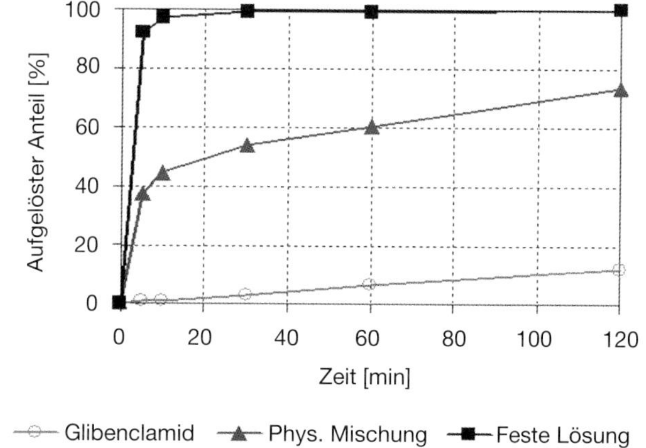

Abb. 7-12: Auflösungsgeschwindigkeit von Glibenclamid als kristalliner Wirkstoff und als feste Lösung (nach [6]).

Derartige Pulver mit einer festen Lösung enthalten den Wirkstoff in amorpher Form, und es können mittels Röntgendiffraktometrie, Differenzialthermoanalyse oder anderen Verfahren keine kristallinen Wirkstoffanteile mehr nachgewiesen werden. Im Vergleich zu einer trockenen Mischung der Einsatzstoffe sind Löslichkeit und Auflösungsgeschwindigkeit der festen Lösung deutlich verbessert (Abb. 7-12).

7.3.2 Sicherheitskonzept der organischen Wirbelschichtgranulation

Lange galten das Scale-up und die pharmazeutische Produktion fester Lösungen als schwierig [7], doch setzt sich dieser Formulierungstyp für Wirkstoffe mit sehr geringer Wasserlöslichkeit und somit sehr hohen Volumina zur Auflösung einer Dosis zunehmend durch. Eine besondere Herausforderung stellt dabei der Explosionsschutz der Wirbelschichtanlagen dar, da Anforderungen des Staub- und des Lösungsmittelexplosionsschutzes einzuhalten sind.

Dies ist mit dem Verfahren der Vakuumwirbelschichtgranulation möglich [8–10], doch hat sich dieses Verfahren industriell nicht breit durchgesetzt. Stattdessen wird die organische Granulation in üblichen Wirbelschichtgranulatoren durchgeführt und mehrere der folgende Elemente in das Sicherheitskonzept einbezogen:

- Kontrolle der sicherheitstechnischen Kenngrößen des zu granulierenden Produkts wie dessen Mindestzündenergie oder Staubexplosionsklasse
- Druckstoßfestigkeit der Anlagen
- Zündquellenvermeidung
- Verwendung von Stickstoff als inertem Prozessgas
- Regelung der Sprührate, sodass die organische Lösungsmittelkonzentration zu jedem Zeitpunkt des Prozesses beispielsweise 50 % unter der unteren Explosionsgrenze bleibt.

Ferner muss das organische Lösungsmittel beispielsweise durch katalytische Verbrennung, Kondensation, Adsorption oder Auswaschen aus dem Prozessgas wieder entfernt werden.

7.4 Schmelzgranulieren

Beim Schmelzgranulieren werden Bindemittel eingesetzt, die bei Raumtemperatur fest sind und durch Temperaturerhöhung auf ca. 50 bis 100 °C verflüssigt werden können. Der Anteil an Bindemittel liegt üblicherweise zwischen 10 und 30 %. Das verflüssigte Bindemittel hat während des Prozesses die Funktion einer Granulierflüssigkeit und bildet nach dem Abkühlen eine Matrix für die Pulverpartikel. Schmelzgranulieren kann man grundsätzlich mit denselben Apparaturen, die auch zum Feuchtgranulieren eingesetzt werden. Die meisten Informationen in der Literatur beziehen sich auf Schnellmischer, aber auch Wirbelschichtgeräte, Rotorwirbelschichtgeräte oder Extruder können zum Schmelzgranulieren genutzt werden. Zur Herstellung von Pellets werden ebenfalls Schmelzen eingesetzt (Kap. 8). Eine gute Übersicht über Schmelzgranulierprozesse in Schnellmischern gibt Schaefer [11].

Vergleichbar zum Trockengranulieren werden weder Wasser noch organische Lösungsmittel zum Schmelzgranulieren benötigt. Damit entfallen zeit- und kostenintensive Trocknungsprozesse. Durch Art und Anteil des Bindemittels lässt sich das Freisetzungsprofil in einem breiten Bereich verändern. Auch über Schmelzen können feste Lösungen oder feste Dispersionen von Arzneistoffen gebildet werden. Wenn ein hydrophiler Binder gewählt wird, kann die Freisetzung dadurch stark beschleunigt werden (Kap. 7.4). Andererseits können Matrices aus lipophilen Bindemitteln eine Retardierung der Freisetzung bewirken. Schmelzgranulieren mit hydrophilen Bindemitteln ist ein möglicher Weg zur Herstellung von Brausegranulaten.

Als hydrophile Binder sind in der Literatur die Macrogole (Polyethylenglykole) am häufigsten beschrieben. Sie werden zur Herstellung von schnell freisetzenden Granulaten eingesetzt. Andere hydrophile Binder sind Polyvidone oder Poloxamere. Als hydrophobe Bindemittel werden Kohlenwasserstoffe wie feste Paraffine, Lipide wie feste Fette oder Wachse und Polymere wie Polyethylen oder Polymethacrylate eingesetzt. Wichtige Charakteristika der Bindemittel sind deren Schmelzbereich, Viskosität bei der Verarbeitungstemperatur, Oberflächenspannung und Benetzungswinkel gegenüber dem zu granulierenden Material. Die Viskosität kann in einem breiten Bereich über die Temperatur gesteuert werden.

Die zum Schmelzen des Bindemittels erforderliche Temperatur kann durch einen beheizbaren Doppelmantel bei Schnellmischern oder durch die Zulufttemperatur in Wirbelschichtanlagen erreicht werden. Beim Versprühen von Bindemittelschmelzen werden beheizbare Zuführungen für die Granulierflüssigkeit benötigt. In Schnellmischern wird viel Energie über das Mischorgan in den Prozess eingeführt. Die durch Reibung der Pulverpartikel entstehende Wärme kann ausreichen, um ohne zusätzliche Energiezufuhr über einen beheizten Doppelmantel die gewünschte Prozesstemperatur zu erreichen. Die Reibungswärme steigt mit zunehmender Drehzahl des Mischorgans.

Probleme beim Schmelzgranulieren sind Tendenzen zu Anhaftungen an den Wänden oder dem Mischwerkzeug des Granulators. Die Endpunktbestimmung eines Granulierprozesses erfolgt durch Vorgabe einer Zeit nach Erreichen der Schmelztemperatur, über das Drehmoment am Mischorgan bei Schnellmischern oder der Rotorscheibe bei Rotorwirbelschichtanlagen oder über eine direkte Bestimmung der Partikelgröße im Prozess. Ein weiteres Problem stellt die physikalische Stabilität der Schmelzgranulate aufgrund der Polymorphie vieler kristalliner Bindemittel dar. Beispielsweise sind Lipide polymorph und erstarren nach dem Schmelzprozess zunächst in einer metastabilen Form. Während der Lagerung kann die Umlagerung in die stabile Form erfolgen, was sich auf das Freisetzungsprofil auswirken kann.

7.5 Literatur

[1] Stahl H. Single-pot systems for drying pharmaceutical granules; Pharm. Tech. Eur. 12 (5), 23–34 (2000)

[2] Pietsch W. Agglomeration Processes: Phenomena, Technologies, Equipment; Wiley-VCH, Weinheim (2002)

[3] Uhlemann H, Mörl L. Wirbelschicht-Sprühgranulation; Springer, Berlin (2000)

[4] Sethia S, Squillante E. Solid dispersions: Revival with greater possibilities and applications in oral drug delivery; Crit. Rev. Ther. Drug Carrier Syst. 20, 215–247 (2003)

[5] Kaushal AM, Gupta P, Bansal AK. Amorphous drug delivery systems: Molecular aspects, design, and performance; Crit. Rev. Ther. Drug Carrier Syst. 21, 133–193 (2004)

[6] Iwata M, Ueda H. Dissolution properties of glibenclamide in combinations with polyvinylpyrrolidone; Drug Dev. Ind. Pharm. 22, 1161–1165 (1996)

[7] Serajuddin ATM. Solid dispersion of poorly water-soluble drugs: Early promises, subsequent problems, and recent breakthroughs; J. Pharm. Sci. 88, 1058–1066 (1999)

[8] Luy B, Hirschfeld P, Leuenberger H. Granulieren und Trocknen in der Vakuum-Wirbelschicht; Pharm. Ind. 51, 89–94 (1989); Granulation and drying in vacuum fluid bed systems; Drugs made in Germany 32, 68–73 (1989)

[9] Berl E, Barth K. Über Verbrennungsgrenzen brennbarer Gas- und Dampf-Luftgemische bei Unterdruck, II; Mitteilungen aus dem Chemisch-Technischen und Elektrotechnischen Institut der TH Darmstadt 211–229 (1931)

[10] Leuenberger H, Luy B, Hirschfeld P. Experiences with a novel fluidized bed system operating under vacuum conditions; Proceedings of Pre-World Congress Particle Technology, September 17–18, 1990, Gifu (Japan)

[11] Schaefer T. Melt Agglomeration; Dissertation, Royal Danish School of Pharmacy, Kopenhagen

Kapitel 8

Herstellung von Pellets

8.1 Definition und Verwendung von Pellets

Der Begriff *Pellets* wird in vielen Industriebereichen verwendet. Neben der Pharmazie gibt es Pellets z. B. in den Bereichen Futtermittel, Lebensmittel, Düngemittel, Kunststoffe, Bergbau, Chemie und Energiewirtschaft. Je nach Einsatzgebiet werden unterschiedliche Eigenschaften und Anforderungen mit Pellets verbunden. Allen Pellets ist eigen, dass sie eine kugelige oder zylindrische Form aufweisen. Deutliche Unterschiede gibt es hinsichtlich der Größe und der Festigkeit in den einzelnen Bereichen.

Pharmazeutische Pellets sind isometrische Agglomerate von Pulverpartikeln von annähernd kugeliger oder zylindrischer Form, mittleren Durchmessern von 0,2 bis 2 mm und enger Teilchengrößenverteilung. Typischerweise ist die Oberfläche der Pellets glatt und wenig porös.

Durch ihre Größe grenzen sie sich von anderen partikulären Arzneiformen ab. Kleinere Agglomerate zählen zu den Mikropartikeln, größere üblicherweise zu den Tabletten. Durch ihre definierte Form und die enge Teilchengrößenverteilung grenzen sie sich gegenüber den herkömmlichen Granulaten ab (Abb. 8-1). Die Übergänge zwischen Granulaten und deren Sonderform Pellets sind allerdings fließend, für beide werden auch ähnliche Herstellungsverfahren eingesetzt. Pellets mit Durchmessern von 200 bis 500 µm werden als Mikropellets bezeichnet.

Nach dem inneren Aufbau werden heterogene und homogene Pellets unterschieden (Abb. 8-2). Heterogene Pellets enthalten eine Kernregion und mindestens eine anders zusammengesetzte Mantelregion. Homogene Pellets sind einheitlich ohne erkennbare Kernregion aufgebaut. Mit dieser Unterscheidung werden makroskopische Unterschiede beschrieben; in mikroskopischer Sicht sind Pellets wie andere aus grobdispersen Partikeln aufgebaute Arzneiformen heterogen.

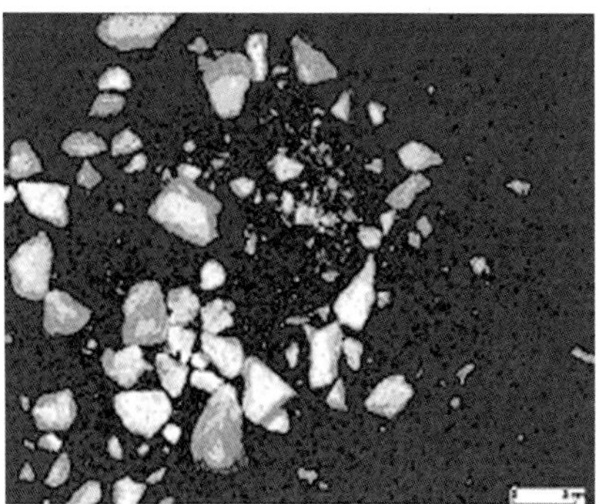
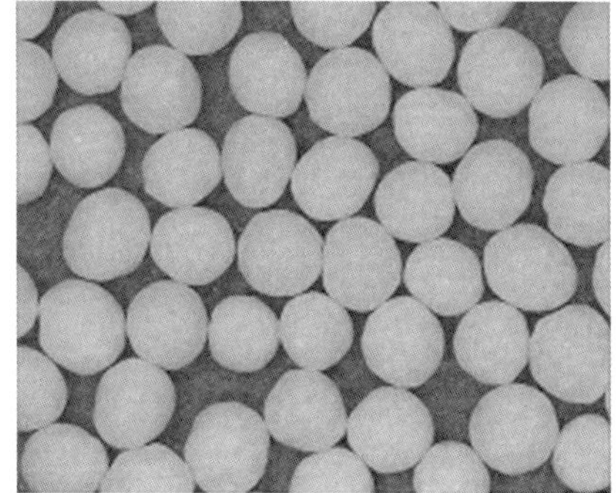

Abb. 8-1: Granulat (links) vs. Pellets (rechts).

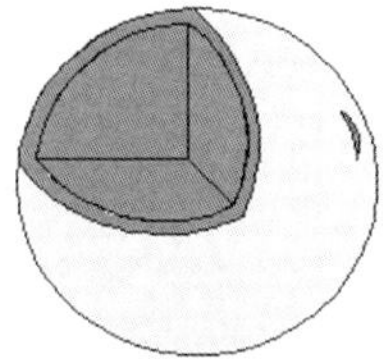
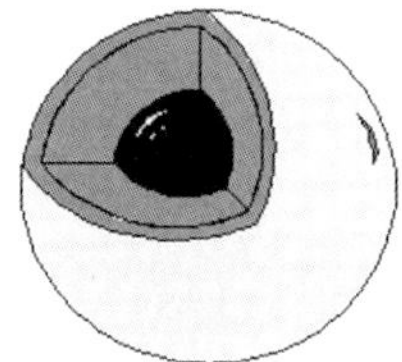

Abb. 8-2: Prinzipieller Aufbau von überzogenen homogenen (links) und heterogenen (rechts) Pellets (nach [1]).

Häufig werden Pellets mit Überzügen versehen, die das Freisetzungsprofil des Arzneistoffs beeinflussen. Hier weisen Pellets Vorteile gegenüber den herkömmlichen Granulaten auf. Die kleinere spezifische (äußere) Oberfläche erfordert weniger Filmbildner, und die engere Teilchengrößenverteilung vereinfacht den Überzugprozess und verbessert die Reproduzierbarkeit des Freisetzungsprofils. Die Verwendung von Pellets ist immer dann sinnvoll, wenn ein vorgesehenes Freisetzungsprinzip an den intakten Formkörper gebunden ist. Aus diesem Grund werden Pellets häufig bei magensaftresistenten und retardierten Präparaten eingesetzt.

Multipartikuläre Arzneiformen liegen in Form von Partikeln kleiner als 2 mm vor oder zerfallen kurz nach der Einnahme in Partikel dieser Größe. Aus unterschiedlichen Gründen (z. B. Dosis, Handhabung) kann kein einzelnes kleines Partikel appliziert werden. Die Einzeldosis muss daher auf viele Partikel aufgeteilt werden. Monolithische Arzneiformen sind nach Einnahme wenigstens bis zum Verlassen des Magens größer als 2 mm. Die multipartikulären Arzneiformen werden im Englischen als Multiple Unit Dosage Forms (MUDF) bezeichnet, die monolithischen als Single Unit Dosage Forms (SUDF).

Wichtige Vorteile von multipartikulären Arzneiformen und damit auch von pharmazeutischen Pellets leiten sich aus ihrem Verhalten im Gastrointestinaltrakt ab. Durch ihre Größe und der statistischen Verteilung des Passageverhaltens weisen sie gleichmäßigere Passagezeiten gegenüber monolithischen Arzneiformen auf. Das führt zu geringeren intra- und interindividuellen Streuungen pharmakokinetischer Zielgrößen. Das Risiko des plötzlichen Versagens einer modifizierten Arzneistofffreisetzung ist bei multipartikulären Arzneiformen geringer. Bei hoch dosierten Retardpräparaten können Risse in einem retardierenden Überzug zu einem plötzlichen Freisetzen der gesamten Dosis führen (engl.: *dose dumping*). Das kann für Arzneistoffe mit geringer therapeutischer Breite bei monolithischen Arzneiformen zu unerwünschten Wirkungen führen. Durch die gleichmäßigere Verteilung von multipartikulären Arzneiformen im GI-Trakt ist das Risiko einer Irritation der Schleimhäute durch hohe lokale Konzentrationen herabgesetzt. Bei multipartikulären Arzneiformen können mehrere Partikelsorten gemischt werden. Dadurch können unverträgliche Arzneistoffe getrennt verarbeitet werden. Mischungen von Partikeln mit unterschiedlichen Freigabeeigenschaften erlauben die Realisierung vorgegebener Freisetzungsprofile.

Während sich die Vorteile multipartikulärer Arzneiformen hauptsächlich aus physiologischen und biopharmazeutischen Aspekten ergeben, resultieren deren Nachteile aus technologischen und praktischen Aspekten. Durch die kleine Partikelgröße weisen multipartikuläre Arzneiformen für dieselbe Dosis an Arzneistoff gegenüber monolithischen Arzneiformen eine größere spezifische (äußere) Oberfläche auf. Deshalb ist eine Modifizierung der Freigabeeigenschaften schwieriger zu erreichen. Zum einen sind die Diffusionswege kürzer und zum anderen ist die Gesamtoberfläche pro Dosis größer. Aus diesem Grund wird beim Überziehen mehr Filmbildner pro Dosis benötigt, was auch zu einer Verlängerung der Prozesszeiten bei der Herstellung führt.

Zusätzlich ist bei gleicher Dosis und Rezeptur das Volumen einer monolithischen Arzneiform i.d.R. kleiner als das einer multipartikulären Arzneiform. Eine Kapsel mit Pellets hat ein größeres Volumen und ist schwerer zu schlucken als eine entsprechende Tablette mit derselben Dosis. Das ist besonders bei hoch dosierten Wirkstoffen von Bedeutung. Inzwischen gibt es viele Ansätze, überzogene Pellets zu schnell zerfallenden Tabletten zu verarbeiten. Neben solchen zerfallenden Tabletten und in Kapseln abgefüllten Pellets können Pellets auch als solche gegeben werden oder in Einzelfällen einen Bestandteil von Suspensionen darstellen.

8.2 Eigenschaften und Anforderungen an Pellets

8.2.1 Übersicht der Anforderungen

Als wichtige technologische Anforderungen an Pellets gelten:

- Enge und reproduzierbare Größenverteilung
- Kugelige Form und glatte Oberflächen
- Mechanische Stabilität
- Definierte Freisetzungseigenschaften
- Konstante Schüttdichte

Je nach Verwendung der Pellets kann von einzelnen Anforderungen wie der kugeligen Form abgewichen werden.

8.2.2 Spezifische Oberfläche und abhängige Größen

Für viele Anwendungen müssen Pellets mit einem Überzug versehen werden. Dabei ist eine einheitliche Schichtdicke des Überzugs für die Funktionalität der überzogenen Pellets oft wichtig. Ein wichtiges Beispiel dafür sind Retardfilmüberzüge; die Freisetzungsgeschwindigkeit wird bei zunehmender Schichtdicke des Überzugs verringert.

Die sich mit einer vorgegebenen Masse an Überzugsmaterial ergebende Schichtdicke hängt von der gesamten äußeren Oberfläche des zu überziehenden Materials ab. Eine größere Oberfläche führt zu einer geringeren Schichtdicke. Wenn die Masse an Überzugsmaterial nicht an die (gemessene) Oberfläche angepasst werden kann, ist die reproduzierbare Herstellung von Pellets mit konstanter äußerer spezifischer Oberfläche unbedingt erforderlich. Die äußere spezifische Oberfläche wird durch mehrere Faktoren beeinflusst:

1. Die **Teilchengrößen** der Pellets bestimmen wesentlich die äußere Oberfläche. Eine Verschiebung der Teilchengrößenverteilung zu kleineren Durchmessern hat eine Vergrößerung der spezifischen Oberfläche zur Folge. Das lässt sich besonders einfach aus der volumenbezogenen spezifischen Oberfläche herleiten (Gl. 8-1). Aus den Einheiten ergibt sich, dass die spezifische Oberfläche umgekehrt proportional zum Durchmesser der Pellets ist. Eine Charge mit kleineren Pellets hat somit eine höhere spezifische Oberfläche.

$$O_{Vspez} = \frac{\text{Oberfläche}}{\text{Volumen}} \left[\frac{m^2}{m^3} = \frac{1}{m} \right] \qquad \text{Gl. 8-1}$$

Weniger stark wirkt sich die Breite der Teilchengrößenverteilung bei gegebener mittlerer Teilchengröße auf die Oberfläche aus. Daraus ist abzuleiten, dass die Pelletverfahren hinsichtlich der Erzeugung konstanter Teilchengrößen robust sein müssen. Die Chargenkonformität bzgl. der Teilchengröße, d. h. die reproduzierbare Herstellung derselben Teilchengrößen von Charge zu Charge, ist ein wichtiges Kriterium bei der Beurteilung von Pelletierverfahren.

2. Die **Form** der Pellets wirkt sich auch auf die spezifische Oberfläche aus. Bei gegebenem Volumen ergeben kugelförmige Pellets die kleinste Oberfläche. Jede Abweichung von der idealen Kugelform erhöht die spezifische Oberfläche. Abweichungen von der Kugelform treten bei Pellets auf, die durch Extrudieren/Sphäronisieren hergestellt werden.
3. Die **Porosität** der Pellets wirkt sich ebenfalls auf die spezifische Oberfläche aus. Wenn Größe und Form gegeben sind (idealerweise monodisperse Kugeln), führt eine größere Porosität zu einer höheren spezifischen Oberfläche. Bei höherer Porosität ist die Masse eines Pellets gegebener Größe niedriger. Die Gesamtmasse an Pellets einer Charge ist auf eine größere Anzahl Pellets verteilt, was zu einer größeren Gesamtoberfläche führt. Daher ist auch die Kontrolle der Porosität bei der Herstellung von Pellets von Bedeutung.
4. Schließlich wirkt sich die **Oberflächenrauhigkeit** auf die spezifische Oberfläche aus. Pellets haben üblicherweise eine glatte Oberfläche. Nimmt die Oberflächenrauhigkeit zu, so vergrößert sich dadurch ebenfalls die spezifische Oberfläche.

Größe und Form von Pellets sind nicht nur in Bezug auf die spezifische Oberfläche und ein anschließendes Coating von Bedeutung. Sie bestimmen auch wesentlich die weiteren Verarbeitungsschritte wie das Abfüllen in Kapseln oder die Tablettierung. Die Größe der Pellets soll nicht mehr als 25% des Kapseldurchmessers betragen. Daher werden in kleine Kapseln auch immer Pellets mit kleinen Durchmessern abgefüllt. Für die Tablettierung von Pellets werden vorzugsweise Mikropellets eingesetzt.

Wenn in einem weiteren Arbeitsschritt nur Pellets einer vordefinierten Korngrößenfraktion eingesetzt werden können, dann führt eine engere Teilchengrößenverteilung zu einer höheren Ausbeute.

Verfahren zur Bestimmung von Teilchengrößenverteilungen und Porositäten werden in Kap. 2 beschrieben. Zur Charakterisierung von Pellets wird oft die Bildanalyse eingesetzt. Damit lassen sich Aussagen zur Teilchengrößenverteilung und zur Form von Pellets gewinnen. Außerdem werden in einigen Fällen Parameter zur Rauhigkeit und zur spezifischen Oberfläche von Pellets aus den Ergebnissen der Bildanalyse abgeleitet.

8.2.3 Mechanische Eigenschaften und Zerfall

Bei den mechanischen Eigenschaften sind Abrieb, Druckfestigkeit und der Zerfall von Bedeutung. Im Gegensatz zu Tabletten existierten für Granulate und Pellets bis zu Anfang der 2000er Jahre keine standardisierten Methoden in den

Arzneibüchern. In das DAB 2005 wurde eine Methode zur Bestimmung des Abriebs von Pellets und Granulaten aufgenommen.

Der Abrieb von Pellets kann analog zu den herkömmlichen Granulaten getestet werden (Kap. 2). In einigen Fällen ist der Abrieb von Pellets deutlich geringer als der von herkömmlichen Granulaten. Dann werden jeweils die stärker beanspruchenden Varianten der Prüfverfahren gewählt. Abrieb ist bei Pellets generell unerwünscht. Er führt zu rauen Oberflächen der Pellets und stört bei Überzugsverfahren. Während des Überziehens kann der Abrieb agglomerieren. Eine weitere negative Auswirkung besteht, wenn der Abrieb in den Film eingelagert wird. Dadurch verändern sich Dicke und Permeabilität des Überzugs, die für die Eigenschaften qualitätsbestimmend sind. Daher sollten Pellets keinen zu großen Abrieb aufweisen, wenn sie weiterverarbeitet werden. Spezifikationen dazu gibt es in den Arzneibüchern nicht.

Die Prüfung der Festigkeit von Pellets kann mit Geräten zur Einzelkornmessung durchgeführt werden. Dazu werden Universalprüfmaschinen eingesetzt, die auch kleine Kräfte messen können. Bestimmt wird die Bruchkraft der Pellets. Daraus kann die Druckfestigkeit berechnet werden. Häufig werden diese Messungen an einer definierten Siebfraktion durchgeführt. Die einzelnen Messwerte streuen beträchtlich, sodass eine hinreichende Anzahl an Pellets getestet werden muss, um aussagekräftige Resultate zu erhalten. Die erforderliche Festigkeit hängt ab von der weiteren Beanspruchung beim Lagern, Abfüllen, Überziehen oder Tablettieren.

Der Zerfall von Pellets kann nicht in den herkömmlichen Apparaturen für Tabletten bestimmt werden, da die meisten Pellets die Siebmaschen ohne vorherigen Zerfall passieren können. Daher können Zerfallstests für kleinere Pellets in Einsätzen für die Zerfallsapparatur durchgeführt werden (Kap. 2). In vielen Fällen ist ein Zerfall der Pellets nicht nötig. Nicht zerfallende Pellets führen zu einer Matrixfreisetzung, die besonders für schlechtlösliche Arzneistoffe zu lang sein kann. In diesen Fällen sollten die Pellets zerfallen. Ein Anwendungsgebiet dafür sind magensaftresistent überzogene Pellets, bei denen der Arzneistoff nach Verlassen des Magens schnell freigesetzt werden soll.

Für die Bestimmung der Freisetzung von Arzneistoffen aus Pellets werden üblicherweise die konventionellen Freisetzungsapparaturen des Arzneibuchs eingesetzt (Kap. 2).

8.3 Beschichten

Das *Beschichten von Starterkernen* führt zu heterogenen Pellets. Die Starterkerne sind Streukügelchen, sog. Nonpareilles. Sie bestehen vorwiegend aus Saccharose oder anderen Zuckerarten und/oder Zuckeralkoholen und enthalten bis zu 30 % Stärke, auch in modifizierter Form (Beispiel: pharm-a-spheres®

[3]). Seit einigen Jahren werden außerdem Starterkerne aus mikrokristalliner Cellulose angeboten (Beispiel: Cellets® [2]). Die Starterkerne gibt es in runder Form in unterschiedlichen Teilchengrößenverteilungen bzw. Siebfraktionen zu kaufen (Tab. 8-1). Seltener werden alternativ Wirkstoffkristalle oder andere Substanzen wie feste Säuren (z. B. Weinsäure oder Zitronensäure) als Starterkern eingesetzt. Diese Kristalle sind üblicherweise nicht rund.

Cellets® (µm)	Mindestanteil der Fraktion (%)	Pharm-a-spheres® (mm)	Mindestanteil der Fraktion (%)
100–200	85	0,250–0,355	85
200–350	85	0,300–0,355	75
350–500	85	0,300–0,425	75
500–700	85	0,355–0,425	75
700–1000	85	0,400–0,450	75
1000–1400	85	0,425–0,500	75
		0,500–0,600	75 oder 90
		0,600–0,710	75 oder 90
		0,710–0,850	75 oder 90
		0,850–1,000	75 oder 90
		1,000–1,180	75 oder 90
		1,180–1,400	75 oder 90
		1,400–1,700	75

Tab. 8-1: Korngrößen handelsüblicher Starterkerne für Pellets (nach [2,3]).

Der Wirkstoff kann aus einer Lösung oder Suspension unter Zuhilfenahme von Bindemitteln auf den Kern aufgetragen werden. Die Flüssigkeit wird auf die Kerne aufgetragen oder aufgesprüht. Für die Beschichtung stehen viele Geräte wie Pelletierteller, Wirbelschichtgeräte oder Rotorwirbelschichtanlagen zur Verfügung. Wegen der großen Verbreitung der Geräte und der einfachen Verfahren werden viele Pellets auf diesem Wege hergestellt.

Bei den Wirbelschichtgeräten sind solche Varianten von Vorteil, die einen reproduzierbaren Produktfluss ermöglichen. Bereits seit längerer Zeit werden für diesen Zweck Wurster-Apparaturen eingesetzt. Im Zentrum befindet sich ein Zylinder über der Bodenplatte. Die Strömungsgeschwindigkeit der Zuluft ist im Inneren des Zylinders höher als außerhalb. Dadurch werden die Kerne im Inneren des Zylinders aufwärts beschleunigt und fallen außerhalb wieder zurück. Die Düse zum Auftragen befindet sich am Boden, sodass die Kerne zu Beginn der Aufwärtsbewegung den Auftrag der Beschichtung erhalten. In jüngeren Geräten wird eine geregelte Produktbewegung über andere Wege als die Gestaltung der Bodenplatte erreicht.

Die Beladung der Pellets mit Wirkstoff ist begrenzt. Wenn so viel Masse aufgetragen werden soll, dass der Durchmesser des Starterkerns sich verdoppelt, z. B. von 0,5 mm Starterkern auf 1 mm Pelletdurchmesser, dann ist das Volumen des fertigen Pellets achtmal so groß wie das des Starterkerns. Der Starterkern nimmt 1/8 des Volumens entsprechend 12,5 % ein und die Hülle 7/8 des Volumens entsprechend 87,5 %. Da der Überzug neben dem Arzneistoff auch noch Bindemittel enthält, lassen sich auf diese Weise keine hohen Arzneistoffbeladungen realisieren. Bei gleicher Dichte von Kern und Hülle ist auch die Masse der fertigen Pellets achtmal so groß wie die Masse der Starterkerne. Diese Beschichtung ist in der Wirbelschicht nur schwer in einem Prozess zu erreichen. Wenn die Starterkerne einen geeigneten Füllgrad in der Wirbelschicht ergeben und sich gut aufwirbeln lassen, dann führt die achtfache Masse zu einer Überfüllung und zu einem Zusammenbruch der Wirbelschicht. Aufgrund der erreichbaren Beladung ist die Beschichtung für niedrig dosierte Arzneistoffe besser geeignet als für hoch dosierte.

Falls es bei der Beschichtung zu Sprühverlusten kommt, wird nicht der gesamte Arzneistoff auf den Kernen aufgelagert. Dadurch ändert sich das Verhältnis von Kern und Hülle. Es kommt zu einem mehr oder weniger großen Mindergehalt. Wenn es dabei zu Schwankungen kommt, muss vor der Abfüllung der Gehalt der fertigen Pellets bestimmt und berücksichtigt werden, damit die Arzneiform korrekt dosiert wird.

Je kleiner die Starterkerne sind, desto schwieriger ist die Prozessführung in einer Wirbelschicht. Besonders kleine Starterkerne unter 100 µm sind schwer zu fluidisieren und können bei Zufuhr der Granulierflüssigkeit leicht agglomerieren. Das ist unerwünscht, da aus jedem einzelnen Starterkern ein Pellet werden soll. Kleine Starterkerne werden bevorzugt in Rotorwirbelschichtanlagen verarbeitet, da der mechanische Energieeintrag durch den Rotor die Agglomeration verhindern kann.

Vorteile der Beschichtung sind deren leichte Durchführung in konventionellen Geräten. Nachteilig sind der große Zeitaufwand besonders bei höheren Beladungen und die Möglichkeit des Wirkstoffverlusts beim Auftragen. Weiterhin gibt es die Notwendigkeit des Zwischensiebens bei höheren Beladungen, weil mehrere Schritte unter Aufteilung der Gesamtcharge notwendig sind.

8.4 Extrudieren/Sphäronisieren

8.4.1 Beschreibung

Beim Extrudieren werden zwei Verfahren unterschieden (Kap. 1.2): Feucht- und Schmelzextrudieren. Die Schmelzextrusion hat in der Pharmazie eine schnell wachsende Bedeutung. Sie wird allerdings eher als kontinuierliches Granulierverfahren (Kap. 7.2) und weniger zur Herstellung von Pellets eingesetzt. Daher wird in diesem Kapitel hauptsächlich die Feuchtextrusion beschrieben. Im Unterschied zur Beschichtung entstehen beim Extrudieren/Sphäronisieren homogene Pellets; ihre Form kann kugel-, stäbchen- oder hantelförmig sein, während die Teilchengrößenverteilung typischerweise sehr eng ist. Die Pelletherstellung mittels Extrudieren/Sphäronisieren gehört zu den (semi-)kontinuierlichen Herstellungsverfahren. Während der Extrusionsschritt kontinuierlich ablaufen kann, erfolgt die Rundung der Extrudate chargenweise in Rundungsmaschinen. Es sind Arzneistoffbeladungen von bis zu 95 % möglich. Eine Übersicht ist in Abb. 8-3 dargestellt.

Als Vorteile des Verfahrens können hohe Ausbeuten, die Möglichkeit einer hohen Beladung mit Arzneistoff, die erreichbare enge Teilchengrößenverteilung und der hohe Durchsatz in einem (semi-)kontinuierlichen Prozess aufgeführt werden. Wenn das nötige Know-how vorliegt, ist der Prozess robust und reproduzierbar. Als Nachteile stehen dem die große Anzahl von Grundoperationen, die Erfordernis spezieller Geräte sowie eine eingeschränkte Auswahl an Pelletierhilfsstoffen gegenüber.

Extrudieren ist die Anwendung von Druck auf eine Masse, bis diese durch Öffnungen definierter Größe fließt (Abb. 8-4). Zwei Dimensionen des entstehenden Agglomerats sind definiert, nur die Länge ist variabel. Zur Herstellung pharmazeutischer Pellets werden zylindrische Presskanäle als Öffnungen eingesetzt. Die Anzahl der Presskanäle variiert nach Bauart des Extruders von einem bis zu mehreren tausenden. Gemäß der Definition muss die Masse verformbar sein, um durch die Öffnungen fließen zu können. Diese Verformbarkeit erhält die Masse durch eine Mischung aus flüssigen und festen Bestandteilen; sie ist mehrphasig. Beim Feuchtextrudieren wird ein bei Raumtemperatur flüssiges Medium verwendet. Zur Verfestigung des Extrudats wird der flüssige Anteil i. d. R. in einem späteren Trocknungsschritt entfernt. Beim Schmelzextrudieren besteht der flüssige Anteil aus einer schmelzbaren Substanz. Es wird bei einer Temperatur oberhalb des Schmelzpunkts extrudiert; die Verfestigung wird durch anschließendes Abkühlen erreicht, wobei der flüssige Anteil erstarrt.

Die zu extrudierende Masse muss hinreichend fluide sein, um fließen zu können, und selbstschmierend, um ein Verstopfen der Extrusionskanäle zu vermeiden. Die entstehenden Extrudatstränge dürfen untereinander nicht adhäsiv sein, um ein Verkleben zu vermeiden, und sie müssen hinreichend ri-

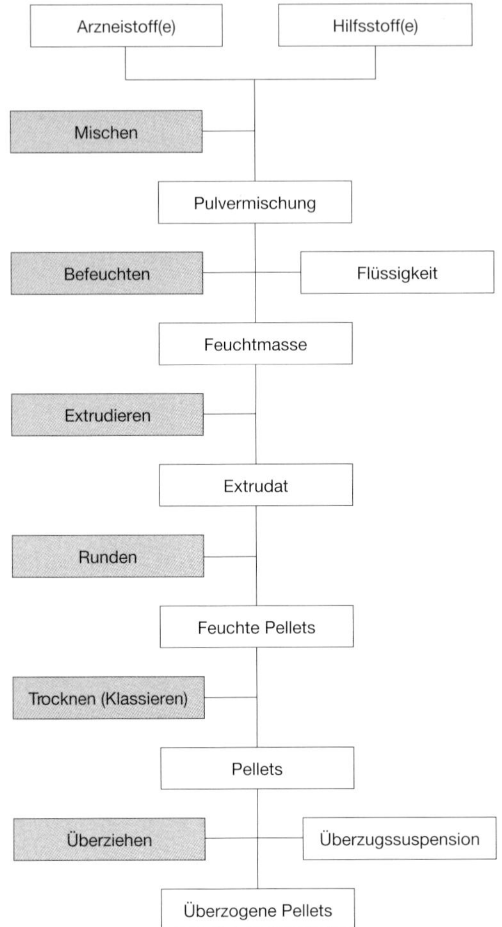

Abb. 8-3: Prozessschema Extrudieren/Sphäronisieren (nach [4]).

gide sein, damit die aufgeprägte Form erhalten bleibt [5]. Der flüssige Anteil muss hinreichend fest gebunden sein, damit er beim Extrudieren unter Druck nicht abgepresst wird. In diesem Fall bleibt eine zu trockene Masse zurück, was zu einer Verstopfung der Extrusionskanäle führt. Beim Feuchtextrudieren wird meistens Wasser als Granulierflüssigkeit verwendet. Daher ist das Wasserbindevermögen der zu extrudierenden Masse von Bedeutung. Aus den genannten Anforderungen eignen sich nicht alle Feucht- oder Schmelzgranulate zum Extrudieren.

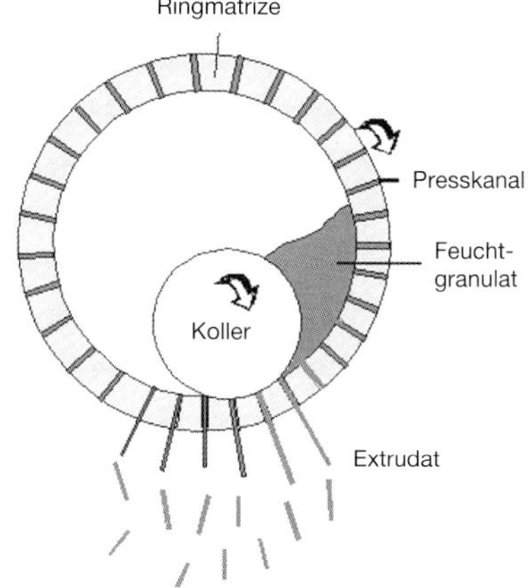

Abb. 8-4: Feuchtextrudieren am Beispiel einer Ringmatrizenpresse (nach [4]).

Die Extrudatstränge können zu zylindrischen Pellets geschnitten oder gemahlen oder in einem Folgeschritt gerundet werden. Beim Sphäronisieren (Runden) wird das Extrudat vor dem Verfestigen auf einer schnell rotierenden Platte in kurze Zylinderstücke gebrochen (Abb. 8-5). Diese runden aufgrund ihrer plastischen Verformbarkeit idealerweise zu Kugeln aus. Die Rundungsmaschine hat

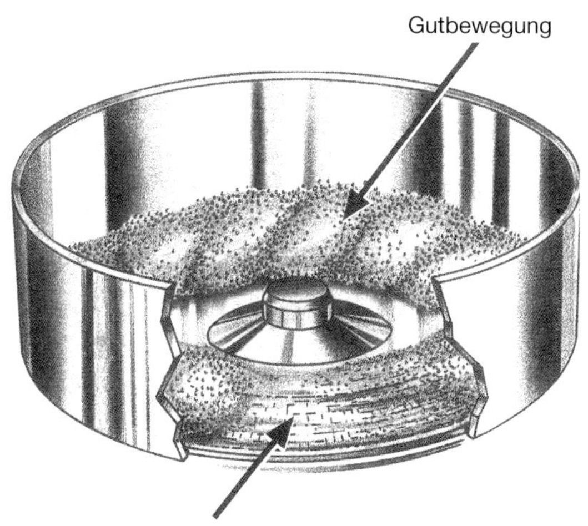

Abb. 8-5: Schemazeichnung Runden [6].

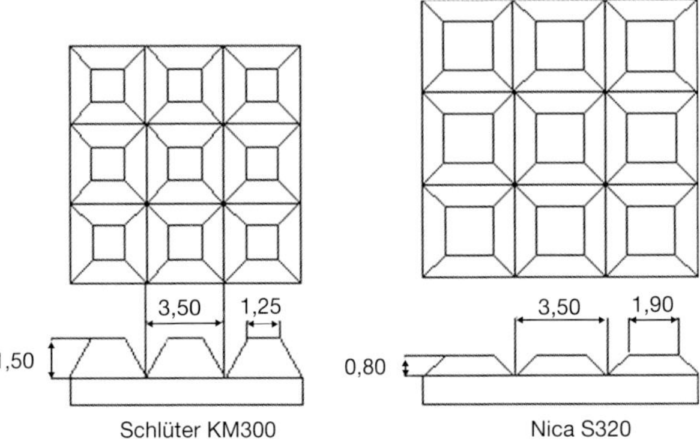

Abb. 8-6: Beispiele für Geometrien von Friktionsplatten in Rundungsmaschinen (nach [7]).

am Boden eine schnell rotierende Friktionsplatte, die eine Textur aufweist, die oft pyramidenstumpfartig ist (Abb. 8-6). Über die Rotation der Platte erfolgt ein Energieeintrag. Die Extrudatstränge, -bruchstücke und später Pellets kollidieren mit der Friktionsplatte, an der Wand der Rundungsmaschine sowie untereinander. Dadurch kommt es zu einer gleichmäßigen spiralkranzförmigen Gutbewegung beim Runden.

Nicht alle Extrudate von guter Qualität ergeben beim Runden Pellets. In manchen Fällen brechen die Extrudate nicht in kurze Stücke und die Extrudatstränge wickeln sich auf. Andere Extrudate zerfallen nach kurzer Zeit aufgrund der mechanischen Beanspruchung wieder zu einem feuchten Pulver. Wieder andere Extrudate formen nach kurzer Zeit extrem große Agglomerate von mehreren Zentimetern Durchmesser. Geeignete Extrudate müssen im feuchten Zustand hinreichend fest sein, gut in kurze Stücke brechen können, ohne dabei zuviel Abrieb zu erzeugen, hinreichend plastisch verformbar sein, damit sie ausrunden können, und dürfen nicht adhäsiv untereinander sein, damit die einzelnen Pellets erhalten bleiben [5]. Es ist sowohl von der Formulierung als auch den Prozessbedingungen abhängig, ob alle Voraussetzungen für eine erfolgreiche Pelletierung erfüllt sind.

Im Verlauf der Rundung brechen die zylindrischen Extrudate in kurze Bruchstücke, idealerweise zu einer dem Durchmesser entsprechenden Länge (Abb. 8-7). Die Bruchstücke werden zunächst an den Enden abgerundet. Längere Bruchstücke können hantelförmig gestaucht werden. Durch fortwährende Kollisionen nähert sich die Form der Partikel idealerweise immer mehr der Kugelform an. Der Verlauf der Rundung kann am Seitenverhältnis (Tab. 2-2) verfolgt werden. Bei erfolgreicher Rundung können Werte $< 1,1$ erreicht werden.

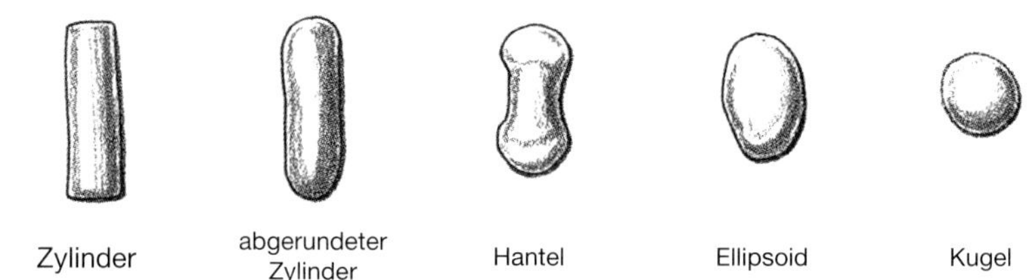

Abb. 8-7: Verlauf der Rundung (nach [6]).

8.4.2 Prozessentwicklung

Zum Extrudieren im pharmazeutischen Bereich stehen eine Reihe unterschiedlicher Maschinentypen zur Verfügung: Kolben-, Lochmantel-, und Schneckenextruder (Abb. 8-8). *Den* Extruder gibt es nicht. Unterschiedliche Typen produzieren Extrudate mit unterschiedlichen Eigenschaften. Die Eigenschaften der Extrudate werden durch viele Größen beeinflusst. *Kolbenextruder* arbeiten diskontinuierlich und pressen das zu extrudierende Gut unter hydraulischem Druck durch die Extrusionskänäle. Sie werden bevorzugt in der Forschung eingesetzt und haben dann oft nur einen Extrusionskanal. Daran lassen sich rheologische Berechnungen exakt durchführen. Durch die Anwendung hoher Drücke sind Kolbenextruder besonders problematisch hinsichtlich der Flüssigkeitsbindung der Masse. Durch die angewendeten Drücke kann Flüssigkeit abgepresst werden, was zu ungleichmäßigen Extrudat- und Pelleteigenschaften führt. Diese Probleme treten bei anderen Extrudern bauartbedingt weniger auf.

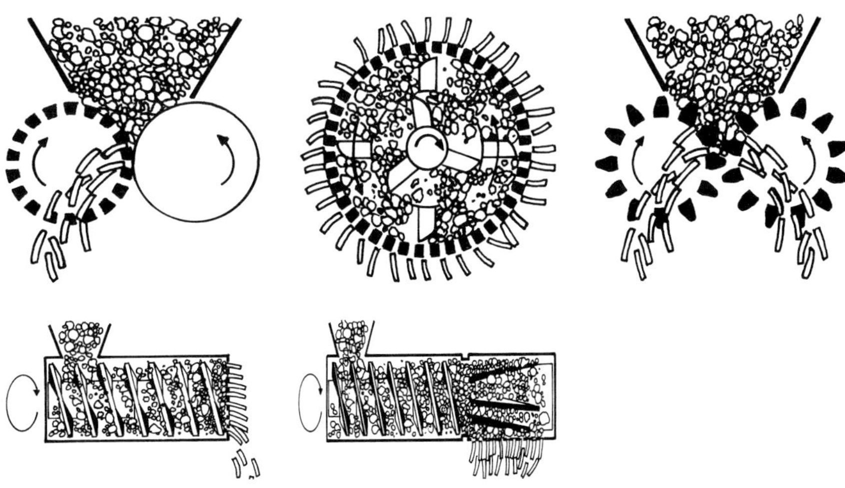

Abb. 8-8: Bauarten von Extrudern (nach [6]).

In der Praxis werden daher die kontinuierlich arbeitenden Extruder eingesetzt, die robuster hinsichtlich des Abpressens von Flüssigkeit sind. Dazu gehören Extruder, bei denen das Gut durch Gravitation zu den Presskanälen transportiert wird, und Schneckenextuder. Letztere sind nach dem Transportmechanismus für das Gut benannt. Lochwalzen-, Lochmantel- und Zahnwalzenextruder sind Beispiele für Extruder, welche die Masse über Gravitation fördern. Sie haben in der Pharmazie eine große Verbreitung.

Bei den Schneckenextrudern gibt es Geräte mit axialem Austrag, mit radialem Austrag und sog. Dom-Extruder, die das Material halbkugelförmig austragen. Beim radialen Austrag wird das Gut weniger stark komprimiert als beim axialen Austrag. Eine oder zwei Schnecken transportieren das zu extrudierende Material zu den Presskanälen. Drei Abschnitte können bei den Schnecken unterschieden werden: die Einzugszone (ca. 10 bis 25 % der Gesamtlänge), die Verdichtungszone (ca. 50 %) und die Austragszone. Durchmesser und Verhältnis von Länge zu Durchmesser werden zur Charakterisierung der Schnecke benutzt. Einschneckenextruder sind einfacher aufgebaut und daher auch preiswerter als Zweischneckenextruder, weisen aber eine Reihe von Nachteilen auf. Einschneckenextruder müssen mit vollständig gefülltem Extruderzylinder betrieben werden, da sonst die Transporteigenschaften nicht ausreichend sind. Mit zunehmender Schneckendrehzahl erhöht sich der Durchsatz bei einem Einschneckenextruder. Gleichzeitig erhöhen sich Druck und Temperatur zum Extrudieren durch die erhöhte Reibung. Da in einigen älteren Studien Arbeiten mit Einschneckenextrudern publiziert wurden, hat sich die Meinung festgesetzt, dass Schneckenextruder allgemein mit hohen Drücken und dementsprechend hoher Verdichtung arbeiten und die Extrusion mit hohen Temperaturen verbunden ist. Das ist nicht der Fall.

Zweischneckenextruder können gleichläufige oder gegenläufige Schnecken aufweisen. Gleichläufige Schnecken können überlappen, wodurch sie gegenseitig das Gut voneinander abstreifen können: Sie arbeiten so selbstreinigend, mit hoher Mischwirkung und führen zu einer Zwangsförderung des Gutes. Zweischneckenextruder können teilgefüllt ('unterfüttert') betrieben werden, was eine Entkopplung der beiden Größen Durchsatz und Druck bedeutet. Pulver und Flüssigkeit werden mit vorgegebenen Raten dosiert. Die Schnecken drehen sich ebenfalls mit vorgegebener Geschwindigkeit. Wenn die Dosierraten konstant gehalten werden, kommt es bei einer Erhöhung der Schneckengeschwindigkeit zu einem niedrigeren Druck – im Gegensatz zum vollständig gefüllten Einschneckenextruder. Eine höhere Schneckengeschwindigkeit sorgt für einen schnelleren Transport des Materials. Daher sinkt der Füllgrad im Extrusionszylinder. Es steht weniger Masse vor den Presskanälen, sodass der Druck sinkt. Gleichzeitig verringern sich auch Reibung und Temperatur. Wenn bei einer Erhöhung der Dosierraten gleichzeitig die Schneckengeschwindigkeit erhöht wird, so kann der Druck zum Extrudieren konstant gehalten werden.

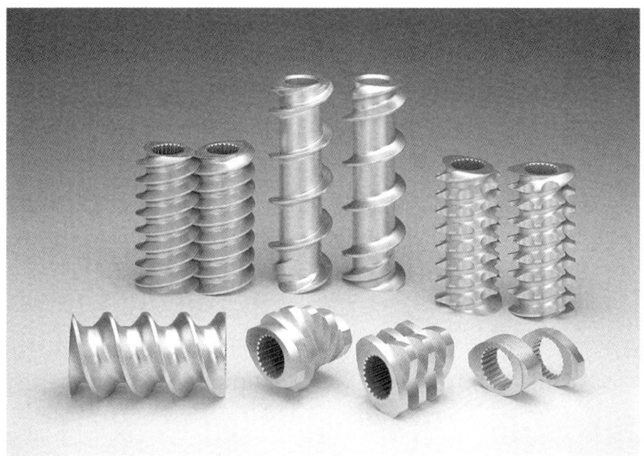

Abb. 8-9: Beispiel für unterschiedliche Schneckenelemente [8].

Schneckenextruder können unterschiedlich lang sein. Einfache Prozesse werden mit kurzen Extrudern durchgeführt, komplizierte Verfahren erfordern größere Längen. Bezeichnet werden Schneckenextruder nach dem Durchmesser der Schnecken und dem Verhältnis aus Länge des Extrusionszylinders zum Schneckendurchmesser. Die kleinsten Extruder haben Schneckendurchmesser von 16 mm, Labor- bzw. Technikumsgeräte weisen Durchmesser von 25 bis 30 mm auf und pharmazeutische Produktionsgeräte haben bis 50 mm. Im Bereich der Lebensmittel- und Kunststoffindustrie werden noch wesentlich größere Maschinen eingesetzt. Kurze Extruder haben ein Verhältnis von 4 zu 6 für Zylinderlänge zu Schneckendurchmesser. Übliche Verhältnisse sind 10 zu 30, aber es gibt für besondere Aufgaben auch Verhältnisse von bis zu 60.

Die Schnecken sind bei vielen Extrudern modular aufgebaut. Dabei wird die Gesamtlänge der Schnecke(n) in einzelne Teile aufgeteilt und die einzelnen Elemente werden auf einem Schneckenschaft zusammengesteckt (Abb. 8-9). Die Art und Abfolge der Schneckenelemente ist von der Extrusionsaufgabe abhängig. Neben reinen Transportelementen gibt es beispielsweise besondere Elemente zum Kneten oder zum Mischen. Dadurch kann man den Schneckenaufbau an die jeweilige Aufgabestellung anpassen. Häufig wird jedoch eine Standardkonfiguration eingesetzt, die für die meisten pharmazeutischen Problemstellungen geeignet ist.

Eine entscheidende Größe für die Eigenschaften der Extrudate sind die Charakteristika der Extrusions- oder Presskanäle. Der Durchmesser der Kanäle bestimmt den Durchmesser der Extrudate und ist wesentlich für die Größe der entstehenden Pellets. Es werden Durchmesser zwischen 0,5 und 2 mm eingesetzt. Pellets unterhalb von 0,5 mm müssen mittels anderer Methoden herge-

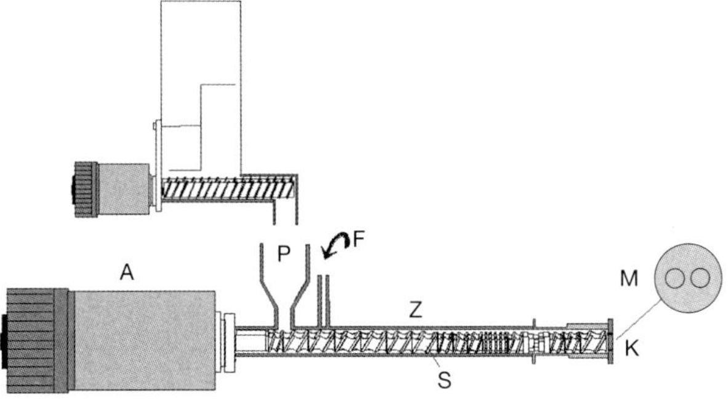

Abb. 8-10: Zweischneckenextruder; A = Antrieb, Z = Zylinder, S = Schnecken, K = Kopf, M = Matrize, P = Pulverzufuhr, F = Flüssigkeitszufuhr (nach [4]).

stellt werden. Die Länge des Presskanals bestimmt den aufgebauten Druck und die Verdichtung des Extrudats. Mit zunehmender Länge des Kanals wird der Druck größer. In der Praxis wird für die Presskanäle häufig das Verhältnis aus Länge zu Durchmesser oder Länge zu Radius (L/R) angegeben. Bei der Auswertung von Versuchsergebnissen sowie der Auswahl von Extrudern sollte dieses Verhältnis immer angegeben werden. Die einzelnen Extruder unterscheiden sich wesentlich hinsichtlich der Anzahl der Kanäle sowie der freien Fläche für die Extrusion. Wie beschrieben weisen Kolbenextruder oft nur einen Extrusionskanal auf. Andererseits haben Ringmatrizenpressen oder Lochmantelextruder mehrere tausend Öffnungen. Üblicherweise sind die Kanäle zylindrisch ausgeführt, aber es sind auch konische Kanäle beschrieben. Wichtig sind auch das Material und die Ausführung der Kanäle. Die Oberflächenbeschaffenheit kann den Extrusionsprozess beeinflussen.

In Abb. 8-10 ist der Aufbau eines Zweischneckenextruders schematisch gezeigt (Förderung von links nach rechts). Die Pulvermischung wird über ein oder mehrere Dosiersysteme in den Extruder eingebracht. Aufgrund der gravierenden Auswirkungen von Schwankungen in der Dosierrate sind an dieser Stelle präzise arbeitende gravimetrische Dosiersysteme empfehlenswert. Danach wird die Flüssigkeit zudosiert. Auch die Flüssigkeitsdosierung sollte präzise arbeiten. Durch die beiden Dosierraten wird die Feuchte des Extrudats bestimmt. Im Extruderzylinder erfolgt die Befeuchtung, Durchmischung und ggf. ein Kneten der feuchten Masse. Am Ende wird durch eine Matrize, welche die Presskanäle enthält, axial extrudiert. Es ist wichtig, den Spalt zwischen Schnecken und Matrize möglichst klein zu halten. Ein großer Totraum führt zum Aufbau eines hydraulischen Drucks, der das Abpressen von Flüssigkeit begünstigt. Ein kleiner Totraum vermindert das Problem und erlaubt eine gleichmäßigere Extrusion. In einem Zweischneckenextruder der dargestellten Art können bis zu drei Prozesse des Gesamtverfahrens (Abb. 8-3) in einem Gerät durchgeführt werden. Dadurch sowie durch die Gestaltung der Schnecken stellen Zweischneckenextruder die variabelsten Geräte dar.

Während des Extrudierens werden für ein Produkt die Einstellungen der Größen Pulverdosierrate, Flüssigkeitsdosierrate und Schneckendrehzahl des Extruders konstant gehalten. Quasistationäre Bedingungen beim Extrudieren liegen vor, wenn sich durch konstanten Zu- und Abfluss des Materials ein Fließgleichgewicht eingestellt hat und wichtige Größen wie Leistung und Druck bis auf unvermeidliche Schwankungen konstante Werte angenommen haben (Abb. 8-11). Dann kann kontinuierlich ein Extrudat produziert werden. Im Beispiel in Abb. 8-11 wurden nach 200 Sekunden bei teilgefülltem Extrusionszylinder die quasistationären Bedingungen für die Leistung erreicht und der Versuch nach 500 Sekunden abgebrochen. Prinzipiell kann der Extruder jedoch beliebig lang im quasistationären Zustand weiter betrieben werden.

Pellets mit gewünschten Eigenschaften entstehen nur bei Einhaltung vieler Voraussetzungen. Die einzelnen Verfahrensschritte Mischen, Feuchtextrudieren, Runden und Trocknen müssen aufeinander abgestimmt sein. Ein Wechsel des Extrudertyps oder der Rundungsmaschine kann zu veränderten Eigenschaften führen. Die Größe der Pellets wird hauptsächlich durch den Durchmesser der Öffnungen beim Extrudieren bestimmt. Bei gegebenen Maschinen und Verfahrensbedingungen hängt die erzielbare Form für eine geeignete Pulvermischung

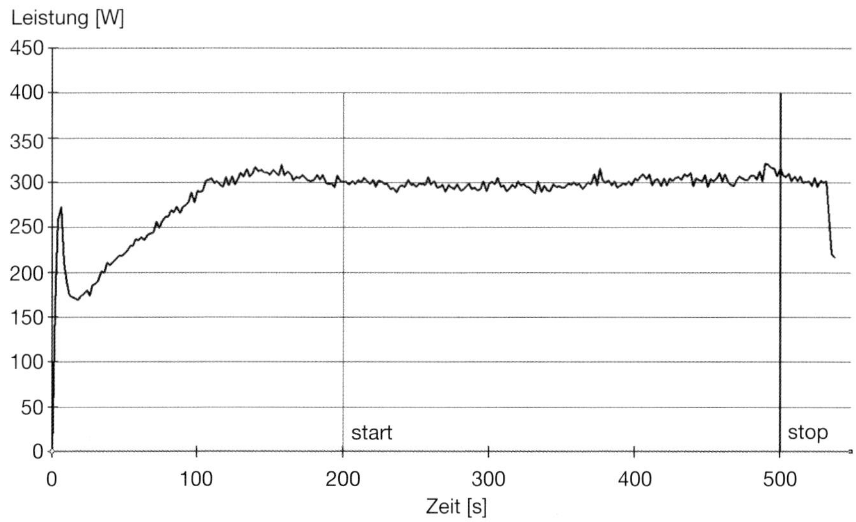

Abb. 8-11: Leistung beim Extrudieren mit einem Zweischneckenextruder [9].

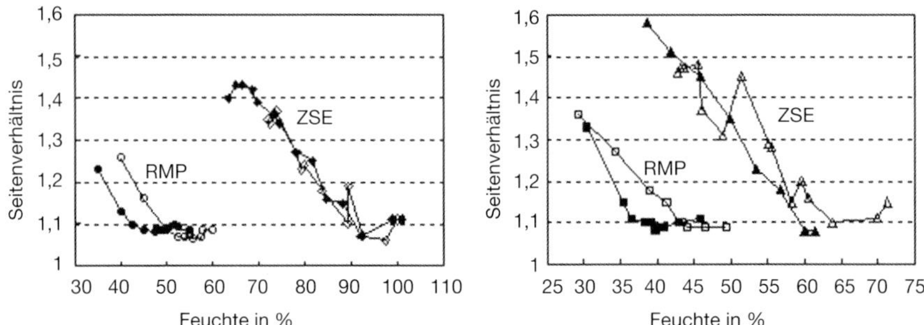

Abb. 8-12: Seitenverhältnis in Abhängigkeit von Feuchte, Extrudertyp und Rezeptur (nach [10]). RMP = Ringmatrizenpresse, ZSE = Zweischneckenextruder; ◆● = Dicalciumphosphat grob, ◇○ = Dicalciumphosphat fein, ■▲ = Laktose grob, □△ = Laktose fein.

wesentlich von der zugesetzten Flüssigkeitsmenge ab. Eine zu geringe Flüssigkeitsmenge führt zu stäbchen- oder hantelförmigen Produkten nach dem Runden. Somit kann Abb. 8-7 nicht nur als Verlauf der Rundung interpretiert werden, sondern auch als Zustand nach dem Runden in Abhängigkeit von der eingesetzten Feuchte. Mit zunehmender Feuchte ergibt sich eine Verschiebung nach rechts hin zu kugelförmigen Produkten. Allerdings ergeben bereits geringfügig überfeuchtete Pulvermischungen beim Runden ein unkontrollierbares Wachstum mit sehr großen Partikeln. Dieser Zustand ist in Abb. 8-7 nicht mehr dargestellt. Bei vorgegebenen Rundungsbedingungen ergibt nur eine optimale Flüssigkeitsmenge kugelförmige Pellets der gewünschten Größenverteilung. In Abb. 8-12 ist die Abhängigkeit des Seitenverhältnisses von der Feuchte dargestellt. Es wurden binäre Mischungen aus 30 % mikrokristalliner Cellulose und 70 % Dicalciumphosphat (Abb. 8-12 links) bzw. 70 % Laktose-Monohydrat (Abb. 8-12 rechts) untersucht. Für jede Kurve ergibt sich für das Seitenverhältnis ein Bereich von Werten < 1,1, der als der spezifische Feuchtebereich bezeichnet wird. Je breiter der Bereich ist, desto robuster sind Formulierung und Prozess. Für die meisten Formulierungen ist der Bereich schmal unterhalb von 5 % Feuchteänderung. Aus Abb. 8-12 geht hervor, dass der spezifische Feuchtebereich sowohl von der Zusammensetzung der Pulvermischung als auch vom verwendeten Extrudertyp abhängig ist. Angaben aus der Literatur lassen sich somit nur bedingt auf andere Verhältnisse übertragen. Leichter lösliche Stoffe verschieben den spezifischen Feuchtebereich in Richtung geringerer Feuchten. Die Ursache dafür liegt in der teilweisen Auflösung der Stoffe beim Extrudieren, was das Verhältnis aus flüssigen zu festen Bestandteilen verschiebt.

Über die Rundungsbedingungen lassen sich in Grenzen die Einflüsse der Feuchte ausgleichen. Somit wirkt sich auch die Rundung auf den spezifischen

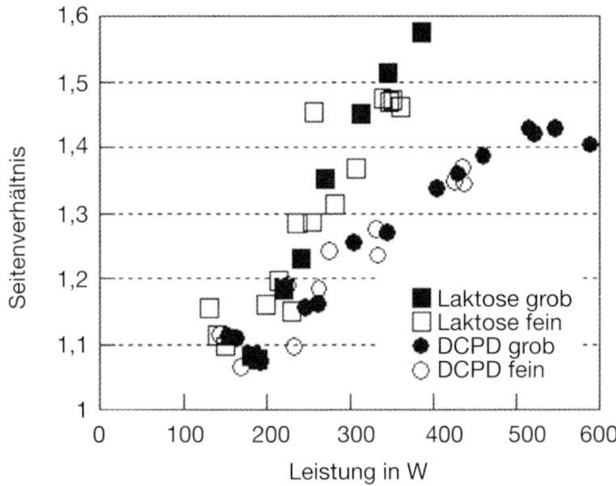

Abb. 8-13: Seitenverhältnis von Pellets in Abhängigkeit von der Leistung des Zweischneckenextruders (nach [4], Daten wie in Abb. 8-12).

Feuchtebereich aus. Die optimale Flüssigkeitsmenge ist in einem hohen Maß von der Zusammensetzung der Pulvermischung abhängig. Jede Änderung der Zusammensetzung, z. B. zur Modifizierung des Freisetzungsprofils oder zur Verbesserung der mechanischen Eigenschaften, erfordert eine erneute Bestimmung des Feuchteoptimums. Dadurch wird die konventionelle Entwicklung einer Pelletrezeptur verhältnismäßig aufwendig.

Die aufwendige Optimierung nach jeder Änderung in der Zusammensetzung der Pulvermischung kann erheblich durch Einführung einer Prozessregelung vereinfacht werden. Als Regelgröße kommen die Stromaufnahme des Antriebs, die Leistungsaufnahme oder das Drehmoment der Schnecken in Betracht. Bei einem Zweischneckenextruder wurde für eine gegebene Pulverdosierrate und Schneckendrehzahl eine Leistung gefunden, bei der unabhängig von der Pulverzusammensetzung für alle geeigneten Rezepturen kugelförmige Pellets entstanden (Abb. 8-13). Eine zu hohe Leistung zeigt eine Unterfeuchtung an, eine zu niedrige Leistung eine Überfeuchtung. Wenn die Flüssigkeitsdosierrate nicht fest eingestellt, sondern als Stellgröße verwendet wird, kann die Leistung konstant gehalten werden. Unabhängig von der Rezeptur wird die Feuchte beim Extrudieren so geregelt, dass kugelförmige Pellets entstehen. Eine Anwendung des leistungsgeregelten Extruders für binäre Mischungen von mikrokristalliner Cellulose und Laktose-Monohydrat zeigt Abb. 8-14. Unabhängig von den stark unterschiedlichen spezifischen Feuchten zwischen 30 und 140 % für die binären Mischungen ergibt eine Leistung von 180 W in diesem Fall immer kugelförmige Pellets.

Wenn keine kugelförmigen Pellets entstehen, dann führt eine zusätzliche Änderung der Feuchte zu keinem besseren Ergebnis, sondern die Rezeptur ist

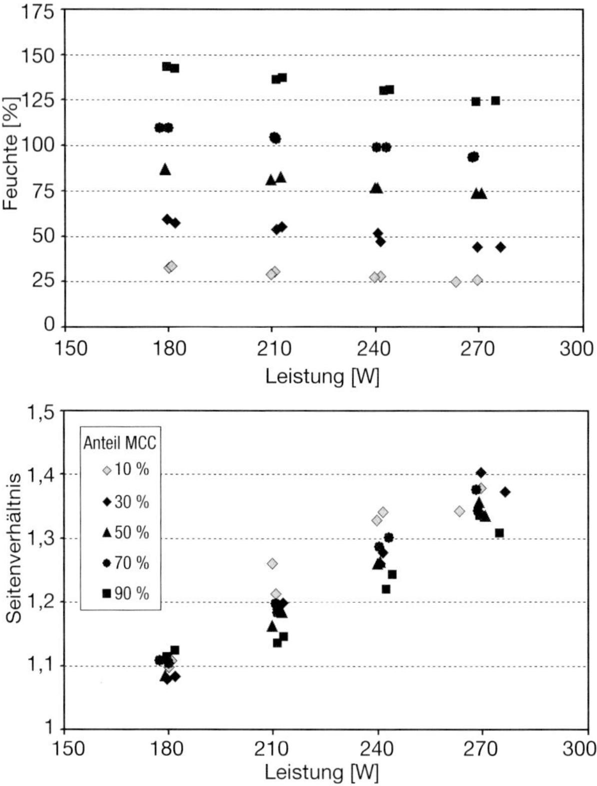

Abb. 8-14: Anwendung des leistungsgeregelten Extruders auf binäre Mischungen aus mikrokristalliner Cellulose und Laktose (nach [11]).

nicht zur Herstellung kugelförmiger Pellets geeignet. Durch den geregelten Extruder lassen sich also schnell geeignete Rezepturen identifizieren und deren optimale Feuchte bestimmen, kleinere Schwankungen in der Qualität der Ausgangsmaterialien automatisch kompensieren und damit eine besser reproduzierbare Qualität der Pellets sicherstellen. Damit ergibt sich für die Herstellung ein robuster Prozess, der nicht sensitiv auf Schwankungen der Qualität der Ausgangsmaterialien reagiert.

8.4.3 Formulierungen

Zum Extrudieren/Sphäronisieren sind bei weitem nicht alle Rezepturen geeignet. Beim Feuchtextrudieren ist der Zusatz eines Pelletierhilfsstoffs unverzichtbar. Eine besondere Rolle kommt dabei der mikrokristallinen Cellulose (MCC)

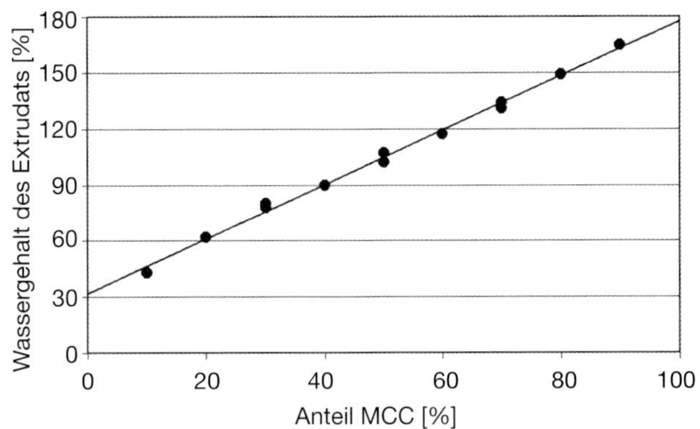

Abb. 8-15: Erforderliche Feuchte zur Herstellung kugelförmiger Pellets in Abhängigkeit vom Anteil mikrokristalliner Cellulose in binären Mischungen (nach [12]).

zu. Sie zeichnet sich durch einzigartige Eigenschaften aus, welche die Pelletbildung begünstigen. Sie bindet die Granulierflüssigkeit beim Extrudieren und führt zu einer Plastifizierung der gesamten feuchten Mischung, sodass diese extrudierbar wird. Beim Runden verleiht MCC den Extrudaten die notwendige Sprödigkeit, um in kurze Zylinderstücke zu brechen. Gleichzeitig besitzen die Zylinderbruchstücke eine hinreichende Verformbarkeit, um durch Kollisionen untereinander, mit der Friktionsscheibe und der Wand der Rundungsmaschine zu Pellets auszurunden. Daher ist MCC in den meisten Pelletformulierungen enthalten. Der zugesetzte Anteil an MCC wirkt sich auf die Pelleteigenschaften stark aus. Für viele Arzneistoffe werden Anteile von mindestens 5 bis 20 % MCC zur Pelletherstellung benötigt. Ein geringer Zusatz an MCC ist besonders für hoch dosierte Arzneistoffe wünschenswert, wenn hohe Beladungen der Pellets erforderlich sind. Es ist allerdings auch möglich, Pellets mit größeren Anteilen an MCC bis zu 100 % herzustellen. Pellets aus reiner MCC können beispielsweise als Starterkerne für andere Pelletierverfahren eingesetzt werden. Als Granulierflüssigkeit wird in den meisten Fällen Wasser verwendet. Da MCC über ein gutes Wasserbindevermögen verfügt, wird bei zunehmendem Anteil an MCC in der Formulierung im Allgemeinen der spezifische Feuchtebereich zu höheren Werten verschoben (Abb. 8-15). Die Beziehung zwischen dem Anteil an MCC und der benötigten Feuchte (bezogen auf die trockene Pulvermischung) ist linear.

Für die meisten Rezepturen werden die konventionellen Typen an MCC eingesetzt (Typen 105, 101, 102, 200). Bei hoch beladenen Pellets mit 20 % MCC oder weniger werden auch die sog. kolloidalen MCC-Typen empfohlen. Hierbei handelt es sich um co-prozessierte Produkte von MCC mit einem kleinen Anteil an Natriumcarboxymethylcellulose. Sie lassen sich leichter dispergieren, zeigen eine stärkere Wasserbindung und führen zu einer größeren Kohäsivität des Extrudats.

Pellets mit MCC als Pelletierhilfsstoff und Wasser als Granulierflüssigkeit schrumpfen beim Trocknen. Dieser Effekt ist umso stärker ausgeprägt je höher der Anteil an MCC in der Formulierung ist. Die Größe der getrockneten Pellets wird somit nicht nur durch den Durchmesser der Presskanäle bestimmt, sondern auch durch das Ausmaß des Schrumpfens beim Trocknen.

Pellets auf Basis von MCC zerfallen i.d.R. nicht und bleiben auch während längerer Freisetzungsversuche formstabil. Das ist selbst dann der Fall, wenn nur 10% MCC verwendet wurde. Dadurch bilden diese Pellets eine Matrix und es ergibt sich eine Freisetzung gemäß einer Wurzel-Zeit-Kinetik. Für schlecht lösliche Arzneistoffe ergeben sich dabei Freisetzungszeiten von deutlich über 24 Stunden. In diesen Fällen ist ein Zerfall der Pellets gewünscht. Der Zusatz von quellenden Zerfallshilfsmitteln, wie aus der Tablettentechnologie bekannt, führt nicht zum gewünschten Ergebnis. Durch die hohe Feuchte beim Extrudieren quellen die Zerfallshilfsmittel voll aus. Beim Trocknen schrumpft die gesamte Matrix einschließlich der Zerfallshilfsmittel. Bei der Applikation kommt es zwar zur erneuten Quellung, aber nur bis maximal der ursprünglichen Größe. Daher wird kein Quelldruck aufgebaut, der zum Zerfall der Pellets führen kann. Durch den Ersatz von Wasser durch Alkohole oder die Kombination aus der Zugabe von Zerfallshilfsmitteln und der Verwendung von Alkohol-Wasser-Mischungen können zerfallende Pellets hergestellt werden. Diese besitzen allerdings nur ungenügende mechanische Festigkeit und weisen einen hohen Abrieb auf. Daher hat sich dieser Weg nicht durchgesetzt. Ein weiterer Nachteil von MCC ist die Möglichkeit einer Adsorption von Arzneistoffen. In einzelnen Fällen wurde sogar über eine beschleunigte Zersetzung von Arzneistoffen wie Ranitidin berichtet.

In den letzten Jahren wurde daher nach alternativen Pelletierhilfsstoffen gesucht. Zahlreiche Hilfsstoffe wurden auf ihre Eignung geprüft und vorgeschlagen. Bisher gibt es keinen vollwertigen Ersatz für MCC. Allerdings gibt es einige interessante Vorschläge. Neben Crospovidon, Chitosan, Pectin und einem Gemisch aus MPEG/PEO wurde κ-Carrageenan untersucht. Das saure Polysaccharid aus Rotalgen eignet sich für zahlreiche nicht kationische Arzneistoffe. Es kann wie MCC in einem weiten Bereich von Anteilen (von 5 bis 100%) eingesetzt werden. Im Vergleich zu MCC wird eine höhere Feuchte benötigt, aber der spezifische Feuchtebereich ist deutlich breiter, was auf ein robustes Verfahren hindeutet. Bei gleichem Durchmesser der Presskanäle entstehen größere Pellets. Die Festigkeit ist geringer als bei MCC-Pellets, aber hinreichend für die Weiterverarbeitung. Die Pellets quellen schnell und lösen sich in kurzer Zeit auf, was die Freisetzung auch von schwerlöslichen Arzneistoffen stark beschleunigt.

Einige Formulierungen, mit denen eine Entwicklung begonnen werden kann, sind in Tab. 8-2 aufgeführt.

Stoff	Anteil
Arzneistoff MCC Wasser	50 50 q. s.
Arzneistoff MCC Laktose oder Dicalciumphosphat Wasser	50 20 30 q. s.
Arzneistoff (Kolloidale) MCC Wasser	80 20 q. s.
Arzneistoff κ-Carrageenan Wasser	80 20 q. s.

Tab. 8-2: Typische Formulierungen zum Feuchtextrudieren/Sphäronisieren (q. s.: quantum satis, so viel wie nötig).

8.4.4 Steuerung

Wenn Typ und Aufbau von Extruder, Presskanälen und Rundungsmaschine festgelegt sind und die Formulierung der trockenen Bestandteile ebenfalls feststeht, dann können die Pelleteigenschaften durch Prozessvariablen verändert werden.

Beim Extrudieren mit einem Zweischneckenextruder können Schneckendrehzahl, Pulver- und Flüssigkeitsdosierrate unabhängig voneinander eingestellt werden. Das Verhältnis von Flüssigkeits- zu Pulverdosierrate ergibt die Feuchte, die Summe der beiden Dosierraten bestimmt den Durchsatz. Durch die Schneckendrehzahl können der Füllgrad des Extruderzylinders und der Druck an der Matrizenplatte eingestellt werden. Bei einem leistungsgeregelten oder drehmomentgeregelten Extruder wird die gewünschte Leistung oder das gewünschte Drehmoment vorgegeben und bei fester Pulverdosierrate über eine Regelung die Flüssigkeitsdosierrate angepasst. Bei neuen Versuchen beginnt man aus praktischen Gründen mit einer überfeuchteten Mischung und reduziert die Flüssigkeitsdosierrate bis zum gewünschten Wert.

Bei der Rundung können die Chargengröße, die Rundungszeit und die Rundungsgeschwindigkeit eingestellt werden. Für die Übertragbarkeit zwischen unterschiedlich großen Sphäronisern wird die Rundungsgeschwindigkeit als Umfangsgeschwindigkeit in m/s angegeben und nicht in Umdrehungen pro Minute. Die Umfangsgeschwindigkeit wird aus dem Umfang der Friktionsplatte und der Zahl an Umdrehungen pro Sekunde berechnet. Typische Rundungsgeschwindigkeiten sind 8 bis 15 m/s. Die Rundungsdauer ist i. d. R. bis zu 5 Minuten. Für höhere Beladungen des Sphäronisers kann sich die Rundungsdauer verlängern.

8.5 Direktpelletieren

8.5.1 Beschreibung

Beim *Direktpelletieren* werden die pulverförmigen Ausgangsmaterialien in einem Gerät zu runden Pellets verarbeitet. Wie beim Extrudieren können auch beim Direktpelletieren zwei Verfahren unterschieden werden: Feuchtgranulierung und Schmelzgranulierung. Beim Direktpelletieren werden beide Verfahren eingesetzt. Die erzeugten homogenen Pellets sind ideal rund, weisen aber eine verhältnismäßig breite Teilchengrößenverteilung auf.

Abb. 8-16 zeigt den Ablauf des Verfahrens auf. Die Schritte Mischen, Befeuchten, Runden und Trocknen können in einem Gerät durchgeführt werden. Dazu werden Schnellmischer oder Rotorwirbelschichtanlagen eingesetzt.

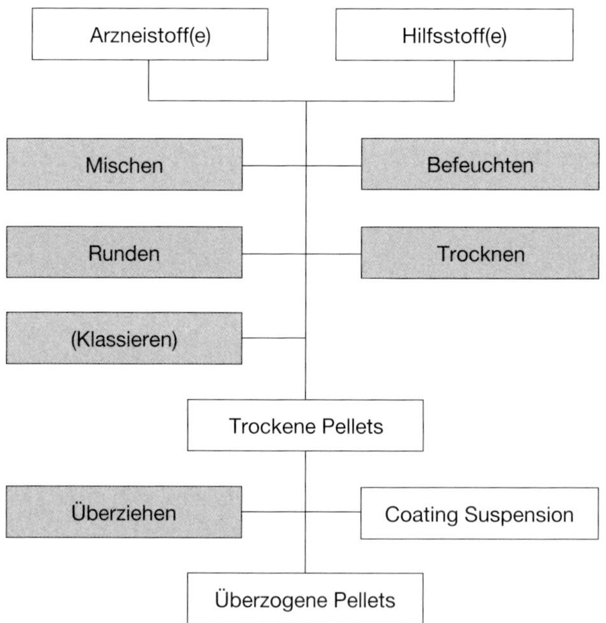

Abb. 8-16: Ablauf des Direktpelletierens.

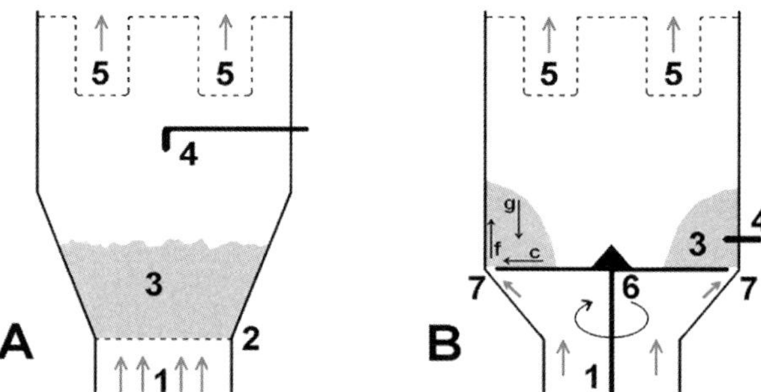

Abb. 8-17: Diagramme eines konventionellen Wirbelschichtgeräts (links) und eines Rotorwirbelschichtgeräts (rechts) [13].

Bei einem Rotorwirbelschichtgerät befindet sich eine Friktionsscheibe anstelle des perforierten Siebbodens am unteren Ende des Produktbehälters (Abb. 8-17). Die Zuluft strömt durch einen Spalt zwischen Friktionsscheibe und Behälterwand. Das Produkt (zunächst Pulver, später Pellets) vollzieht eine helikale Bewegung (analog zur Bewegung in einer Rundungsmaschine, Abb. 8-5) aufgrund des Zusammenspiels unterschiedlicher Kräfte: die Zentrifugalkraft, hervorgerufen durch die Umdrehung der Friktionsscheibe, der Fluidisierung durch die Luftströmung durch den Spalt sowie der Gravitationskraft. Die Düsen in Rotorwirbelschichtgeräten sind i. d. R. in der Höhe des fluidisierten Produkts tangential eingebaut.

Bei der Wirbelschichtagglomeration werden die fluidisierten Pulver mit der aufgesprühten Bindemittellösung befeuchtet. Die befeuchteten Partikel können bei zufälligen Kollisionen aneinander haften und größere Agglomerate formen. Zur Bildung von Pellets ist es notwendig, dass die Agglomerate verhältnismäßig feucht bleiben, um eine plastische Deformation und Verdichtung zu ermöglichen. Somit ist der Flüssigkeitssättigungsgrad eine wichtige Größe beim Direktpelletieren. Die andere Größe ist die Höhe der eingetragenen Energie. In konventionellen Wirbelschichtapparaturen ist die eingetragene Energie nur gering und eine Pelletierung ist nur unter optimalen Bedingungen möglich. Durch die Rotation der Friktionsscheibe kann in einem Rotorwirbelschichtgerät gegenüber konventionellen Wirbelschichtgeräten mehr Energie in das Produkt eingebracht werden. Dadurch kommt es zu einer stärkeren Verdichtung der befeuchteten Pulvermasse, was eine Voraussetzung für die Bildung von Pellets ist. In einem Schnellmischer ist der Energieeintrag über das Mischwerkzeug noch höher, was ebenfalls für die Direktpelletierung genutzt werden kann.

Vorteile des Verfahrens liegen in der Verwendung von Standardmaschinen und der kurzen Prozesszeit. Es handelt sich um ein ‚Eintopfverfahren'. Die entstehenden Pellets sind rund, und es können Pellets ab 0,2 mm hergestellt werden. Nachteile liegen in der Sensitivität des Prozesses gegenüber den Prozessbedingungen und Änderungen in den Ausgangsmaterialien, z. B. Änderungen der Korngrößenverteilung. Dadurch wird die Steuerung des Prozesses erschwert und die Reproduzierbarkeit in Bezug auf die erreichbare Korngrößenverteilung der Pellets ist schwer sicherzustellen. Die erreichbare Korngrößenverteilung ist breiter als beim Beschichten oder Extrudieren/Sphäronisieren. Problematisch ist auch die Tendenz zur Anhaftung von Material an Gerätewänden, Böden oder Mischwerkzeugen. Durch antiadhäsive Beschichtungen der Oberflächen im Gerät z. B. mit Teflon soll die Anhaftung vermieden werden.

8.5.2 Formulierungen

Ähnlich wie beim Extrudieren/Sphäronisieren ist auch beim Feuchtpelletieren durch Direktpelletieren ein Pelletierhilfsstoff erforderlich. Nahezu alle Publikationen zu dem Thema basieren auf mikrokristalliner Cellulose als Pelletierhilfsstoff. Der Anteil an MCC in der Rezeptur, der für eine erfolgreiche Pelletierung erforderlich ist, wird mit 20% angegeben. In einigen Fällen kann auch ein Anteil von 10% ausreichend oder mehr als 20% MCC erforderlich sein. Die notwendige Feuchte steigt mit zunehmendem Anteil an MCC in der Formulierung analog zum Extrudieren/Sphäronisieren. Der MCC-Typ scheint eher von untergeordneter Bedeutung zu sein.

Der eingearbeitete Arzneistoff sollte nicht zu fein sein. Beispielsweise war mit Ketoprofen von 7 µm Durchmesser eine Direktpelletierung in einer Rotorwirbelschichtanlage nicht möglich [14]. Zu feiner Arzneistoff kann außerdem eine zunehmende Adhäsion an der Wand bewirken.

8.5.3 Steuerung

Zur Sicherstellung einer konstanten Freisetzung muss die spezifische Oberfläche der Pellets von Charge zu Charge gleich sein (Kap. 8.1), was als Chargenkonformität bezeichnet wird. In Hinsicht auf die Direktpelletierung stellt die Korngrößenverteilung ein besonders wichtiges Kriterium dar. Einerseits gibt es eine starke Abhängigkeit der mittleren Korngröße von der Feuchte der Pellets (Abb. 8-18), andererseits kommt es in vielen Fällen zu einem induzierten Kornwachstum; über einen längeren Zeitraum findet nur zunehmende Befeuchtung und Verdichtung ohne nennenswertes Korngrößenwachstum statt, um dann in einen raschen Anstieg der Korngröße überzugehen. Beide Phänomene erschweren die Steuerung des Prozesses und damit eine gute Reproduzierbarkeit.

Daher muss die Feuchte während des Prozesses gut kontrolliert werden. Die Feuchteempfindlichkeit hängt stark von der jeweiligen Formulierung ab, insbesondere vom Anteil an Pelletierhilfsmittel. Aufgrund der vielen Wechselwir-

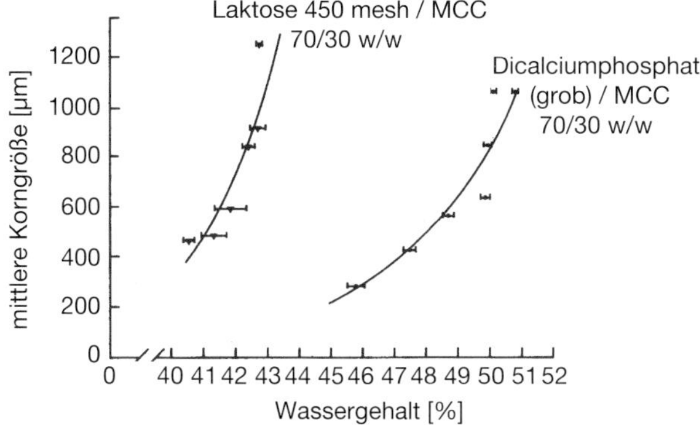

Abb. 8-18: Einfluss der Feuchte auf den mittleren Kornduchmesser beim Direktpelletieren in Rotorwirbelschichtgeräten [15].

kungen zwischen den Geräte-, Prozess- und Formulierungsvariablen und der Tatsache, dass in Rotorwirbelschichtanlagen gleichzeitig Feuchte eingebracht sowie entfernt wird, wird eine zuverlässige Bilanzierung der Feuchte schwierig. Daher werden heute Anstrengungen unternommen, die Feuchte des Gutes direkt im Prozess zu bestimmen. Indirekte Methoden nutzen die Zusammenhänge zwischen dem Drehmoment des Rührorgans in einem Schnellmischer bzw. der Friktionsscheibe in einem Rotorwirbelschichtgerät und der Feuchte bzw. dem Flüssigkeitssättigungsgrad zur Steuerung aus. Dabei ist zu berücksichtigen, dass auch andere Einflussgrößen wie etwa die Chargengröße das jeweilige Drehmoment beeinflussen.

8.6 Andere Verfahren

Es gibt zahlreiche weitere Verfahren, die zur Herstellung von Pellets eingesetzt werden können. Übersichten zu speziellen Verfahren finden sich in [16] und [17]. Viele Verfahren befinden sich noch in der Erprobung oder haben nur eine untergeordnete Bedeutung.

8.7 Literatur

[1] Sucker H, Fuchs P, Speiser P. Pharmazeutische Technologie; Thieme, Stuttgart (1991)

[2] Broschüre Cellets; http://www.cellets.com Letzter Zugriff 10.05.2016

[3] Preisliste pharm-a-spheres; http://www.pharm-a-spheres.com Letzter Zugriff 10.05.2016

[4] Kleinebudde P. Pharmazeutische Pellets durch Extrudieren/Sphäronisieren; Habilitationsschrift, Kiel (1997)

[5] Reynolds AD. A new technique for the production of spherical particles; Manuf. Chem. Aerosol News 41, 40–43 (1970)

[6] Erkoboni DF. Extrusion-spheronization as a granulation technique; in: Parikh DP, Handbook of Pharmaceutical Granulation Technology; Dekker, New York (1997)

[7] Schmidt C, Kleinebudde P. Comparison between a twin-screw extruder and a rotary ring die press. Part II: Influence of process variables; Eur. J. Pharm. Biopharm. 45, 173–179 (1998)

[8] https://extruders.leistritz.com/en/extruders-systems/pharma-extruders.html Letzter Zugriff 10.05.2016

[9] Kleinebudde P, Lindner H. Experiments with an instrumented twin-screw extruder using a single-step granulation/extrusion process; Int. J. Pharm. 94, 49–58 (1993)

[10] Schmidt C, Lindner H, Kleinebudde P. Comparison between a twin-screw extruder and a rotary ring die press. Part I: Influence of formulation variables; Eur. J. Pharm. Biopharm. 44, 169–176 (1997)

[11] Kleinebudde P, Sølvberg AJ, Lindner H. The power-consumption-controlled extruder: A tool for pellet production; J. Pharm. Pharmacol. 46, 542–546 (1994)

[12] Kleinebudde P, Schroeder M, Schultz P, Müller BW, Waaler T, Nymo L. Importance of the fraction of microcrystalline cellulose and spheronization speed on the properties of extruded pellets made from binary mixtures; Pharm. Dev. Technol. 4, 397–404 (1999)

[13] Kleinebudde P, Knop K. Direct pelletization of pharmaceutical pellets in fluid-bed processes; in: Salman A, Hounslow M, Seville J, Granulation; S. 779–814; Elsevier, Amsterdam (2007)

[14] Pisek R, Planinsek O, Tus M, Srcic S. Influence of rotational speed and surface of rotating disc on pellets produced by direct rotor pelletization; Pharm. Ind. 42, 312–319 (2000)

[15] Holm P, Bonde M, Wigmore T. Pelletization by granulation in a roto-processor RP-2. Part I. Effects of process and product variables on granule growth; Pharm. Technol. 8, 22–36 (1996)

[16] Ghebre-Sellassie I (Hrsg.). Pharmaceutical Pelletization Technology; Dekker, New York (1989)

[17] Ghebre-Sellassie I (Hrsg.). Multiparticulate Oral Drug Delivery; Dekker, New York (1994)

Kapitel 9

Prozessanalytische Technologie (PAT)

9.1 Einleitung

Um die pharmazeutische Entwicklung und Herstellung effektiver, effizienter und sicherer zu gestalten, hat die FDA *(Food and Drug Administration)* im Jahr 2004 die prozessanalytische Technologie (engl.: *process analytical technology, PAT*) mit der Richtlinie *Guidance for Industry: PAT – A Framework for Innovative Pharmaceutical Development, Manufacturing, and Quality Assurance* [1] international stärker in den Fokus gestellt. PAT findet sich auch in einer weiteren Richtlinie der FDA *Guidance for Industry: Q8(R2) Pharmaceutical Development* [2] wieder.

PAT beinhaltet sowohl Methoden, prozessrelevante Eigenschaften möglichst zeitnah zu messen und die erhaltenen Kenngrößen zur Steuerung des Prozesses zu nutzen, als auch Verfahren, die durch Modellerstellung und Simulationen ein besseres Prozessverständnis ermöglichen. Ziel ist die Sicherstellung einwandfreier Arzneimittelqualität und, wenn möglich, eine zeitnahe Freigabe des Produkts. Bei gutem Prozessverständnis kann durch die Gewährleistung einer prozessgesteuerten Herstellung die Anzahl der Prüfungen am Endprodukt reduziert werden. Die Herstellung von Arzneimitteln durch kontinuierliche Verfahren ist ohne den Einsatz von PAT nicht denkbar.

Der zeitnahen Messung prozessrelevanter Größen und Eigenschaften kommt dabei besondere Bedeutung zu. Deshalb kommen bevorzugt On- oder In-line-Messverfahren zum Einsatz (zur Definition s. Tab. 9-1). Da einige dieser Verfahren (z. B. NIR) von mehreren Eigenschaften eines Materials beeinflusst werden, ist häufig eine multivariate Datenauswertung mit Modellerstellung notwendig, um eine einzelne Eigenschaft quantitativ zu bestimmen.

Verfahren	Beschreibung	Beispiel
In-line	Material wird im Prozess selbst gemessen	Feuchtebestimmung mit NIR-Sonde
On-line	Material wird aus dem Prozess abgezweigt (z. B. im Bypass), gemessen und wenn möglich in den Prozess zurückgeführt	Partikelgrößenbestimmung mittels Laserdiffraktometrie
At-line	Material wird aus dem Prozess entnommen und in räumlicher Nähe zum Prozess gemessen	Feuchtebestimmung mit Trocknungswaage
Off-line	Material wird aus dem Prozess entnommen und in separaten Räumlichkeiten gemessen	Gehaltsbestimmung mit HPLC

Tab. 9-1: Einteilung von Messverfahren (nach [1]).

Im Folgenden werden einige neuere Messverfahren beschrieben, die eine In- oder On-line-Messung in Granulationsprozessen ermöglichen. Neben diesen sind eine Reihe weiterer Methoden im Einsatz oder in der Prüfungsphase, so z. B. die Messung der Schallemission (engl.: *acoustic emission*) oder der Laserrückstreuung (engl.: *focused beam reflectance measurement, FBRM*) [3, 4].

9.2 Ältere Verfahren

Schon seit längerer Zeit werden einzelne, einfach zu bestimmende Messgrößen, die für einen Prozess maßgeblich sind, kontinuierlich gemessen und protokolliert oder zur Prozesssteuerung genutzt. Beispiele hierfür sind die Zu- und Ablufttemperaturmessung bei der Wirbelschichtgranulierung (Kap. 3.2), die Messung der Leistungsaufnahme oder des Drehmoments bei der Mischergranulation (Kap. 1.5, Abb. 1-7 und 4-8) oder die Messung der Walzenpresskraft bei der Trockengranulierung (Kap. 5.2). Diese Messgrößen sind für den Prozess der Granulation aber nur indirekte Zielgrößen. Eigentliche Zielgrößen sind der Korngrößenaufbau während der Granulation, die erreichte Partikelgröße als Abschaltkriterium sowie die Feuchtigkeit während und am Ende des Prozesses.

9.3 Nahinfrarot-Spektroskopie (NIRS)

Nahinfrarot-Spektren (Wellenlängenbereich 800–2500 nm) enthalten eine Vielzahl von Informationen über das gemessene Material, da das NIR-Spektrum u.a. abhängig von der chemischen Zusammensetzung, der Feuchtigkeit und der Partikelgröße ist. Besonders geeignet ist die NIR-Spektroskopie zur quantitativen Bestimmung der Feuchtigkeit, da Wassermoleküle starke Absorptionsbanden im NIR-Bereich zeigen. Da alle Informationen in einem Spektrum vereinigt sind, ist zur Bestimmung einer Größe i.d.R. eine multivariate Datenanalyse mit Modellerstellung notwendig. Erster Schritt ist oft eine Datenvorbehandlung, um Störeinflüsse zu minimieren. Die Modellerstellung ist materialspezifisch und erfordert entsprechende Referenzmessungen, die auch at- oder off-line erfolgen können. Unter günstigen Umständen kann aus einem Spektrum die quantitative Bestimmung mehrerer Eigenschaften (z.B. Partikelgröße und Feuchtigkeit) erfolgen [3-7].

NIR-Spektren können im Reflexionsmodus sehr schnell und nicht destruktiv aufgenommen und ausgewertet werden. Durch die Verwendung faseroptischer Sonden ist eine Implementierung in Prozessanlagen möglich. Dabei kann die Sonde sowohl in den Produktstrom eingebracht als auch von außen an vorhandenen Sichtfenstern angebracht werden. Ein Problem dabei stellt die Belegung des Messfensters oder der kompletten Sonde mit Material dar. Zur Minimierung können unterschiedliche Techniken, wie z.B. Spülgas im Bereich des Fensters oder des Sondenkopfs, zum Einsatz kommen. Bei allen Sondensystemen spielt die Sondenposition eine wichtige Rolle: Zum einen müssen optimale Messbedingungen gewährleistet sein, zum anderen muss mit der Messung ein repräsentativer Bereich des Produktmaterials erfasst werden.

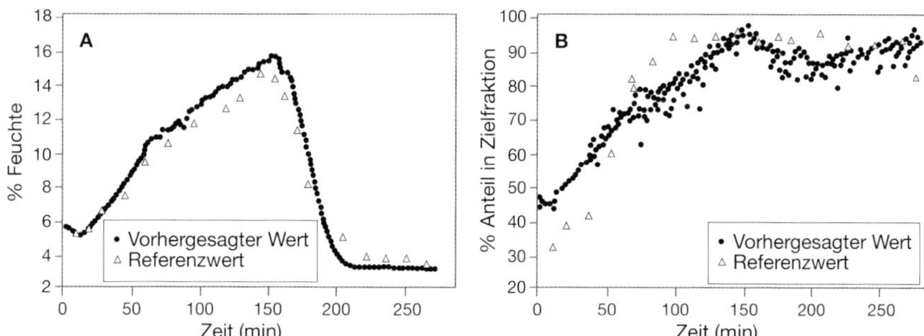

Abb. 9-1: Vorhersage von Feuchte (A) und Partikelgröße (B) durch NIR-Spektroskopie im Verlauf einer Wirbelschichtgranulation; die Partikelgröße ist als Anteil in der Zielfraktion (125–1000 µm) dargestellt; nach [7].

Abb. 9-1 zeigt am Beispiel einer Wirbelschichtgranulation eines 260-kg-Ansatzes die Auswertung von In-line-NIR-Messungen im Vergleich zu Off-line-Referenzmessungen [7]. Über multivariate Modellbildung können aus den NIR-Spektren sowohl Werte für die Produktfeuchte als auch die Partikelgröße vorhergesagt werden. Damit ist die Erkennung des Granulationsendpunkts (erreichte Gutfeuchte und/oder ausreichender Korngrößenaufbau) möglich (Kap. 3.1 und Abb. 3-5).

9.4 Bildanalytische Messverfahren

Das Prinzip der Bildanalyse zur Partikelgrößenbestimmung ist auch für die In-line-Bestimmung in Wirbelschichtgeräten oder Schnellmischern in der Literatur beschrieben [8]. Eine optische Sonde mit einer Lichtquelle und CCD-Kamera wird in den Prozess eingebracht. Die Lichtquelle beleuchtet nur Partikel in der Fokusebene der Kamera, während außerhalb der Fokusebene liegende Partikel stark abgeschattet sind. Die erhaltenen Bilder werden wie bei der Off-line-Messung verarbeitet (Kap. 2.2.2).

Ein neueres Messprinzip arbeitet mit drei farbigen LED (rot, grün, blau) als Lichtquelle, die in unterschiedlichen Winkeln die Probe beleuchten [9–11]. Aus der farbigen Digitalaufnahme wird zunächst ein topographisches Bild konstru-

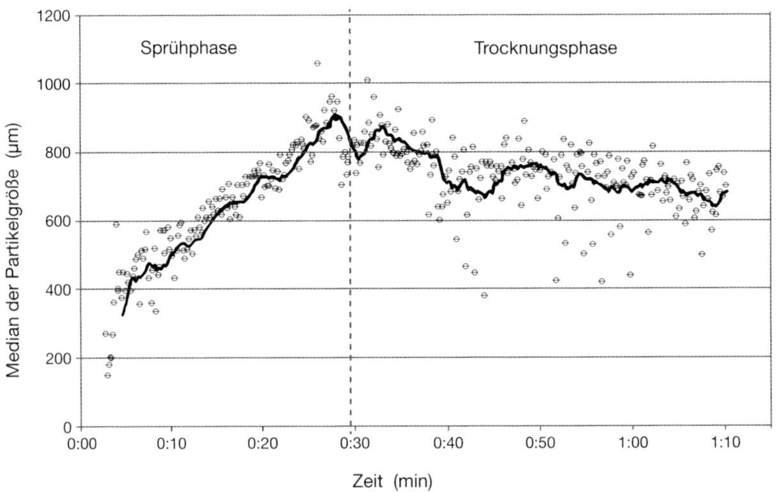

Abb. 9-2: Korngrößenzunahme während der Wirbelschichtgranulation; offene Symbole: on-line gemessene Einzelwerte aus der Bildanalyse, durchgezogene Linie: gleitender Mittelwert; nach [9].

iert, das als Grundlage zur Berechnung der Partikelgröße dient. Das Verfahren wird teilweise auch als 3D-Verfahren bezeichnet. In Abb. 9-2 ist das Korngrößenwachstum während einer Wirbelschichtgranulation, berechnet aus on-line erhaltenen bildanalytischen Daten nach diesem Verfahren, dargestellt [9].

9.5 Faseroptische Ortsfilterverfahren

Mithilfe des faseroptischen Ortsfilterverfahrens (engl.: *spatial filter velocimetry, SFV*) können Partikelgröße und -größenverteilung in-line in einem Prozess gemessen werden. Das Verfahren ermittelt die Sehnenlänge von Partikeln in Bewegung. Die Partikel werden mittels Luftstrom durch einen Messspalt bewegt, in dem Laserlichtschranken linear hintereinander aufgereiht sind (faseroptisches Array). Der Luftstrom sorgt nicht nur für eine gleichmäßige Bewegung der Partikel, sondern verhindert auch ein Anhaften an den optischen Teilen. Aus der Abschattungsfrequenz der Laserlichtkanäle lässt sich die Partikelgeschwindigkeit berechnen. Zusammen mit der Impulsdauer der Abschattung eines Kanals kann die Sehnenlänge eines Partikels ermittelt werden [3, 12, 13]. Da das System direkt Längenausdehnungen misst, ist eine Modellerstellung unter Zuhilfenahme von Referenzmethoden nicht notwendig.

Der Messspalt ist Teil einer Sonde, die in einen Probenraum, z. B. einen Wirbelschichtgranulator, in den Partikelstrom eingebracht werden kann und eine In-line-Messung möglich macht. Die Einbauposition und die Ausrichtung der

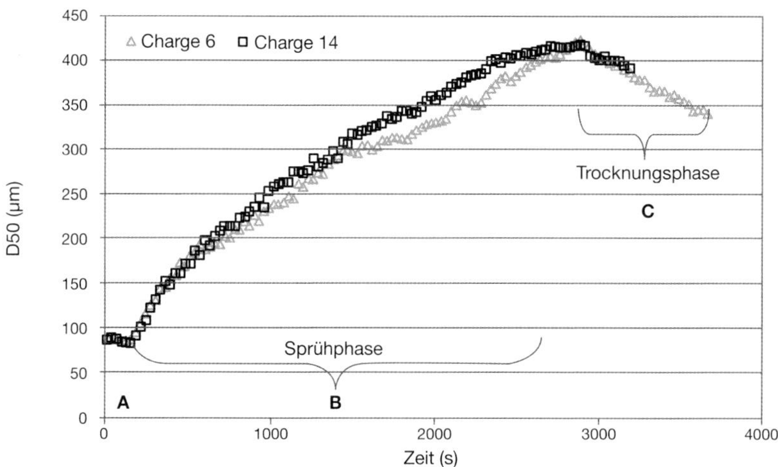

Abb. 9-3: Änderung der mittleren Partikelgröße (D50) während einer Wirbelschichtgranulation, gemessen mit dem faseroptischen Ortsfilterverfahren (A aufheizen, B sprühen, C trockenen); nach [14].

Sonde können dabei einen Einfluss auf das Messergebnis haben [13]. Mit einer solchen Sonde können das Korngrößenwachstum während des Granulationsprozesses in der Wirbelschicht verfolgt, Prozessunregelmäßigkeiten erkannt und Granulationsendpunkte festgelegt werden [14]. Abb. 9-3 zeigt die Zunahme der mittleren Korngröße im Laufe einer typischen Wirbelschichtgranulation.

Neben dem Einsatz in der Wirbelschicht ist auch die Anwendung des Verfahrens in anderen Partikelströmen, z. B. beim Partikeltransport durch pneumatische Förderung oder an Auslassöffnungen von Granulatoren, denkbar.

9.6 Mikrowellenresonanztechnologie

Die Mikrowellenresonanztechnologie (engl.: *microwave resonance technology, MRT*) nutzt die Wechselwirkung zwischen Wassermolekülen (als Dipol) und elektromagnetischer Strahlung im Mikrowellenbereich aus. Wassermoleküle führen zu einer Verschiebung der Resonanzfrequenz und gleichzeitig zu einer Verbreiterung der Frequenzbandbreite [15]. Werden beide Größen ausgewertet und ins Verhältnis gesetzt, kann die Feuchtigkeit eines Probenmaterials dichteunabhängig bestimmt werden. Referenzwerte für die Produktfeuchtigkeit (z. B. Bestimmung des Trocknungsverlusts oder des Wassergehalts nach Karl-Fischer-Titration) sind notwendig, um das Messsystem probenspezifisch zu kalibrieren. Ein Vorteil der MRT im Vergleich zu NIR ist die größere Eindringtiefe in Material, so wird nicht nur oberflächlich vorhandene Feuchtigkeit bei der Messung erfasst.

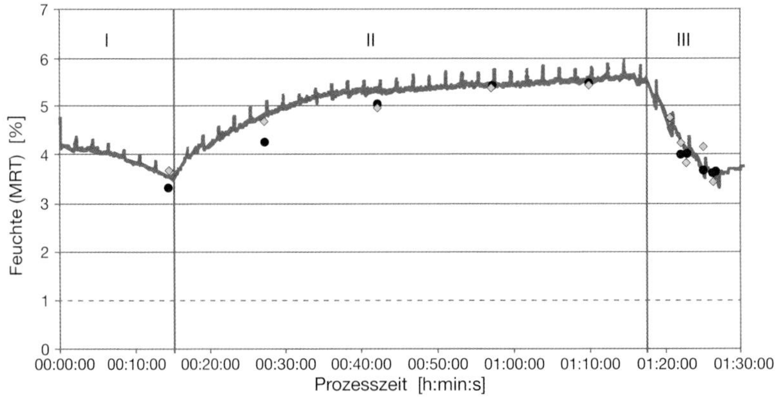

Abb. 9-4: Feuchteverlauf während einer Wirbelschichtgranulation, durchgezogene Linie: In-line-MRT-Messung, einzelne Punkte: Off-line-Trocknungsverlust bzw. Wassergehalt Karl-Fischer (I aufheizen, II sprühen, III trocknen); nach [17].

Nach Einbau eines MRT-Sensors in die Behälterwand eines Wirbelschichtgranulators kann die Produktfeuchte in-line gemessen werden [15-17]. Abb. 9-4 zeigt den mit dem MRT-Sensor gemessenen Feuchteverlauf während einer Wirbelschichtgranulation im Vergleich zu off-line gemessenen Feuchtewerten (Trocknungsverlust und Karl-Fischer), die durch Probenziehung gewonnen wurden.

Auch bei der Trockengranulation kann die MRT eingesetzt werden, um beispielsweise die Produktfeuchte von Schülpen am Austrag eines Walzenkompaktors in-line zu bestimmen [18].

9.7 Literatur

[1] Food and Drug Administration. Guidance for Industry: PAT – A Framework for Innovative Pharmaceutical Development, Manufacturing, and Quality Assurance; http://www.fda.gov/downloads/Drugs/.../Guidances/ucm070305.pdf Letzter Zugriff 10.05.2016

[2] Food and Drug Administration. Guidance for Industry: Q8(R2) Pharmaceutical Development; http://www.fda.gov/downloads/Drugs/.../Guidances/ucm073507.pdf Letzter Zugriff 10.05.2016

[3] Burggraeve A, Monteyne T, Vervaet C, Remon JP, Beer TD. Process analytical tools for monitoring, understanding, and control of pharmaceutical fluidized bed granulation: A review; Eur. J. Pharm. Biopharm. 83, 2–15 (2013)

[4] Da Silva CAM, Butzge JJ, Nitz M, Taranto OP. Monitoring and control of coating and granulation processes in fluidized beds – A review; Adv. Powder Technol. 25, 195–201 (2014)

[5] De Beer T, Burggraeve A, Fonteyne M, Saerens L, Remon JP, Vervaet C. Near infrared and Raman spectroscopy for the in-process monitoring of pharmaceutical production processes; Int. J. Pharm. 417, 32–47 (2011)

[6] Findlay WP, Peck GR, Morris KR. Determination of fluidized bed granulation end point using near-infrared spectroscopy and phenomenological analysis; J. Pharm. Sci. 94, 604–612 (2005)

[7] Alcalà M, Blanco M, Bautista M, González J. M. On-line monitoring of a granulation process by NIR spectroscopy; J. Pharm. Sci. 99, 336–345 (2010)

[8] Watano S. Direct control of wet granulation processes by image processing system; Powder Technol. 117, 163–172 (2001)

[9] Närvänen T, Seppälä K, Antikainen O, Yliruusi J. A new rapid on-line imaging method to determine particle size distribution of granules; AAPS PharmSciTech 9, 282–287 (2008)

[10] Silva AFT, Burggraeve A, Denon Q, Van der Meeren P, Sandler N, Van Den Kerkhof T, Hellings M, Vervaet C, Remon JP, Lopes JA, De Beer T. Particle sizing measurements in pharmaceutical applications: Comparison of in-process methods versus off-line methods; Eur. J. Pharm. Biopharm. 85, 1006–1018 (2013)

[11] Jones I, Okkonen MA, Greene A, Cullen PJ. Monitoring fluid-bed granulation and milling processes in-line with real-time imaging; Pharm. Technol. Eur. 27, (3) 32–37 (2015)

[12] Schmidt-Lehr S, Moritz HU, Jürgens KC. Online-Kontrolle der Partikelgröße während einer Wirbelschichtgranulation; Pharm. Ind. 69, 478–484 (2007)

[13] Roßteuscher-Carl K, Fricke S, Hacker MC, Schulz-Siegmund M. In-line monitoring of particle size in a fluid bed granulator: Investigations concerning positioning and configuration of the sensor; Int. J. Pharm. 466, 31–37 (2014)

[14] Burggraeve A, Van Den Kerkhof T, Hellings M, Remon JP, Vervaet C, De Beer T. Evaluation of in-line spatial filter velocimetry as PAT monitoring tool for particle growth during fluid bed granulation; Eur. J. Pharm. Biopharm. 76, 138–146 (2010)

[15] Buschmüller C, Wiedey W, Döscher C, Dressler J, Breitkreutz J. In-line monitoring of granule moisture in fluidized-bed dryers using microwave resonance technology; Eur. J. Pharm. Biopharm. 69, 380–387 (2008)

[16] Buschmüller C, Wiedey W, Döscher C, Plitzko M, Breitkreutz J. In-line monitoring of granule moisture and temperature throughout the entire fluidized-bed granulation process using microwave resonance technology: Part I; Pharm. Ind. 71, 1403–1408 (2009)

[17] Buschmüller C, Wiedey W, Döscher C, Plitzko M, Breitkreutz J. In-line monitoring of granule moisture and temperature throughout the entire fluidized-bed granulation process using microwave resonance technology: Part II; Pharm. Ind. 71, 1614–1620 (2009)

[18] Austin J, Gupta A, McDonnell R, Reklaitis GV, Harris MT. The use of near-infrared and microwave resonance sensing to monitor a continuous roller compaction process; J. Pharm. Sci. 102, 1895–1904 (2013)

Die Autoren

Dr. Peter Serno studierte Pharmazie an der Universität Tübingen und promovierte im Fach Pharmazeutische Technologie an der Universität München. Danach war er auf verschiedenen Gebieten der pharmazeutischen Produktentwicklung der Bayer AG in Leverkusen, Köln, Berlin und Wuppertal tätig. Er ist heute Chief Scientist der Formulierungsentwicklung der Bayer AG in Wuppertal und leitet dort eine Gruppe für die Formulierung fester Arzneiformen.

Prof. Dr. Dr. h.c. Peter Kleinebudde promovierte und habilitierte an der Christian-Albrechts-Universität Kiel. Nach einem Aufenthalt an der Königlich-Dänischen Hochschule für Pharmazie wurde er Professor für Pharmazeutische Technologie an der Martin-Luther-Universität Halle-Wittenberg. Seit 2003 ist er Lehrstuhlinhaber für Pharmazeutische Technologie und Biopharmazie an der Heinrich-Heine-Universität Düsseldorf. Seine Hauptforschungsinteressen sind im Bereich der festen Arzneiformen.

Dr. Klaus Knop, Fachapotheker für Pharmazeutische Technologie, studierte Pharmazie an der Heinrich-Heine-Universität Düsseldorf und promovierte auf dem Gebiet der Pharmazeutischen Technologie. Er ist seit 1988 als Akademischer Rat/Oberrat am Institut für Pharmazeutische Technologie und Biopharmazie der Heinrich-Heine-Universität tätig. Zu seinen Forschungsschwerpunkten zählen Granulierung, Coating und Wirkstofffreisetzung aus festen Arzneiformen.

Sachverzeichnis